KB271505

My House is Killing Me!

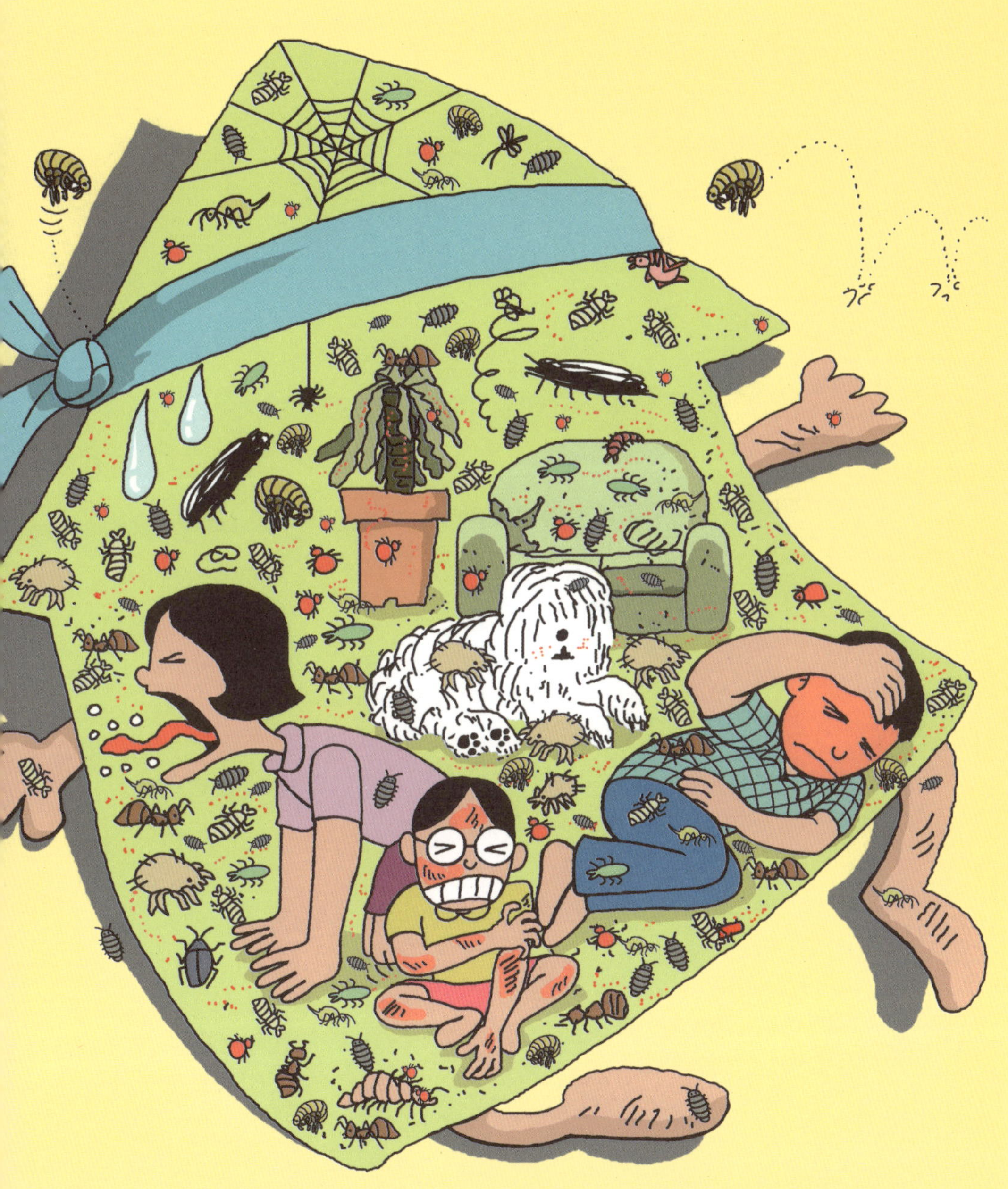

집이 아프면
온 가족이 아프다

MY HOUSE IS KILLING ME!
; The Home Guide for Families with Allergies and Asthma
by Jeffrey C. May

집이 아프면
온 가족이 아프다

제프리 C. 메이 지음 ● 김명철 옮김 ● 최정현 그림

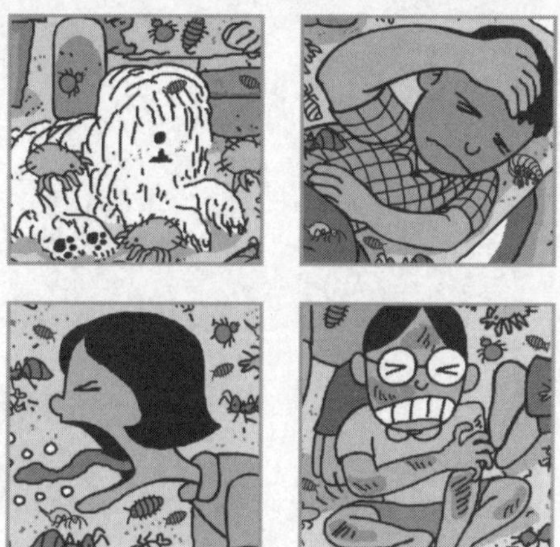

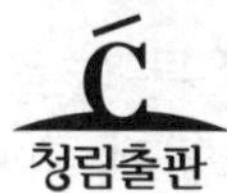

청림출판

한 그루의 나무가 모여 푸른 숲을 이루듯이
청림의 책들은 삶을 풍요롭게 합니다.

이 책은, 자신의 건강에 생긴 문제가 자신이 살고 있는 집 때문이라고 생각하는 사람들에게 아주 유익한 정보를 제공할 것이다. 특히 천식과 알레르기성 질환을 앓고 있는 수많은 사람들에게 매우 유용하다고 생각한다.

_의학박사 조나단 M. 사멧

나는 제프리 메이와 함께 일하면서, 실내 환경과 사람의 질병이 얼마나 관련이 있을까 하는 기존의 생각을 완전히 바꿔야만 했다. 그 덕분에 알레르기성 질환의 진정한 원인을 깨닫고 이에 주목할 수 있게 된 것이다.

_의학박사 윌리엄 모나포

그동안 수많은 집을 진단하면서 잠재적 위험성을 규명해 왔던 저자의 오랜 경험이 책 속에 고스란히 녹아 있다. 관련된 질병 때문에 고생하는 환자와 부모들이 꼭 참고할 만한 귀중한 정보가 될 것이다. _의학박사 프랭크 트와로그

호흡성 질환을 앓고 있는 환자와 그 보호자들이라면 반드시 읽어 봐야 할 책이라는 확신을 가졌다. 또한 이 책은 새로 집을 사거나 집을 수리할 계획을 가진 사람이라면 누구나 참고할 것을 권한다. _의학박사 리처드 아이륀

천식과 알레르기 환자들이여, 집부터 치료하라!

《My House Is Killing Me!(집이 나를 죽이고 있다)》라는 이 책의 원래 제목은 분명 충격적이지 않을 수 없다. 실내 공기 오염 문제에 대해 오랫동안 연구해 온 제프리 메이(Jeffrey May)가 쓴 이 책은, 실내에 존재하는 알레르기 유발 물질의 위험성을 폭로함으로써, 특히 알레르기와 민감한 체질을 가진 사람들에게 유용한 정보를 담고 있다.

이 책에서 저자는 건강에 잠재적 위협을 주는 알레르기 유발 물질에 대해 집안의 각 구역별로 하나하나 짚어 가면서 자세히 설명한다. 특히 오랫동안 이 분야에 종사하면서 접했던 환자들의 드라마틱한 이야기를 소개하면서 동시에 적절한 해결책을 제시하고 있다.

의사가 아픈 사람을 치료하듯이, 저자와 같은 실내 공기 오염 문제 전문가들은 병들어 있는 집과 건물부터 '치료'해야 한다고 말한다. 그러니 실내에 존재하는 알레르겐(알레르기 유발 물질)이나 기타 오염물질 때문에 질병을 앓고 있으면서도 진짜 원인을 알지 못한 채 의학적인 처방에만 의존하는 사람들은, 불행히도 불필요하거나 비효율적인 치료에 매달리고 있는 셈이다.

오늘날 아무리 햇볕과 기후가 좋은 지역에 살고 있는 사람일지라도 현대인들 대부분은 인생의 많은 부분을 실내에서 보낸다. 즉, 우리가 숨쉬는 공기와 그 공기 속에 포함되어 있는 오염 물질들은 대부분 실내에 있는 여러 물체와 요소들에 의해 좌우된다고 해도 과언이 아니다.

사람들 대부분은 지금껏 가습기, 애완동물, 카펫, 가구 등 실내 공기에 영향을 미칠 수 있는 요소들을 별다른 생각 없이 집안에 두었다. 그리고 건강에 심각한 영향을 미칠 수 있는 이러한 요소들에 대해서 환자들 자신은 물론 그들을 돌보는 의사들조차 그리 많은 관심을 기울이지 않았다.

하지만 저자처럼 실내 환경에 대해 연구하는 전문가들은 실내 오염 물질의 정체에 대해 규명하고 있으며, 그것들이 건강에 미치는 잠재적 위험성에 대해 강하게 경고한다. 이 책은 실내 공기 오염원과 오염원에서 방출되는 여러 가지 알레르기 유발 물질들이 사람의 건강을 해치고 질병을 일으킨다는 사실을 분명히 입증해 보이고 있다.

이 책은 자신의 건강에 생긴 문제가 자신이 살고 있는 집 때문이 아닐까 하고 생각하는 사람들에게 더할 나위 없는 유익한 정보를 제공할 것이다. 집에서 시작한 질병은, 환자 당사자는 물론, 평소에 실내 환경의 질이 사람의 건강과 질병에 직접적인 관련이 있음을 의식하지 못한 일부 의료 서비스 제공자들에게도 퍽 난감한 문제였으니까.

특히 천식과 알레르기성 질환을 앓고 있는 수많은 사람들에게 유용할 것이라 생각한다. 최근 들어 천식과 알레르기성 질환은 점점 늘어가는 추세이며, 실내 공기 오염이 그 원인 가운데 하나로 지목되고 있다. 저자는 이러한 문제를 진단하고 예방할 수 있는 실용적인 제안들을 이 책에 담았다. 그의 제안을 따른다면 독자들은 분명히 좋은 해결책을 찾을 수 있을 것이다.

그런데 만약 만족할 만한 해답을 얻지 못했다면 그 다음에는 어떻게 해야 할까? 일부 건강 상담자들 중에 이에 대한 진단과 처방을 할 수 있는 사람들이 있다. 알레르기 전문의와 폐질환 전문의 혹은 직업·환경의학 전문가들과 상담해 보는 것도 좋다. 하지만 안타까운 점은 이에 관한 충분한 지식을 갖춘 의료인들이 그리 많지 않아서, 실내 오염원에 초점을 두어 건강 문제를 해결해 보려는 환자들의 노력이 좌절되는 경우가 많다는 것이다.

물론 이 책의 저자처럼 실내 공기 오염 문제에 대해 뛰어난 식견을 지닌 전문가들도 많이 있다. 일부 의사들은 이러한 전문가들과 밀접히 협력하며, 필요할 경우 이들의 자문을 구하기도 한다. 그러나 일부 의사들은 이러한 전문가들의 필요성을 느끼지 못하기 때문에, 환자들이 스스로 실내 공기 오염 문제를 처리하는 전문가들을 찾아 나서야 하는 실정이다. 물론 올바른 지식을 제대로 갖춘 전문가들을 만나는 것이 쉽지 않을 수도 있다. 그렇다고 해도 충분한 지식을 갖추지 못한 사람에게 어설픈 조언을 구하는 일만은 피해야 한다. 여러분이 살고 있는 지역에서도 부디 제프리 메이 박사와 같은 보석을 발견하기 바란다.

저자가 이 책을 통해 자신의 뛰어난 문제 해결 방식을 여러분과 공유하게 된 것이 무엇보다 다행스런 일이다.

조나단 M. 사멧(Jonathan M. Samet), 의학박사

우리 눈에 보이지 않는 무서운 오염원들

언젠가 알레르기 증상을 보이던 한 젊은이가 자신의 집을 조사해 달라며 나를 찾아왔다. 눈은 빨갛게 충혈되어 있었고 코는 막혀 있는 듯했다. 그의 옆에는 키가 허리 높이까지 오는 커다란 개가 헐떡이고 있었다. 간단히 인사를 나눈 뒤, 그는 이런 말부터 했다. "만약 내 알레르기의 원인이 아내가 기르는 이 개한테 있다면, 아내는 차라리 나를 없애려고 들 겁니다."

또 다른 환자는 새로 증축한 방을 제외한 나머지 모든 방에서 알레르기 증상이 나타난다고 호소했다. 그녀는 내 전화 자동 응답기에 긴 메모를 남겨 놓은 뒤 "지금 집이 나를 죽이고 있습니다!"라고 끝을 맺었다.

며칠 후 그녀의 집을 방문해 살펴보니 지하실에 있는 상자들과 가구가 온통 곰팡이로 뒤덮여 있었다. 전에 살던 주인이 난방 장치를 새로 놓으면서 기존의 낡은 보일러와 지하실에 있던 통풍관을 모두 제거한 듯이 보였지만, 위층으로 향하는 통풍구는 그대로 방치된 채 열려 있어서 지하실 공기와 곰팡이 포자가 집안으로 온통 퍼져 나간 것이 분명했다. 그나마 새로 증축한 방은 통풍구가 연결되어 있지 않아서 오염이 덜했던 것이다.

나는 지금껏 집과 직장의 공기 오염 문제로 인해 고통을 받는 수백 명의 사람을 만나 봤으며, 공기의 질이 사람들의 건강과 생활 전반에 어떤 영향을 미치는지도 똑똑히 목격해 왔다. 똑같은 실내 공기 오염 속에서도 여성과 아이들은 남자들보다 배로 고통을 받는다. 가족 중에 한 명이라도 알레르겐(알레르기 유발 물질), 화학 물질, 기타 자극을 일으키는 입자에 민감한 식구가 있다면 그 가정에는 긴장이 고조되게 마련이다.

당신은 알레르기(4명 중 1명), 천식(14명 중 1명), 혹은 주변에서 흔히 사용하는 화학 물질이나 자극원에 과민 반응 증세(20명 중 1명 이상)를 보이는 사람들의 고통에 대해 그리 공감하지 못할 수도 있다. 그러나 이러한 증상은 어느 날 갑자기 누구에게라도 나타날 수 있다는 점을 명심해야 한다. 자신은 아직 한 번도 이런 증세를 경험해 보지 못했다 하더라도 주위에 그런 사람이 한 명쯤은 틀림없이 있을 것이다.

사람들 대부분이 옻나무에 닿으면 고생을 하는데, 옻나무에 닿아도 아무렇지 않은 사람들이 있다. 또 벌에 쏘이면 조금 붓고 마는 사람도 있지만 몇 분 이내에 죽는 사람도 있다. 후각이 예민한 사람이 있는가 하면 청각이 남들보다 발달한 사람도 있다. 많은 사람이 이러한 사실은 자연스럽게 받아들이지 않는가.

어떤 사람은 색감이 발달해서 색상의 미묘한 차이를 잘 구별해 내는가 하면, 어떤 사람은 색상의 변화를 잘 알아차리지 못한다. 음식의 맛도 모두 똑같이 느끼는 것이 아니다. 때문에 특정 음식(예를 들어 시금치나 올리브 같은)을 좋아하는 사람도 있고 질색하는 사람도 있다. 미각을 테스트할 때는 페닐티오카바마이드(phenylthiocarbamide)라는 화학 물질을 사용한다. 가늘고 긴 종이에 이 화학 물질을 약간 묻힌 뒤 혀에 대보면 미맹 여부를 알 수 있다. 어떤 사람은 쓴맛을 즉시 느끼지만, 어떤 사람은 아무런 맛도 느끼지 못한다.

오감을 통해서 외부 정보를 받아들인다는 사실은 알지만, 숨을 쉴 때마다 외부에 있는 파편 조각들을 들이마신다는 사실을 의식하는 사람은 드물다. 민감한 표면을 가지고 있는 폐는 어떤 의미에서는 피부처럼 외부 세계와 접촉하고 있는 것이다.

그렇다면 설령 느끼지는 못한다 하더라도, 공기 중에 있는 뭔가에 대해 유난히 잘 반응하는 사람도 당연히 있게 마련이 아닌가? 만약 우리가 색깔을 볼 수 있고 냄새를 맡을 수 있듯이 공기와 공기 중에 포함되어 있는 물질들을 볼 수만 있다면 이러한 사실을 더 잘 이해할 것이다.

집도 일종의 폐쇄된 수족관과 같다

과연 우리가 숨쉬는 공기 중에는 무엇이 있을까? 우선 우리 눈에 보이지 않는 많은 미립자와 작은 조각들이 섞여 있다. 꽃가루, 곰팡이 포자, 박테리아, 애완동물의 비듬, 벌레의 몸 조각, 사람의 피부 조각, 섬유 조각, 연기, 그을음, 타이어 입자 등 이루 열거할 수조차 없다.

또한 화학 물질들도 섞여 있다. 이 중에는 가솔린 가스, 암모니아, 방향제처럼 냄새가 나는 것도 있고, 우리의 후각 범위에 미치지 못하기 때문에 미처 냄새를 느끼지 못하는 것도 있다.

개미들은 동료 병정개미들을 소집하기 위하여 경보용 페로몬(다른 동물들에게 영향을 미치기 위해 동물의 몸에서 분비되는 화학 물질)을 내뿜는다. 우리는 개미들이 서로 싸우는 모습을 보기는 하지만 그들이 공기 중에 내뿜는 다급한 메시지는 알아차리지 못한다.

암컷 누에나방은 수컷 나방이 수미터 밖에서도 맡을 수 있는 성 페르몬을 분비한다.(최근 들어 과학자들은 인간도 페르몬에 의해 생리적으로 영향을 받을 수 있다고 말한다. 여성들이 대부분 알고 있던 사실을 이제야 깨닫는 중이다. 예를 들어 여러 명이 함께 생활하거나 함께 일하고 있는 여성들은 몇 달만 지나면 매월 같은 시기에 월경을 하게 된다. 과학자들은 여성의 땀샘에서 이러한 작용을 일으키는 페르몬이 방출된다고 믿는다.)

비록 공기나 공기 중에 섞여 있는 물질들을 대부분 볼 수는 없지만, 공기는 수많은 입자와 화학 물질로 가득 차 있는 물과 비슷하다고 생각하면 된다. 수족관에서 물고기들을 건강하고 행복하게 기르기 위해서는 어떻게 해야 할까? 정수 시스템을 이용하여 물을 정수하고, 산소를 공급하고 순환시켜 줘야 한다. 어느 누구도 퍼렇고 뿌연 물로 밀폐된 항아리 안에서 물고기가 살아남을 수 있을 것이라고는 생각하지 않을 테니까.

이와 마찬가지로 오염 물질로 가득 찬 실내 공기는 사람들을 병들게 할 수 있다. 차이점이라고 한다면 공기 중에 섞여 있는 오염 물질들은 눈으로 볼 수 없다는 점이다. 만약 우리가 탁한 물을 눈으로 볼 수 있듯이 오염 물질들을 훤히 볼 수 있다면, 그 어느 누구도 이를 호흡하려 들지 않을 것이다.

　　수족관과 마찬가지로 집도 하나의 폐쇄된 환경이며, 사람들은 그 속에서 대부분의 시간을 보낸다. 특히 냉난방과 환기 시스템을 통해 형성된 공기의 흐름은 각 방들을 서로 연결시키는데, 예를 들어 냉난방 시스템의 작동으로 지하실이나 크롤스페이스(천장이나 마루 밑의 배선, 배관들을 위한 좁은 공간 – 역주)의 기압이 줄어들면, 이러한 기압 저하로 집 밖의 공기가 집안으로 흘러 들어오게 된다.

　　그 결과 바닥의 틈과 파이프 구멍 등을 통해 더러운 가스가 새어 들어오고 더불어 습기, 냄새, 곰팡이 포자, 라돈 가스 등이 실내로 섞여 들어오는 것이다.

　　한편 지하실의 기압이 내려가는 동시에 지상에 있는 집안의 기압은 높아져서 실내 공기에 있던 습기가 차가운 벽에 부딪혀 응결한다. 더구나 문과 창문에 틈이 없이 방풍이 잘되어 있는 새집이라면, 세탁물 건조기나 부엌에 있는 환풍기만 틀어도 실내의 공기가 요동치게 된다.

　　이처럼 공기의 흐름은 실내 공기에 영향을 미치는 중요한 요인 중 하나다. 언젠가 공기 오염 문제로 고생하고 있는 300채의 집과, 잘 관리되고 있는 150채의 집을 서로 비교해 본 적이 있었다. 대조군으로 선택한 잘 관리되고 있는 집들은, 주택 구입 전에 구매 희망자가 나에게 사전 조사를 의뢰했던 집들 가운데서 선택했다.

　　비교해 본 결과, 천식이나 알레르기로 고생하는 사람들은 온풍 난방, 중앙 집중식 냉방, 혹은 지하실에 카펫을 깔아 놓은 경우가 2배 이상 많았다. 만약 당신도 이런 경우에 속한다면 특히 이 책을 주의 깊게 읽어 볼 필요가 있다.

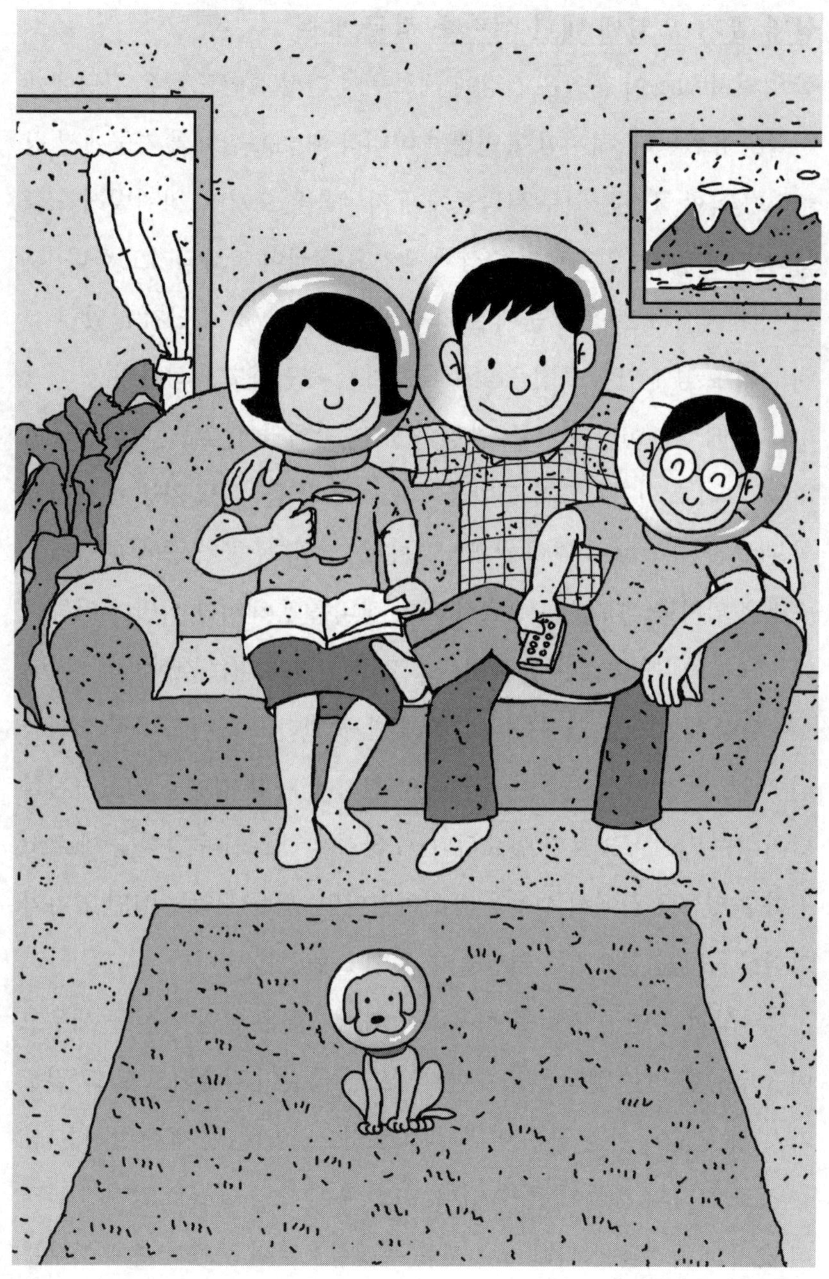

들어가는 말

실내 공기 오염에 대한 색다른 접근 방식

잘 알려져 있듯이 흡연은 건강에 해로우며 간접 흡연도 많은 사람에게 천식을 유발한다. 하지만 흡연뿐만 아니라 새 마루깔개와 가구에서 방출되는 화학 물질은 일부 사람들에게 자극을 일으키며, 바퀴벌레가 출몰하는 곳에서는 알레르기 증상이 생기고 천식이 악화되기도 한다. 나는 이 책에서 주로 우리 눈에 보이지 않거나 잘 알려져 있지 않았던 실내 공기 오염 원인에 초점을 맞추어 문제를 해결하고자 하였다.

'알레르겐'이란 꽃가루, 곰팡이 포자, 박테리아, 효모, 애완동물의 비듬, 그리고 먼지진드기 분비물이나 몸 조각 등, 식별 가능한 입자들과 관련한 화학 물질(흔히 단백질 분자)을 말한다. 공기 중에 떠다니는 수많은 입자들 대부분은 정교한 과학 장비를 통해서만 식별이 가능하다. 그러나 내게 중요한 것은 이들을 모두 식별해 내는 것이 아니다.

설령 내가 모든 입자들을 식별해 낼 수 있다고 하여도 가장 핵심적인 작업, 즉 어떤 입자들이 우리들의 건강에 가장 영향을 미쳤는지를 밝혀내는 일이 무엇보다 필요하다. 누군가 알레르기나 천식 증세로 고생하고 있는 공간에서 샘플을 채취하였다면, 샘플에 있는 어떤 입자가 그러한 증세를 일으키는 역할을 한 것이 틀림없을 테니까.

과학적인 연구 방법을 적용하는 과학자들은 일단 가설을 세우고 이를 입증할 만한 실험을 설계한다. '오염 물질이 검출되고 또 그 밀도가 일정 수준에 이를 경우 실내 공기 오염으로 인한 문제가 발생한다'는 것도 하나의 가설이 될 수 있다. 그런 후에 오염 물질로 알려진 한정된 숫자의 물질들에 대해 그 농도를 측정함으로써 문제의 존재 여부를 증명하려 한다. 때문에 이러한 가설이 샘플 조사를 통해 뒷받침되지 않으면, 건물 안에서 시간을 보내는 사람 중에 아무리 알레르기나 천식 증상을 호소하는 사람이 있다고 하여도 실내 공기 오염 문제는 없는 것으로 간주한다(그러고는 환자들에게는 정신과 전문의와 상담하라고 조언한다).

하지만 나는 실내 공기 오염 문제에 대하여 다른 방식으로 접근할 것이다. 어떤 실내 공간에서 천식이나 알레르기 증상을 호소하는 사람이 있다면 나는 이러한 증상을 일으키는 원인 물질이 '반드시' 있다고 가정한다. 나의 임무는 샘플이 의미하는 단서를 찾아서 원인 물질을 밝혀내는 것이다.

대개의 경우 공기 중에 떠다니는 입자 속에서 생물체에서 기인한 생물성 부유 입자를 발견할 수 있다. 생물체와 관계없는 석면과 같은 비생물성 부유 입자에 노출될 경우에는 즉각적으로 증상이 나타나지는 않으며, 다른 형식의 테스트가 필요하다. 다른 독성 무기물에 노출될 경우에도 즉각적인 증세는 나타나지 않지만 역시 건강에 위험을 초래한다. 이러한 물질에 대한 테스트는 정부나 인증을 받은 전문가가 실시해야만 한다.

그렇다면 자신에게 알레르기나 천식이 있는지는 어떻게 알 수 있을까? 공통적인 증상이 있기는 하지만 그 증세가 확실하지 않거나 겉으로 표시가 나지 않는 경우도 흔하다.

일반적으로 알레르기는 일시적으로 나타나며 피부, 눈, 코, 구강에 영향을 미친다. 피부에 나타나는 알레르기는 붉은 반점과 가려움증

을 유발하다가 사라지기도 한다. 코, 구강, 눈(고초열)에 나타나는 알
레르기 반응으로는 콧물, 충혈 및 눈 가려움증이 있다.

천식은 흔히 일시적인 호흡 곤란과 씨근거리는 소리를 내는 호흡
기 증상을 유발한다. 기침 역시 천식의 대표적인 증상이다. 천식이 있
는 사람은 고양이 같은 알레르기 유발 물체에 노출되거나 1년 중 어떤
시기만 되면 특히 증상이 심해질 것이다.

만약 자신이 알레르기나 천식이 있다고 생각되면 반드시 의사와
상담하기 바란다. 가정의학과 의사나 가정의들은 이러한 증상을 진단
하고 직접 치료를 하거나 다른 전문의에게 소개해 줄 것이다.

이 책은 천식과 알레르기로 고생하는 사람은 물론 일반인 모두에
게, 이를 예방하는 안내서 역할을 하기 위해 씌어졌다. 집 안팎의 공간
에서 공기 오염 문제가 왜 발생하는지에 대해 설명하고, 오염원을 없
애기 위한 실용적인 제안을 담았으며, 실제로 알레르기와 천식으로 고
생하고 있던 사람들을 도와주면서 경험했던 많은 사례도 소개하고 있
다. 특히 앞부분 1장과 2장에서는 현미경 사진을 곁들여서 실내 공기
오염을 일으키는 미세 물질들과 우리 눈에 보이지 않는 작은 세계에
관해 알아보았다.

이 책은 진균류와 벌레들에 대해서도 이야기하지만 나는 균류학
자도 아니고 곤충학자도 아니다. 나의 견해는 주로 과거 경험에 바탕
을 두고 있을 뿐이다. 만일 학문적으로 틀린 점이 있다면 전문가들의
양해를 구하고자 한다(예를 들어 나는 오염원들을 지칭할 때 학문적으로
정확한 학명을 사용하는 대신 속명이나 통칭을 사용했다).

또한 나는 의사가 아니므로 의학적인 조언을 담지 않았다. 그러나 결코 의학적인 조언을 무시하고 환경적인 조치만 취하라고 사람들에게 말하지는 않는다. 하지만 지난 경험에 비추어 볼 때, 우리가 생활하고 일하는 환경을 더 잘 관리하고 통제하면 우리 자신은 물론 사랑하는 사람들이 실내 공기 오염으로 인해 겪어야 하는 질환을 최소화할 수 있다고 믿는다.

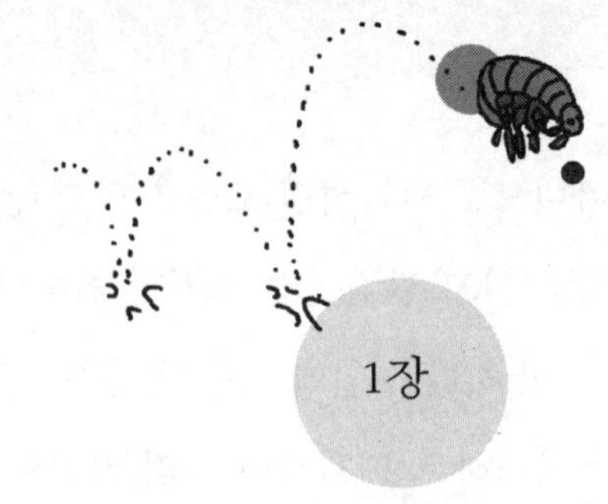

등장인물

과연 무엇이 당신의 집을 점령했는가?

우리의 발과 코 밑에는 과연 어떤 세계가 펼쳐져 있으며 그 속에는 어떤 생명체가 살고 있을까? 우선 그런 세계에 살고 있는 주인공들부터 하나하나 소개하고자 한다.

개중에는 우리 눈에 보이는 것도 있고, 현미경을 통해 들여다봐야 보이는 것도 있다. 먼지진드기, 곰팡이, 효모 같은 유기체와 이들을 먹고사는 벌레들 때문에 바로 기침, 눈 가려움증, 호흡 곤란 등이 생기는 것이다.

따라서 알레르기 증상을 없애고 실내 공기의 질을 높이기 위해서는, 먼저 이러한 유기체들의 증식을 억제하는 것이 가장 중요하다.

1. 먼지 : 상당 부분은 사람의 피부 조각

집 먼지는 집안에 있는 각종 미생물들의 먹이와 쉼터가 된다. 나는 우선 집안의 먼지가 어떻게 구성되어 있는지 조사해 보았다. 그 결과 집안 먼지의 상당 부분은 사람의 피부에서 떨어져 나온 피부 조각들이라는 사실을 알게 되었다.

그 밖의 먼지들은 집주인의 성향에 따라 다양하게 구성된다. 예를 들어 집주인이 새, 강아지, 고양이 등을 키우고 있다면 이러한 애완동물들의 비듬(피부 조각)이 먼지에 섞여 있게 마련이다. 만약 새털로 만든 이불이나 베개를 사용하고 있다면 깃털 조각들이 발견되기도 한다. 옷의 섬유 조각은 어느 집 먼지에서나 발견되고, 카펫이 있는 집에서는 먼지에 카펫 섬유가 섞여 있다.

욕실 내부와 그 주변에서는 주인이 어떤 바디 파우더를 사용하느냐에 따라 활석이나 옥수수 전분 등이 공기 중에 떠다닌다. 식구들이 TV를 보면서 과자를 먹는 거실 소파와 쿠션의 먼지에서는 쿠키나 포테이토칩 부스러기들이 발견된다. 가족들이 집에 들어올 때 가장 먼저 거치게 되는 현관에는 흙먼지와 식물 부스러기들이 붙어 있다.

봄철에 샘플을 채취해 보면 집안 곳곳에서 꽃가루와 그 밖의 식물에서 떨어져 나온 물질들이 다수 발견되는데, 특히 창가 주위에 많이 분포되어 있다. 만약 겨울철인데도 카펫에서 꽃가루가 나온다면 집주인이 평소에 청소를 제대로 하지 않았다는 말이다.

피부 조각과 같은 0.001밀리미터(1마이크론) 이하의 미세먼지는 몇 시간 동안 공중에 떠다닌다. 반면 지름이 0.05밀리미터(50마이크론) 이상인 큰 먼지들은 잔잔한 대기 속에서는 수초 내에 바닥이나 탁자 등 집안 곳곳에 내려앉아 눈에 보이는 먼지 덩어리를 형성한다. 하지만 가라앉아 있던 먼지 입자들도 사람이 걸어 다니거나 집안의 물건을 옮기느라 작은 바람이라도 일으키면 다시 공중으로 떠오른다.

공중에 먼지 입자들이 얼마나 떠 있는지 보고 싶으면 어스레한 방에 들어오는 햇빛을 유심히 관찰해 보거나 밤에 손전등 불빛을 비추어 보라. 물론 손전등만 비추어 봐서는 이러한 먼지 입자들이 구체적으로 어떤 것인지 알 수 없다. 먼지 성분을 알기 위해서는 먼지 샘플을 채취하여 조사해 봐야 한다.

나는 먼지 입자들을 수집하기 위한 두 가지 종류의 샘플링 도구를 갖고 있다. '알레르겐코 공기 샘플 채집기'(Allergenco air sampler)와 '버카드 샘플 채집기'(Burkard sampler)가 바로 그것이다.

'알레르겐코 샘플 채집기'에는 송풍기가 달려 있어, 정밀한 비율에 따라 가늘고 긴 구멍으로 공기를 불어 넣는다. 가늘고 긴 구멍을 통과한 공기는 편평한 유리판으로 된 슬라이드에 부딪힌 뒤 급격히 방향을 꺾는다. 반면 공기에 섞여 있던 먼지 입자들은 관성이 커서 공기와 같이 방향을 꺾지 못하므로, 직선으로 계속 흘러가다가 얇은 기름 막에 달라붙는다.

이 도구를 이용하면 한 개의 슬라이드에서 여러 가지 샘플을 채취할 수 있기 때문에, 시간의 변화에 따라 먼지 입자들의 종류와 숫자가 어떻게 변하는지 비교해 볼 수 있다. 채취한 샘플에 생물학적 착색제를 첨가한 뒤 커버 글라스를 덮고 현미경으로 관찰한다. 이렇게 '알레르겐코 공기 샘플 채집기'를 이용하면 방 안에 있는 사람들의 움직임이 많고 적음에 따라 공중에 떠 있는 먼지 입자들의 농도도 늘었다 줄었다 하는 것을 볼 수 있다.

'버카드 샘플 채집기'도 이와 비슷하게 기름칠을 한 현미경 슬라이드에 먼지 입자들을 수집하는 방식이지만, 각각의 슬라이드에 한 가지 종류의 샘플만 채집할 수 있다는 특징을 지니고 있다.

딱딱한 마룻바닥과 가죽 소파가 있는 깨끗한 집에서 샘플을 채취해 보면, 실내에서 어느 정도 활발히 활동한다 해도 먼지의 농도가 그리 높아지지 않음을 알 수 있다. 반면 곳곳에 카펫이 깔려 있고 잡다한 물건이 많은 집에서는 너무 많은 먼지가 뒤엉켜 달라붙어서 먼지 입자들을 서로 구별해 내기 어려운 경우도 종종 있다.

만약 100명의 사람들이 한 방에 있다면 그 방 안의 공기는 사람들의 피부에서 떨어져 나온 조각들, 애완동물의 비듬, 기타 부유 먼지 등으로 뒤섞여 있을 것이다. 그리고 이러한 먼지들은 숨쉴 때마다 사람들의 몸속으로 들어간다. 다행히 대부분의 먼지들은 건강에 치명적이지는 않으며, 사람의 호흡기(코, 기관지, 폐 등)는 이들을 걸러내어 제거하거나 파괴하도록 설계되었다.

2. 먼지진드기 : 침대 속에 우글거리는 벌레들

먼지진드기는 먼지 안에 서식하고 있으며, 세계적으로 알레르기와 천식 증상을 일으키는 가장 흔한 원인이라고 알려져 있다. 약 0.25밀리미터의 길이로, 검은 배경에서 유심히 관찰하면 기어 다니는 모습이 보이는 경우도 간혹 있지만 보통 육안으로는 보기 어렵다.

먼지진드기가 우글거리는 집에서 사람이 바람을 일으키며 움직일 때 공기 중의 샘플을 채취해 보면, 진드기 배설물은 물론 미세한 진드기 다리나 기타 몸의 조각들이 떠다니고 있는 것을 발견하게 된다. (이 책에는 특히 벌레 배설물과 관련된 부분이 많은데, 벌레의 배설물은 먼지 중에 있는 주요 알레르기 항원 가운데 하나다.)

먼지진드기의 알이 부화해서 성체로 자라나기까지는 약 한 달이 걸린다. 성체가 된 진드기 암컷은 한 달을 더 살면서 사람의 피부 찌꺼기가 섞인 먼지 속에 200개의 알을 낳는다. 사람은 한 달에 약 30그램의 피부 찌꺼기를 방출하므로, 먼지진드기들이 먹을 수 있는 식량은 풍부하다고 볼 수 있다.

노화되어 우리 몸에서 떨어져 나간 피부 각질은 아주 미세한 조각이기 때문에 베개 커버, 이불, 매트리스 등의 섬유 사이로 스며들므로, 먼지진드기는 베개와 매트리스 속에 특히 많이 모여 있다. 우리가 베개를 30분만 베고 있어도 수천 마리의 먼지진드기가 먹을 수 있는 충분한 양의 식량이 공급된다. 심지어 우리의 옷도 먼지진드기의 주요 서식처로서 또 하나의 실내 오염원이 될 수 있다.

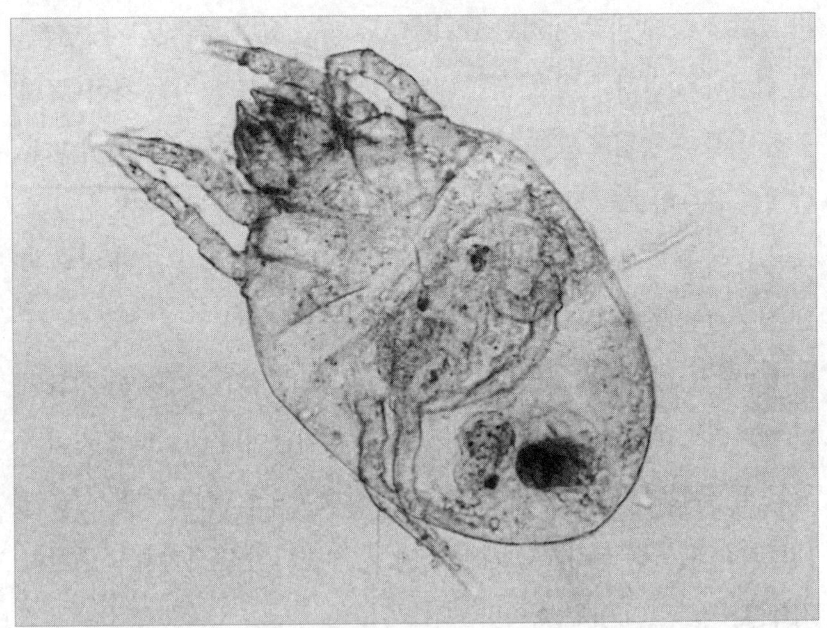

● 〈사진 1.1〉 ● ● 먼지진드기는 매우 작고 반투명한데다 잘 숨는 성격이기 때문에, 현미경으로 본다고 하더라도 먼지 속에서 살아 움직이는 먼지진드기를 관찰하기란 쉬운 일이 아니다. 이 진드기는 카펫에서 빨아들인 먼지 샘플에서 발견하였는데 진드기 종족을 게걸스레 먹어치우는 좀벌레로부터 도망치고 있었다. 복부에 있는 검은색 둥근 점은 배설물이 모여 있는 것으로 보인다. 광학 현미경으로 본 먼지진드기(사진 1.2)는 어찌 보면 무시무시한 모습을 하고 있지만, 사실 무른 액체 주머니로 된 연약한 몸체에 양쪽에 각각 네 개의 다리를 갖고 있으며 한쪽에는 입, 다른 쪽에는 항문을 가지고 있다. (200배, 광학 현미경)

캐나다의 한 연구 조사에 의하면, 자주 빨아 입지 못하는 두꺼운 겨울 코트에 특히 많은 수의 먼지진드기가 붙어 있다고 한다. 이런 옷을 입은 사람이 움직일 때 공기 중으로 날아간 진드기 파편과 분비물은 본인은 물론 민감한 가족과 직장 동료들에게 알레르기 증상을 일으킨다. 또한 이 옷을 벽장이나 장롱에 걸어두면 먼지진드기와 진드기가 만들어내는 알레르기 유발 물질이 다른 옷과 주변으로까지 확산된다.

먼지진드기가 증식하기 위해서는 습기가 필요한데, 우리는 피부와 호흡을 통해 바로 이러한 습기를 제공하고 있다. 즉 진드기는 습기를 섭취하기 위해 우리가 숨을 내뿜는 베개 쪽으로 모이는 것이다. 따뜻한 이불과 두텁고 부드러운 매트리스 패드 역시 우리 몸에서 나온 습기를 흡수하므로 침구에는 수많은 미생물이 우글거릴 수밖에 없다. 땀을 많이 흘리거나, 두꺼운 이불을 덮고 자거나, 침실 온도가 너무 높은 경우에는 특히 진드기가 많이 증식할 확률이 높다.

이처럼 먼지진드기는 습기가 일정하게 유지되는 두꺼운 이불이나 매트리스 패드에 주로 서식하기 때문에, 이불이나 매트리스 커버가 얇고 땀을 많이 흘리지 않는 경우에는 상대적으로 적다. 얇은 이불과 매트리스 패드는 빨리 마르기 때문에, 먼지진드기가 서식하고 증식하기에 좋은 조건이 아닌 것이다.

진드기의 종류

집안에서 흔히 발견되는 십여 가지 종류의 먼지진드기 중 가장 대표적인 것은, 사람의 피부 찌꺼기를 먹고사는 '유럽 집 먼지진드기'(Dermatophagoides pteronyssinus)와 '미국 집 먼지진드기'(Dermatophagoides farinae)다. 그 밖의 진드기로는 이들 먼지진드기를 먹고사는 '발톱 진드기'(Cheyletus eruditus)와 곡물이나 곡물 가루에 주로 서식하여 일명 '식료품 장수 진드기'라는 애칭을 가진 '고기 진드기'(Glycyphagus domesticus)가 있다.

'저장 진드기'(storage mite)라고 통칭되는 밀가루 진드기(Tyroglyphus farinae)도 저장된 곡물 속에 산다. 이 저장 진드기에 관

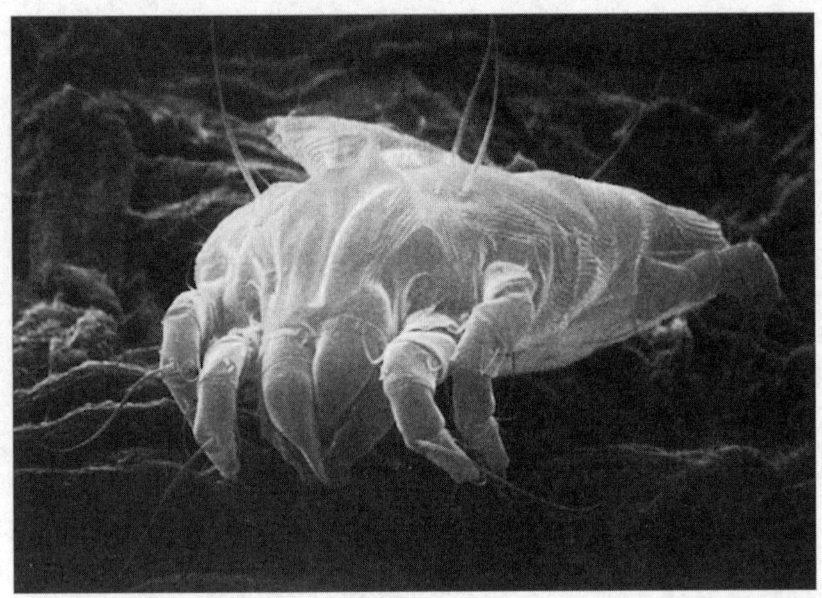

● 〈사진 1.2〉 ● ● 전자 현미경으로 본 먼지진드기의 모습. 대부분의 벌레들이 그러하듯이 먼지진드기도 알에서 부화한다. 알에서 나온 애벌레는 성체가 되기까지 몇 번의 탈피를 거듭한다. 이 사진 속의 먼지진드기는 탈피를 거쳐 허물을 벗고 난 후의 모습이다. (650배, 전자 현미경)

해서는 두 건의 알레르기 사례가 있는데, 첫 번째 사례는 피자 가게에서 발생했다. 요리사가 밀가루 반죽에 밀가루를 입힌 뒤 편평하게 펴기 위해 공중에서 돌리는 순간 어떤 아이가 심한 천식 발작을 일으켰다고 한다. 두 번째 사례는 어떤 아이가 오염된 밀가루를 직접 먹었던 경우다. 내가 아는 사람 중에도 심한 진드기 알레르기가 있어서 간혹 샌드위치를 먹고 의식을 잃거나 몇 시간 동안 잠이 들어 버리는 경우가 있다. 이러한 사례들의 원인이 아직 정확히 규명되지는 않았지만, 오염된 밀가루가 그 원인인 것으로 추정된다.

알레르기 검사로는 소량의 잠재 알레르겐(알레르기 유발 물질) 추출물을 주사기로 조심스레 피부 내에 주입하는 피부 반응 검사가 있다. 이때 피부에 반응이 있으면 해당 알레르겐에 대해 양성인 것으로 판단한다. 그런데 한 가지 종류의 먼지진드기에 음성 반응이 나왔다고 해서 다른 종류의 먼지진드기에도 음성인 것은 아니다. 그렇다고 수많은 진드기를 일일이 다 테스트해 볼 수도 없다. 아무튼 중요한 점은 어떤 종류의 진드기라도 그 배설물은 알레르겐의 주요 원천으로서, 진드기의 소화 효소나 곰팡이 포자와 같은 알레르기 유발 물질이 함유되어 있다는 사실이다.

진드기가 서식하는 데 적합한 환경

수분은 액체 상태인 경우에는 눈에 보이지만 공기 중에 수증기로 있을 때는 눈에 보이지 않는다. '상대습도'란 특정 온도에서 대기가 함유할 수 있는 수증기의 최대치를 기준으로 하여 공기 중에 있는 실제 수증기의 양을 표현하는 방식이다. 다시 말해 공기 중 수분의 양이 포화 상태에 얼마나 가까운지를 나타낸다고 할 수 있다. 즉 상대습도가 80퍼센트라면 아직 수분을 더 포함할 여력이 있음을 나타내고, 상대습도가 100퍼센트라면 외관상으로는 별 차이가 없어도 더 이상 수증기를 포함할 여력이 없음을 뜻한다. 이러한 상대습도는 실내 공기의 질을 개선하기 위해 꼭 이해해야 할 중요한 개념이다. 왜냐하면 미생물은 상대습도가 높은 경우에 잘 증식하기 때문이다.

예를 들어 상대습도가 70퍼센트 이상이라면 진드기는 우리 몸으로부터 수분을 보충받지 않더라도 먼지 속에서 증식할 수 있다.(상대습도가 낮으면 진드기들은 자신들이 가진 수분을 잃지 않으려고 서로 무리지어 모인다.) 상대습도가 올라감에 따라 먼지진드기들의 증식률도 높아지고 피부 조각의 섭취량과 배변 양이 늘어난다. 앞에서도 언급했듯이 진드기 배설물은 진드기 알레르기를 일으키는 주요 원인이기 때문에 배변 양이 늘어난다는 사실은 매우 중요하다. 진드기가 많은 환경에서는 먼지 1그램당 10만 개의 진드기 배변 알갱이가 있으며, 이는 공기 중에 떠올라 사람 몸으로 흡입될 수 있다.

상대습도가 100퍼센트인 경우에는 주변 공기보다 온도가 낮은 물체의 표면에 이슬이 맺힌다. 예를 들어 당신이 플로리다의 야외에 나와 앉아 있는데 그날의 온도가 24도이고 당신 주위의 상대습도가 100퍼센트라고 하자. 만약 당신이 25도의 음료를 마시고 있다면 유리잔 표면에 이슬이 맺히지 않을 것이다. 하지만 음료수에 얼음 조각을 넣어 음료수의 온도를 24도 이하로 낮춘다면 유리잔 표면에 이슬이 맺히는 것을 보게 될 것이다.

상대습도가 100퍼센트 되는 온도를 '이슬점'이라고 부른다. 그렇다면 상대습도와 실내 공기의 질과는 무슨 관계가 있는 것일까? 이 책에서 앞으로 계속 얘기하겠지만 가능한 한 집안의 상대습도를 낮게 유지한다면 이슬점을 낮출 수 있고, 이슬점을 낮출 수 있다면 먼지진드기, 곰팡이 및 기타 미생물에 의한 공기 오염을 줄일 수 있는 것이다.

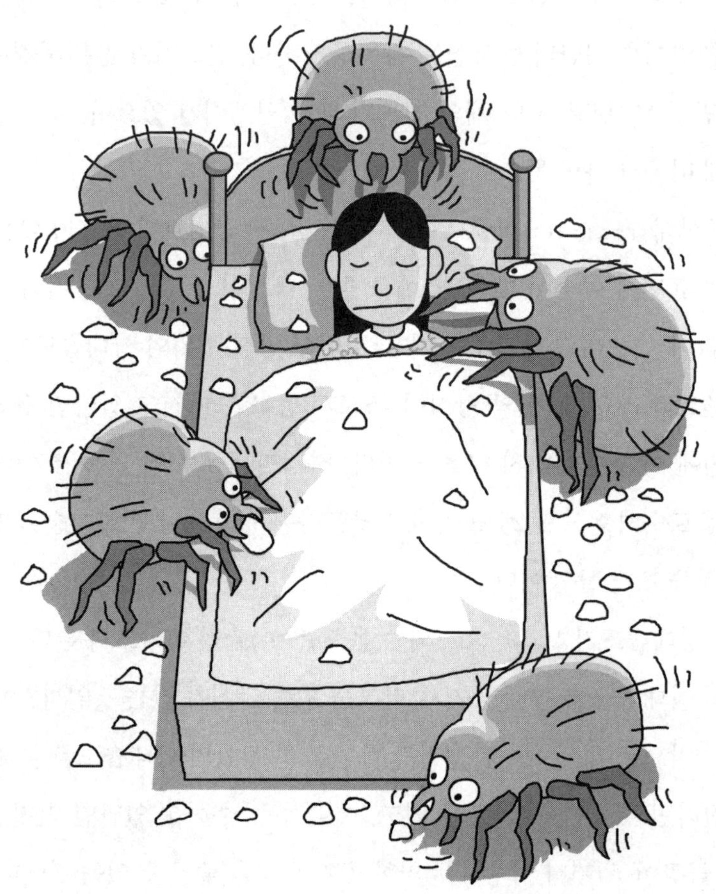

3. 곰팡이 : 어디서든 자랄 수 있는 끈질긴 생명체

곰팡이는 수분과 영양소 섭취 면에서 먼지진드기와 똑같은 생장 조건을 가지고 있다. 실제로 어떤 진드기〔예를 들어 '긴털가루 진드기'(Tyrophagus putrescentiae)〕는 곰팡이가 자라는 곳만을 찾아다닌다. 상대습도가 70퍼센트를 넘는 지하실의 벽과 바닥을 보면 곰팡이가 까맣게 피어 있는 것을 흔히 볼 수 있는데, 이곳은 바로 곰팡이를 먹이로 삼는 진드기들의 서식지이기도 하다.

한번은 어떤 지하실에 갔더니 벽면 전체가 온통 곰팡이로 덮여 있었는데, 검은 먼지의 샘플을 채취하여 현미경으로 들여다보니 거의 모든 진드기 배설물 안에 곰팡이 포자가 덩어리져 있는 게 아닌가! 곰팡이를 먹고사는 진드기의 배설물 덩어리 속에는 곰팡이 포자나 소화되고 남은 곰팡이 조각들이 들어 있게 마련이다. 이러한 배설물 알갱이에 수분이 공급되면 안에 있는 곰팡이 포자들은 서로 결합하여 다시 생식한다.

곰팡이는 버섯과 마찬가지로 균류에 속한다. 포도를 와인으로 변화시키고 맥아를 맥주로 만드는 '요리사'들도 역시 균계(菌係) 미생물들이다. 곰팡이의 한 종류인 푸른곰팡이류(Penicillium)에만도 수백 가지 종류의 곰팡이들이 있다. 이 중 일부는 항생물질인 페니실린을 만들어내고, 다른 어떤 곰팡이는 우유를 치즈로 발효시킨다. 냉장고 서랍 뒤쪽에서 오랫동안 방치되어 있던 오렌지 위에 청록색으로 피어나는 곰팡이도 푸른곰팡이류에 속하는 것들이다.

　　균류 대부분은 미세한 포자를 무수히 만들어 이를 통해 생식한다. 어떤 포자들은 서로 달라붙어 덩어리째로 자라기도 하고, 다른 어떤 포자들은 조그마한 충격에도 쉽게 떨어져 공중에 흩어질 수 있도록 가늘고 긴 사슬 모양으로 자라기도 한다. 적합한 먹이가 있고 충분한 수분이 있는 곳에 안착한 포자는 자신에게 저장되어 있는 영양소를 이용하여 성장을 시작한다. 씨앗에서 뿌리가 발아하는 것과 마찬가지로 포자에서는 '균사'라고 불리는 조그마한 돌기가 뻗어 나오는데, 이렇게 하여 곰팡이 군락이 만들어지기 시작한다.

　　자신의 체내에서 음식물을 소화시키는 동물과는 달리, 균류는 균사의 끝에서 효소를 분비하여 외부에서 음식물을 소화한다. 외부에서

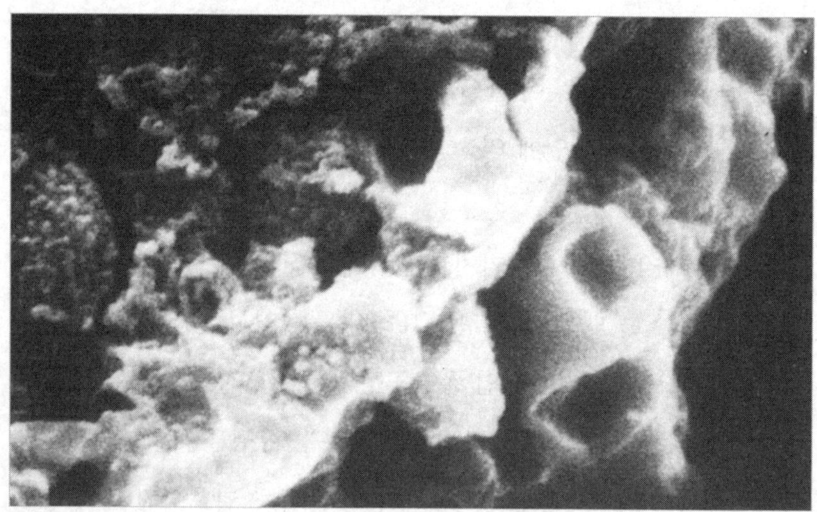

● 〈사진 1.3〉 ●● 진드기 배변 알갱이의 표면. 이 알갱이는 누룩곰팡이로 뒤덮인 지하실 문의 뒤편에서 접착테이프로 채취한 샘플에서 발견한 것이다. 샘플에서는 그 밖에도 진드기의 몸 조각이 수없이 발견되었다. 왼쪽에 있는 것은 배변 알갱이에 포함되어 있는 두 개의 누룩곰팡이 포자다. 집주인의 약혼자는 이 지하실 문을 열 때마다 알레르기 증상을 보였다. (7,000배, 전자 현미경)

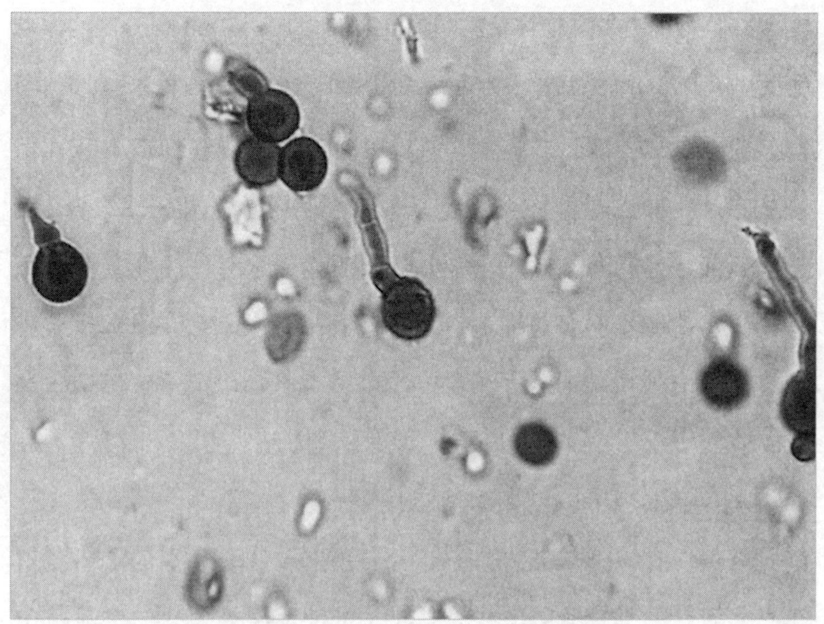

● 〈사진 1.4〉 ● ● 곰팡이 포자가 발아하는 모습. 검은색 원형 물체가 곰팡이 포자며, 그중 세 개가 발아하고 있다. 곰팡이 포자는 습도가 적절하면 발아하여 균사가 뻗어 나온다. 왼쪽에 있는 포자는 이제 막 발아하였고 다른 두 개의 포자에서는 이미 긴 균사가 자라고 있는 걸 볼 수 있다. 이 포자들은 침대 뒤편 벽 아랫부분에서 자라고 있는 곰팡이에서 채취했다. (1,000배, 광학 현미경)

소화된 영양소는 세포벽을 통해 곰팡이 내부로 흡수되어 들어간다. 균사는 가늘고 길게 뻗어 자라나기 때문에, 균사가 서로 복잡하게 얽혀 있는 모습을 '균사체'라고 부른다. 대부분의 균사체는 흰 털처럼 보이지만 곰팡이의 성숙된 군락은 흔히 포자의 색깔에 따라 검은색, 노란색, 갈색 혹은 녹색을 띠게 된다. 한 개의 포자만으로도 며칠 이내에 수백만 개의 포자를 지닌 성숙된 군락으로 발전할 수 있다.

곰팡이는 콘크리트나 바위 같은 무기물질은 이용할 수 없지만, 유기물이나 탄소화합물은 어떤 것이라도 그 표면에 달라붙기만 하면 이를 자양분으로 하여 자라난다. 먼지, 과일, 종이, 면, 비누, 기름, 페인트, 나무 등에서도 자랄 수 있다.

건물 내에는 곰팡이가 자랄 수 있는 물질(나무로 된 건물 골격, 벽지, 섬유, 건식벽체, 판지상자 등)들이 무수히 많으며, 이들은 모두 식물의 기본 조직인 셀룰로오스를 함유하고 있다. 셀룰로오스는 다름 아닌 포도당의 중합체(긴 사슬 분자)다. 우리가 먹는 녹말도 역시 포도당 중합체인데, 사람이 체내에서 분비하는 소화 효소가 녹말을 부셔서 단맛을 내는 개별 포도당 분자로 만든다. 녹말을 씹으면 단맛을 느끼는 이유가 바로 그 때문이다.

셀룰로오스의 포도당 분자들은 녹말과는 다르게 결합되어 있기 때문에 인간은 셀룰로오스를 소화하지 못하지만 곰팡이는 소화할 수 있다. 나무는 주로 셀룰로오스와 리그닌으로 구성되어 있으며, 리그닌은 어떤 곰팡이도 소화하지 못하는 식물의 또 다른 구성물질이다. 나무는 빨대 묶음과 비슷한 관상조직으로 되어 있는데, 만약 곰팡이 포자가 축축한 목재 위에 내려앉게 된다면 이는 파리가 꿀단지 위에 앉는 것과 마찬가지다. 그야말로 꿀맛일 것이다! 균사가 뻗어 나와 목재 구조 안의 빈 관을 통해 자라나면서 셀룰로오스를 부수고 빨대와 비슷한 구조를 허물어뜨리며 목재를 '부패'시킨다. 목재가 마르면 곰팡이도 성장을 멈추고 결국 죽는다. 그러나 곰팡이(포자와 균사 포함)가 자란 곳에는 무엇보다 소화되고 남은 셀룰로오스와 소화되지 않은 리그닌이 남아 있기 때문에, 말라 있던 목재가 다시 젖으면 곰팡이도 다시 성장을 시작한다.

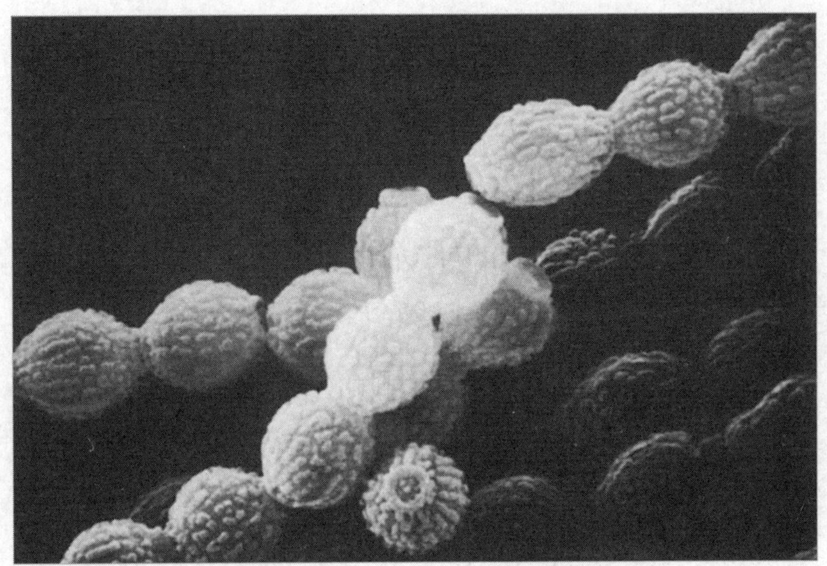

● 〈사진 1.5〉 ●● 사슬 모양의 누룩곰팡이 포자. 누룩곰팡이 포자는 유리구슬 목걸이 모양으로, 길고 끊어지기 쉽다. 그래서 조그마한 물리적 충격에도 분리되어 금방 공중으로 떠오른다. (5,000배, 전자 현미경)

곰팡이 포자에 민감한 사람은 대기 중의 곰팡이 포자를 들이마실 경우 알레르기 반응을 일으킨다. 기침, 콧물, 눈의 충혈과 더불어 숨이 가빠지기도 한다. 하지만 알레르기가 없는 사람에게는 아무런 해를 입히지 않는다. 곰팡이 포자는 종류마다 서로 다른 성분을 가지고 있지만 세포벽은 모두 비슷하다. 모든 곰팡이 포자의 세포벽을 이루고 있는 글루칸스(glucans)라는 성분은 폐 세포를 자극하는 것으로 현재 추정되고 있다.

곰팡이 독

곰팡이 독은 균류 미생물이 성장하고 영양분을 섭취하는 과정에서 만들어내는 독성 화학물질이다. 곰팡이 독이 어떤 역할을 하는지는 아직까지 알려져 있지 않지만, 곰팡이를 관찰하면 할수록 더 많은 곰팡이 독이 발견되고 있다. 과거에는 곰팡이 독에 의한 중독[진균 중독증(mycotoxicosis)]은 독버섯을 먹는 경우나 곰팡이로 오염된 곡물을 먹는 데 원인이 있다고 생각했지만, 이제는 곰팡이 독이 함유된 포자를 흡입하는 것도 위험하다고 알려져 있다.

주로 견과류나 곡물 위에서 자라는 아스페르길루스 플라부스(Aspergillus flavus)는 집에서도 흔히 발견되는데, 이 곰팡이 역시 발암성 화합물 가운데 하나로 알려진 아플라톡신(aflatoxin) B_1을 만들어낸다. 항상 축축한 환경에 있는 건식벽체에서 흔히 발견되는 검은색 곰팡이 스타치보트리(Stachybotrys chartarum)도 '트리코세신'(tricothecenes)이라고 불리는 독성이 강한 곰팡이 독을 만들어낸다.

1930년대에 러시아에서는 말들이 대량으로 죽어가는 사건이 있었다. 피부와 호흡기관에 염증이 생기고 출혈을 일으키는 증상을 보였으며, 어떤 때는 증상이 나타난 지 24시간 만에 죽는 경우도 있었다. 조사 결과 말들의 먹이가 스타치보트리에 오염된 것으로 드러났다.

1990년대 중반 도르르 디어본(Dorr Dearborn) 박사는 클리블랜드 레인보우 아동병원의 사례를 증거로 '폐혈철 침착증'(pulmonary hemosiderosis)의 원인을 스타치보트리와 관련지었다. 그의 주장에 이의를 제기하는 사람도 있었지만, 디어본 박사는 몇몇 아기의 죽음은 분명히 이 곰팡이가 원인인 것으로 결론지었다.

몇 년 후 텍사스에 있는 어떤 집은 스타치보트리에 심하게 오염이

되어서 결국 불도저로 밀어 버려야 했던 일도 있었다. 그 집에 살던 남자는 기억상실 증상을 겪었으며 아이는 천식을 앓았다. 이 집을 조사하던 사람은 오염된 건물 안에서 30여 분 간 머물다가 구토를 하기도 했다.

곰팡이 얼룩

식물이나 유기물에 얼룩을 만드는 진균류는 욕실이나 지하실 벽면에서 흔히 발견된다. 이러한 진균류는 비누 피막, 종이, 페인트 혹은 이들 표면 위의 먼지를 먹고 자란다. 만약 당신 집에서 곰팡이 얼룩을 발견했다면 절대 이를 간과해서는 안 된다. 왜냐하면 얼룩을 만드는 여

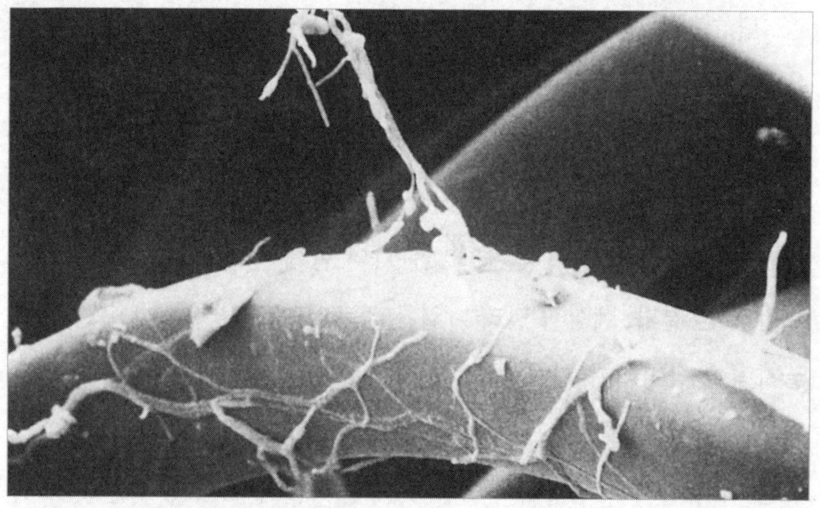

● 〈사진 1.6〉 ● ● 곰팡이가 피어 있는 카펫 섬유의 모습. 나일론 카펫의 섬유 표면을 따라 곰팡이 균사가 마치 포도 넝쿨처럼 퍼져 있는 것을 볼 수 있다. 대부분의 균사가 굵은 카펫 섬유를 휘감고 있는 가운데 일부는 위쪽으로 솟구쳐 있기도 하다. 이 사진에서 보이지 않는 다른 균사는 이미 옆에 있는 다른 나일론 섬유로 퍼져 있었다. 거의 새 카펫임에도 불구하고 곰팡이가 눈에 띄지 않게 번식하는 바람에 퀴퀴한 냄새를 풍겼다. (450배, 전자 현미경)

러 가지 진균류는 공중에 떠다니는 포자를 만들어내기 때문이다.

한번은 어떤 가족이 집에서 곰팡이 냄새가 진동한다며 그 근원지를 찾아달라고 내게 도움을 요청한 적이 있었다. 조사 결과 그 악취는 지하실의 오래된 카펫에서 풍기는 거였다. 나는 그 카펫을 당장 내다 버리라고 충고하였다. 냄새가 사라지자 그들은 그 자리에 알레르기를 유발하지 않을 것으로 생각되는 나일론 카펫을 새로 깔았다. 두 달 뒤, 이들은 냉난방 자동조절 장치를 켜놓고 2주 간의 여름휴가를 떠났는데, 그들이 돌아왔을 때는 다시 곰팡이 악취가 진동하고 있었다. 다시 그 집을 방문해서 조사해 본 결과, 이번엔 냉난방 장치 안에 있는 응축 펌프가 고장나서 이로 인해 물이 흘러나와 지하 기계실 안쪽과 새 카펫을 적시고 있었다.

나는 새 카펫에서 어떤 일이 벌어지고 있는지 궁금해서 카펫 조각을 잘라 전자 현미경 관찰자에게 건네주었다. 먼지가 카펫의 섬유 사이로 들어가 바닥 부분에 쌓여 있을 것이며, 따라서 곰팡이도 카펫 섬유 밑자락에서 자라고 있을 것이라 추정했다. 그러나 손톱 크기만 한 카펫 샘플을 놓고 현미경 관찰 전문가와 함께 한 시간에 걸쳐 면밀히 관찰해 본 결과, 예상과 달리 나일론 섬유의 안쪽 밑부분이 아닌 위쪽 끝자락에 곰팡이가 피어 있는 것을 발견하였다. 새 카펫이라서 나일론 섬유 위에 내려앉은 먼지가 미처 안쪽 깊은 곳까지 떨어지기도 전에 포자가 발아하여 먹이가 있는 곳에 균사를 뻗치고 있었던 것이다. 균사는 마치 전봇대를 감싼 담쟁이 넝쿨처럼 카펫 섬유에 달라붙어 있었으며, 계속 떨어지는 먼지를 받아 소모하기 위해서 길게 자라난 상태였다.

　나일론 재질로 된 카펫은 알레르기를 일으키지 않는 것으로 알려져 있지만 그렇다고 곰팡이의 성장을 막을 수는 없다. 곰팡이는 카펫 섬유를 직접 먹지는 않지만 대신 카펫에 내려앉은 먼지를 먹이로 하여 자라고 있었던 것이다. 결국 그 가족은 응축기 펌프를 교체하고 기계실 근처에 있는 오염된 카펫을 교체함으로써 문제를 해결할 수 있었다.

4. 벌레들 : 게걸스럽게 먹어대는 유충

1960년대까지도 의학계는, 먼지진드기가 알레르기를 일으킨다는 사실을 입증할 만한 충분한 증거를 확보하지 못했었다. 그러나 이제는 진드기를 비롯한 여러 종류의 벌레 배설물과 이들 몸 조각들이 알레르기와 천식을 일으킬 수 있다는 사실을 깨닫게 되었다. 바퀴벌레가 그 대표적인 예다.

　내게 조사를 의뢰한 고객들의 집 카펫에서는 곰팡이와 먼지진드기는 물론 좀벌레, 책벌레, 수시렁이 등이 종종 발견된다. 곤충학자와 해충 방제 전문가가 아닌 이상, 알레르기 증상을 일으킬 수 있는 매우 흔한 해충인 수시렁이를 직접 보았거나 그것에 관한 얘기를 들어본 사람은 거의 없을 것이다.

수시렁이

집안에서 발견되는 딱정벌레목 해충에는 여러 가지 종류가 있지만 그 중에서 가장 흔한 것으로는 검은 수시렁이(Attagenus megatoma)와 잡색 수시렁이(Athrenus verbasci)가 있다. 두 종류 모두 성체 크기는 약3밀리미터 정도지만, 하나는 검은색이고 다른 하나는 여러 가지 색깔(흰색, 노란색, 갈색 딱지)을 띠고 있다. 수시렁이는 동물이나 곤충의 시체 위에 알을 낳으며, 그중에서도 죽은 나방을 가장 선호한다.

알에서 부화하여 허물을 벗은 털북숭이 유충은 머리카락, 털, 동물의 살점 등 단백질을 함유하고 있는 것은 무엇이든 먹어치운다. 다른 유충과 마찬가지로 게걸스런 식욕을 가진 이들 유충은 그저 먹고

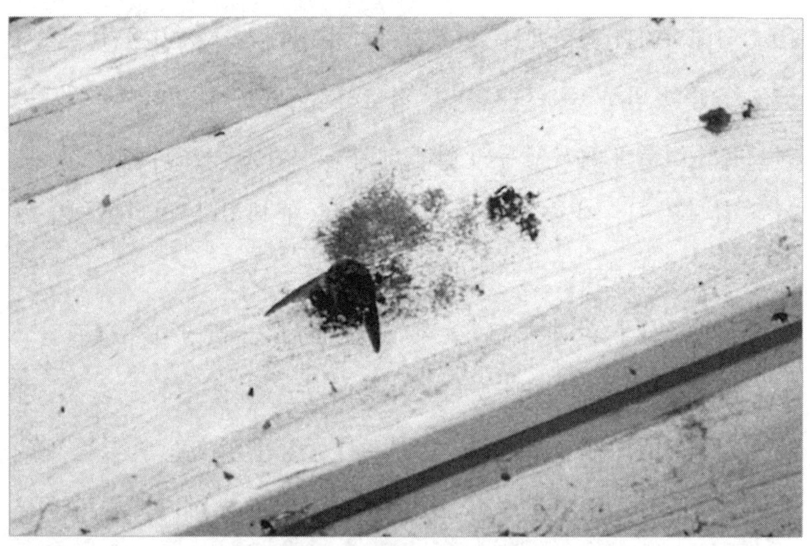

● 〈사진 1.7〉 ●● 죽은 벌 주위에 수시렁이 배설물이 보인다. 다락방 창문에서 죽은 벌의 몸 위에 수시렁이가 알을 낳은 것으로, 알에서 부화한 애벌레가 죽은 벌의 몸을 일부 먹어치운 상태다. 벌의 앞쪽에 있는 둥근 모양의 부스러기들은 모두 수시렁이의 배설물이다. 배설물 안에는 잘게 씹힌 벌의 몸 조각이 섞여 있었다.

배설하고 탈피하는 일만 반복한다. 집안의 가구를 있던 자리에서 다른 곳으로 옮기고 나면 흔히 그 밑에 나방이나 벌의 사체와 함께 그 주위에 약 2.5센티미터 반경의 가느다란 갈색 원형 먼지 부스러기들이 발견되는데, 이 먼지가 바로 곤충의 시체를 먹고사는 수시렁이 유충의 배설물(배변 알갱이)이다. 수시렁이는 나비나 기타 곤충들의 시체를 먹어서 이를 배변 부스러기로 바꾸어 놓는다.

수시렁이 유충은 동물의 털을 좋아하여 특히 동물 박제를 전시하는 박물관의 제일가는 골칫거리다. 이들은 어떤 털이든 마다하는 법이 없어서 박제된 사자의 털이든, 동양산 융단이든, 인간의 털이든, 당신이 사랑하는 애완동물의 털이든 가리지 않는다. 나는 카펫과 베개에서

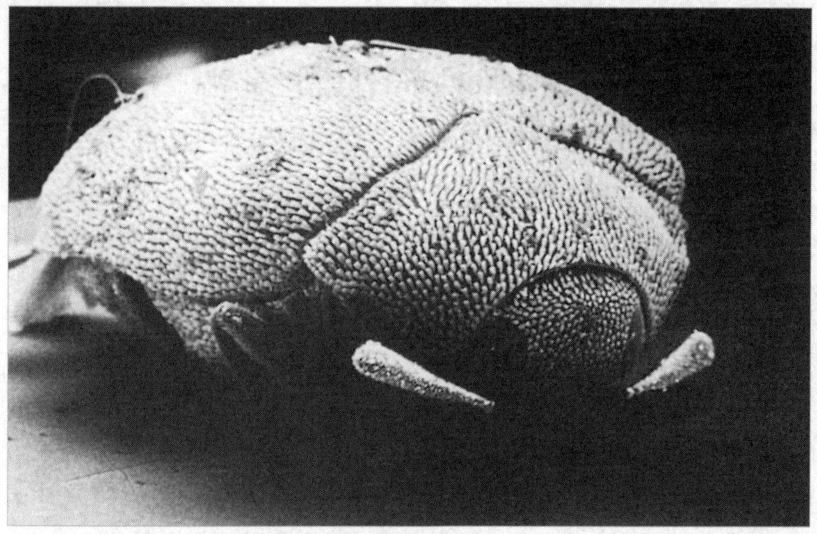

● 〈사진 1.8〉 ●● 수시렁이의 성체 모습. 죽은 나방을 밀폐된 플라스틱 박스 안에 놓아 두자 곧 수시렁이가 죽은 나방의 몸에다 알을 낳았다. 얼마 뒤 두 마리의 수시렁이 애벌레가 모습을 드러냈고 나방을 먹어치우기 시작했다. 그렇게 몇 달이 흐른 뒤 드디어 두 마리의 수시렁이 성체가 모습을 드러냈다. (40배, 전자 현미경)

제1장 ●등장인물 : 과연 무엇이 당신의 집을 점령했는가?

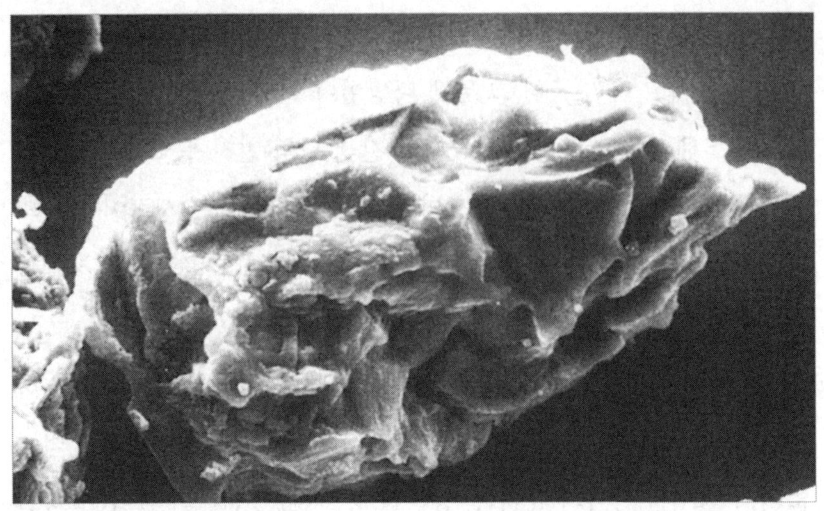

● 〈사진 1.9〉 ●● 잘게 씹힌 벌의 몸통 조각이 섞여 있는 수시렁이 배설물. 사진 1.7에 있던 죽은 벌 주위의 수시렁이 배변 알갱이 중 하나다. 삼각형 모양을 띠고 있는 오른쪽 끝부분은 벌의 외골격으로 보이며, 배변 알갱이 표면에도 이와 유사한 조각들이 보인다. 배변 알갱이의 표면을 이루고 있는 물질은 질소를 함유한 결정으로 이루어져 있다. (600배, 전자 현미경)

나온 먼지 샘플 속에서 수시렁이 유충이 갉아먹다 남긴 머리카락을 보았다. 이들이 갉아먹은 머리카락 끝은 마치 뭉툭하게 깎아 놓은 연필처럼 보였다. 수시렁이의 배변 알갱이에는 이들이 닥치는 대로 먹어치운 먹이 조각들도 섞여 있었다.

이들의 배변 알갱이는 약 0.14밀리미터(140마이크론)의 크기로 공기 중에 떠오르기에는 너무 크지만, 이것이 부서지면 어떻게 될지 알고 싶어서 배변 알갱이 하나를 부수다가 그만 잘못해서 입으로 들이마신 적이 있다. 그러자 곧 목이 부어오르고 이내 숨을 쉬기가 힘들어졌다. 그 경험 이후 나는 스페인 의사가 수시렁이 알레르기에 관해 쓴 연구 논문을 읽어 보았다. 《도시 곤충학》(Urban Entomology)에서 월터

에벨링(Walter Ebeling) 역시, 수시렁이의 털과 몸 조각이 원인인 것으로 보이는 수시렁이 알레르기 사례에 대해 언급하고 있었다.

수시렁이의 배설물은 범죄 수사에 유용하게 활용될 수 있다. 언젠가 나는 법의학자로부터 이메일을 받은 적이 있는데, 그녀는 수시렁이에 관한 정보를 얻기 위해 인터넷을 뒤지다가 내 홈페이지를 보고 연락해 온 것이었다. 그녀는 수시렁이의 배설물에 있는 머리카락의 염료를 판별해 낼 수 있는지 궁금해 했다. 왜 그런 정보가 필요한지에 대해서는 말을 삼갔지만, 아마도 수시렁이 배설물에 있는 머리카락 파편으로부터 부패한 사체의 신원을 파악하려고 하나 보다 짐작할 수 있었다.

나방

울 소재 카펫과 옷은 나방을 끌어들이며, 나방의 배설물과 몸 조각은 일부 사람들에게 알레르기 증상을 일으킬 수 있다. 예전에 나는 남동생 내외로부터 수입 울로 짠 커튼을 선물받았는데 빨간색, 금색, 갈색의 부드러운 빛깔이 우리 집 인테리어와 잘 어울렸다. 그러던 어느 날 아내가 커튼의 장식 술 하나가 바닥에 떨어져 있는 것을 발견하였다. 떨어진 술을 자세히 들여다보니 술이 온통 너덜너덜 풀려 있었으며 털실의 어떤 부분은 가느다란 실처럼 얇아져 있었다. 왜 그런지 궁금해서 커튼을 들춰 본 아내는 경악하지 않을 수 없었다. 커튼 뒷면에는 수백 마리의 나방들이 몸을 떨고 있었으며 구불거리는 유충들이 잔뜩 붙어 있었으니까.

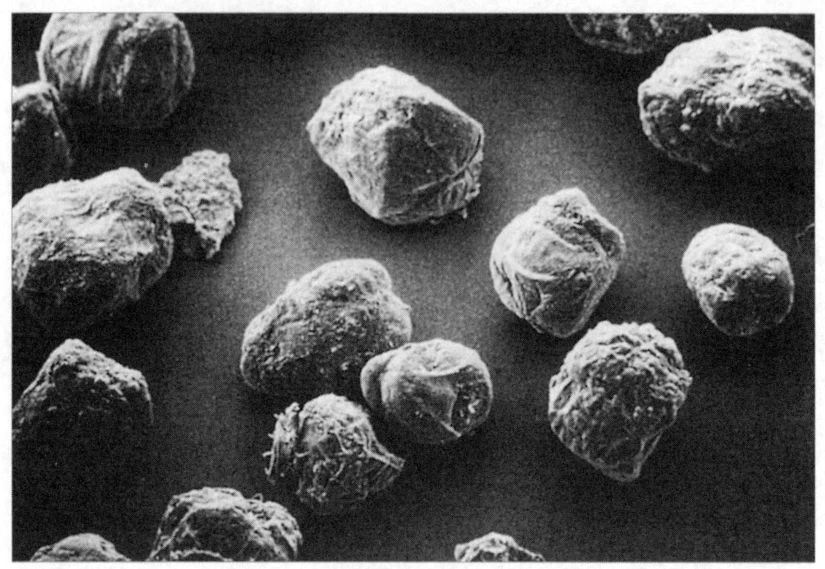

● 〈사진 1.10〉 ● ● 울나방의 배변 알갱이 모습. 자갈 모양을 한 울나방 애벌레의 배설물은 섭취한 섬유 색깔에 따라 제 각각이었다. 육안으로 볼 때는 모두 갈색으로 보이지만 현미경으로 보면 각기 색깔이 다르다. 어쩌면 당신은 집에 울나 방이 서식하고 있다는 사실도 모른 채 이러한 배변 알갱이 수천 개를 무심코 손이나 걸레로 닦고 있을지도 모른다. (50 배, 전자 현미경)

커튼은 난방기 위에 매달려 있었다. 나는 방진 마스크를 쓴 채 커튼을 제거하고, 마룻바닥과 난방기 뒤편에 떨어져 있는 먼지들을 진공청소기로 빨아들였다. 광학 현미경으로 보니 그 먼지는 순전히 유충의 배설물이었으며, 커튼의 부드러운 색을 닮아 여러 가지 색상을 띠고 있었다. 전자 현미경을 이용하여 매우 높은 배율(3만 배)로 들여다보니 배변 알갱이의 겉면은 '소구체'라고 불리는 구형에 가까운 결정(아마도 곤충이 배설하는 '구아닌'을 함유한 화학물질로 보임)으로 이루어졌으며, 이름 모를 피복물질로 서로 연결되어 있었다.

나중에 유충의 배변 알갱이를 담은 상자를 톡톡 건드린 후, 그 위에 있는 공기에서 샘플을 채취해 보았다. 나는 여기에서 약 0.001밀리미터(1마이크론) 크기의 소구체를 발견할 수 있었는데, 아마도 내가 톡톡 건드린 결과 배변 알갱이의 표면에서 떨어져 나온 것으로 추정된다. 원래 배변 알갱이는 너무 커서 공기 중에 떠오르기 어렵지만 공기 중에서 채집된 알갱이들은 그렇게 크지 않았으며, 이들은 배변 알갱이 표면에 있던 알레르겐 물질을 함유하고 있었다.

책벌레

책에 있는 먼지 역시 많은 사람들에게 알레르기를 유발하는 것으로 보인다. 책에 내려앉은 먼지는 다른 곳의 먼지보다 한곳에 더 오래 머무는 경향이 있다는 점을 제외하고는 특별히 다른 것은 없다. 그 대신 가만히 있던 책을 움직이거나 뒤적이게 되면 책 위에 내려앉았던 입자들이 공중에 떠오른다.

책 속의 문장들은 우리에게 마음의 양식이 되지만 책 표면에 내려앉은 먼지 입자들은 여러 가지 해충들에게 다양한 양식이 된다. 책 먼지를 들여다보면 책벌레, 꽃가루, 곰팡이 포자, 거미줄, 진드기 혹은 진드기의 몸 조각, 해충 배설물 등을 볼 수 있다. 해충의 먹이가 되는 책 먼지 속에는 해충들이 섭취한 곡물 가루나 반쯤 소화된 꽃가루가 섞인 배변 알갱이도 보인다.

책벌레는 약 1.5밀리미터 길이이며 습기가 많은 지하실에 저장된 책 속에서 종종 발견된다. 책벌레는 사실 '이'가 아니지만 생김새는 비슷하다(책벌레는 영어로 booklice, 즉 '책' + '이'다 – 역주). 어떤 사람들

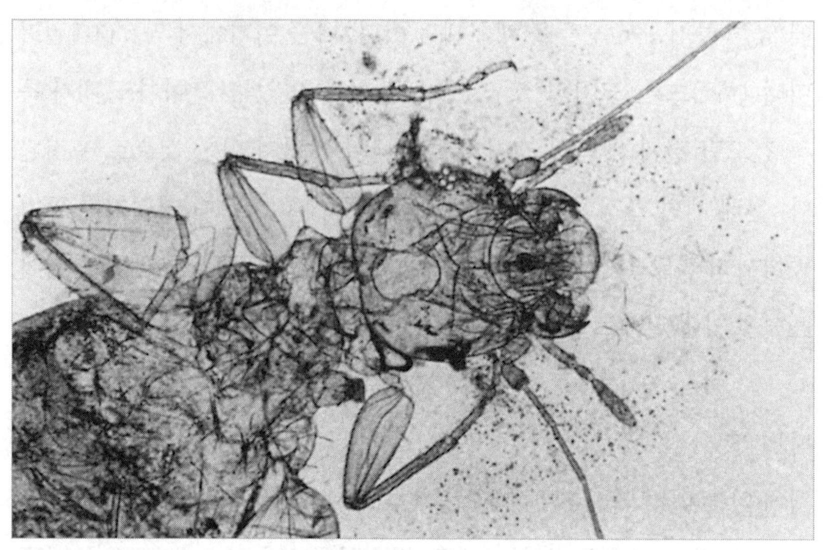

● 〈사진 1.11〉 ● ● 책벌레의 모습. 1년 가량 마드리드에서 공부하는 동안 욕실, 부엌, 창문 안쪽에 접착 덫을 놓아 수백 마리의 책벌레를 잡은 적이 있었다. 독일의 한 조사에 의하면, 도시 거주자의 약 3분의 1이 책벌레에 알레르기 증세를 보였다고 한다. (100배, 광학 현미경)

은 책을 제본하는 데 사용하는 녹말 풀 때문에 책벌레가 꼬이는 것이라고 말한다. 왜냐하면 녹말을 함유한 저장 곡물에서도 책벌레가 많이 발견되기 때문이다.

오래 전에 책상에서 책을 보다가 조그마한 담황색 벌레가 지면 위를 황급히 기어가는 것을 발견했는데, 그게 바로 내가 책벌레를 처음 본 것이었다. 나는 이름 모를 그 벌레를 접착 테이프에 붙인 후 현미경에 올려놓고 관찰하였다. 그 동안 벌레는 직경 약 0.076밀리미터(76마이크론)의 짙은 색깔의 조그만 알갱이들을 복부 끝에서 분출해 냈다.

졸지에 이 이름 모를 벌레의 온전한 배변 알갱이까지 관찰할 수 있는 기회를 가진 나는, 배변 알갱이를 조그마한 물방울에 달라붙게 한 뒤 핀 끝으로 조심스레 들어올려 현미경 슬라이드 위에 올려놓았다. 그 알갱이를 깨뜨린 후에 산성 푹신(fuchsin) 염료를 첨가하여 관찰한 결과, 그 안에 피부 조각과 곰팡이 포자가 들어 있음을 발견하였다. 그러므로 이 벌레는 책 제본용 녹말 풀뿐만 아니라, 진드기가 그러하듯이 먼지 속 곰팡이 포자와 우리의 피부 조각을 먹이로 하는 것이다.

알레르기를 유발한다고 이미 알려진 진드기 배변 알갱이와는 달리 책벌레의 온전한 배변 알갱이는 크기가 커서 쉽게 공중에 떠오르기는 어렵다. 하지만 내가 배변 알갱이를 깨뜨리기 전에, 이미 알갱이의 표면에서 호흡을 통해 들이마실 수 있을 크기의 결정(이 역시 알레르기 유발 물질일 것으로 추정된다)이 떨어져 나온 것을 보았다. 알레르기 연구에서 여전히 잘 밝혀지지 않고 있는 분야이기는 하지만 최근 들어 책벌레에 대한 알레르기 연구도 진행되는 것으로 알고 있다.

5. 좀더 커다란 해충들

거미

거미는 우리가 사는 집에서 이로운 역할을 하고 있다고 여기는 의견도 있지만, 일명 '검은 미망인'(black widow)이나 '황색 은둔자'(brown recluse) 같은 종류의 거미들은 강한 독성을 갖고 있다. 또 별로 위험하지 않은 거미에 물려도 체질적으로 심각하게 반응하는 사람도 있다. 덧붙여 나는 거미의 배설물이 알레르기를 유발한다고 생각한다.

거미줄 아래쪽을 관찰해 보면 마치 페인트를 흩뿌려 놓은 듯이 1~2밀리미터 직경의 하얀 점들이 떨어져 있는 것을 볼 수 있는데, 이 중 일부는 가운데에 검은색 점이 박혀 있기도 하다. 이 알갱이들이 바로 거미의 배설물이다. 현미경으로 관찰 가능한 크기(1마이크론)의 결정들인데, 사람들이 부근을 밟고 지나갈 때 일으키는 바람에 실려 공기 중으로 떠오른다. 이 결정들은 거의 순수한 구아닌으로 이루어져 있지만, 결정들을 서로 묶어 주는 물질은 거미 단백질을 함유한 알레르기 물질이라고 생각된다.

전자 현미경으로 관찰할 거미 배설물을 채취하기 위해 사무실 구석에 블라인드를 쳤다. 그곳에서 거미가 매달린 거미줄을 발견했기 때문이다. 거미 바로 아래쪽에 샘플 접시를 받쳐 놓고는, 필시 거미가 반짝이는 샘플 접시에 반응해서 아래쪽으로 점프하여 샘플 접시를 공격할 것이라고 생각했다. 그 거미가 먹이를 잡는 데 열성적으로 반응해, 내가 원하는 배설물을 많이 떨어뜨려 줄 것이라 기대하며 흥분했다. 또 거미 먹잇감을 유인하기 위해 거미줄 근처에 조그마한 취침등을 켜놓기도 했다. 그러나 불행히도 원하는 결과를 얻기도 전에 아내가 청소를 하는 바람에 이 모든 장치들을 몽땅 치워 버리고 말았다.

겨울이 되자 이 실험을 다시 시작했다. 이번에는 샘플 접시를 옷장 속에 있는 거미줄 아래에 한 달 동안 숨겨 놓았다. 나중에 접시를 회수해서 보니, 거미 배설물뿐만 아니라 거미가 먹다 만 말라 버린 네 마리의 책벌레도 함께 발견되는 쾌거를 올렸다.

이 실험을 통해 나는 벌레들의 배설물에 대한 지식을 얻었을 뿐만 아니라 집안 생태 환경에 대해서도 다시 생각해 보게 되었다. 왜냐하면 보이지 않는 집안 구석구석에서 매일같이 '전쟁'이 벌어지고 있다는 사실을 피부로 실감했기 때문이다. 또한 거미 배설물을 건드리는 순간 기침이 나고 숨이 가빠졌던 것으로 미루어보아, 거미 배설물이 알레르기를 일으킬 수 있다는 생각도 더욱 굳어졌다.

집안에 거미가 많다면 집이 너무 습하다는 것을 의미한다. 생명체는 대부분 물로 이루어져 있어서, 수분을 섭취하지 못하면 벌레는 곧 죽고 만다. 그런데 작은 벌레들은 대부분 직접 물을 마시지 못하기 때문에, 음식에서 수분을 섭취하거나 몸의 표피를 통해 대기로부터 수분을 흡수한다.

거미는 먹이를 통해 수분을 섭취하는데, 진드기도 거미의 주요 먹이 중 하나며 그 진드기(책벌레와 기타 집안의 조그만 여러 해충들도 마찬가지)는 공기 중의 수증기로부터 수분을 직접 흡수한다. 이제 거미가 건강한 환경의 상징이라는 말에 그리 동의할 수 없을 것 같다.

바퀴벌레

도시에서 무성히 번식하는 바퀴벌레는 천식 증상을 유발하는 가장 대표적인 해충 가운데 하나로 알려져 있다. 언젠가 심한 바퀴벌레 알레르기 때문에 천식을 앓던 한 여성의 사례에 대해 읽은 적이 있다. 그녀가 사는 아파트에는 바퀴벌레가 너무 많아서, 급기야 그녀는 병원에 입원까지 하게 되었다. 병원에서는 집안의 바퀴벌레들을 박멸하기 전에는 집에 돌아가지 말라고 경고했지만 불행히도 그녀는 전문가를 고용해 아파트를 적절히 방제할 만한 여유가 없었다. 그녀는 결국 병이 깊어져서 죽고 말았다.

　나는 이따금씩 기숙사에 머무를 때가 있는데, 어느 날은 열차 시간을 알아보기 위해 기숙사의 공동 부엌 벽에 붙은 대형 열차 시간표 앞에 서 있었다. 출발 시간이 적혀 있는 곳을 손가락으로 짚는 순간, 바퀴벌레 한 마리가 바닥으로 떨어져서 황급히 도망을 치는 게 아닌가! 처음엔 나도 모르게 질겁했지만 조심스레 시간표 가장자리를 들추어 종이 뒤쪽을 살펴보았다. 그리고 거기야말로 수백 마리의 바퀴벌레들이 서로 뒤엉켜 꼼짝 않고 들러붙어 있는 은신처라는 사실을 발견했다. 바퀴벌레들은 낮 시간에는 자신들의 은신처에 머무른다. 이들은 서로를 유인하여 무리를 지어 지내는 습성이 있으며, 은신처에 가득한 배설물에는 무리를 유인하는 페로몬이 들어 있다.

　바퀴벌레는 대개 음식과 수분을 쉽게 얻을 수 있는 주방이나 욕실 근처에 은신처를 마련한다. 몸체의 위쪽과 아래쪽이 거의 동시에 닿을 정도의 좁은 공간(다공성 표면을 가진 목재 등)을 선호해서 주로 사람의 손길이 미치지 못하는 싱크대와 벽 사이의 공간이나, 선반과 벽 사이의 틈새 같은 곳이 은신처가 된다. 또한 난방기나 냉장고 같은 기계 장비 밑이나 사람의 손이 닿지 않는 구석진 곳에도 모여 살며, TV나 조리대 내부에서도 빈번히 출몰한다. 주로 바닥과 벽면이 맞닿는 부분을 통해 이동하는 습성이 있으므로, 집안에 바퀴벌레가 얼마나 많은지 알려면 이들이 이동하는 길목에 접착물질이 칠해진 덫을 놓아 보는 것도 좋은 방법이다. 이를 잘 이용하면 바퀴벌레의 본거지까지 발견할 수 있다.

바퀴벌레는 야행성이라 밤에 먹이를 찾는다. 음식 찌꺼기를 비롯해서 무엇이든 먹어대는 바퀴벌레를 줄일 수 있는 최상의 방법은, 모든 음식물을 밀폐된 용기에 보관하는 것이다. 특히 애완동물의 먹이는 밤새 바깥에 내놓지 않아야 한다. 바퀴벌레가 돌아다닌 음식물에서는 바퀴벌레로 인한 알레르기 유발 물질이 발견되는데, 이런 음식을 먹으면 음식물을 통해 바퀴벌레 알레르겐이 우리 몸속에까지 들어온다.

또한 먼지에 묻은 바퀴벌레 알레르겐은 크기가 0.01밀리미터(10마이크론) 이상이어서 공중에 떠 있는 시간이 그리 길지 않다는 사실이 밝혀지긴 했지만, 바퀴벌레 배설물이나 몸 조각이 들어 있는 먼지가 바람에 의해 공기 중에 떠오르게 되면 호흡을 통해서도 우리 몸속에 들어온다.

한편 바퀴벌레는 몇 가지 질병을 옮기는 것으로도 이미 알려져 있다. 예를 들어 식중독을 일으키는 살모넬라균이 든 음식물을 바퀴벌레가 먹는다면 바퀴벌레 배설물에도 역시 살모넬라균이 존재할 것이다. 만약 인간이 먹는 음식물에 이러한 배설물이 섞여 들어간다면 바퀴벌레는 식중독을 퍼뜨리는 매개체 역할을 하는 셈이다.

가장 흔한 바퀴벌레 종류 중 하나인 독일 바퀴벌레는 몸 길이가 약 12.27밀리미터까지 자란다. 또한 바퀴벌레는 생명력이 강해서 20일 동안 물이나 음식을 먹지 않고도 버틸 수 있다. 이는 벼룩시장에서 구입한 중고 가구를 트럭에 실어 집안에 들여놓을 때까지 그 속에 숨어 있던 바퀴벌레가 여전히 살아 있고, 결국 집 전체에 퍼질 수 있다는 것을 뜻한다.

독일 바퀴벌레의 암컷은 교미를 한 후 약 30개의 알이 담긴 알 꾸러미를 낳는다. 그러고는 알이 부화할 때까지(약 한 달) 8×3밀리미터 크기의 갈색 지갑 모양인 이 알 꾸러미를 매달고 다닌다. 부화한 애벌레는 약 3밀리미터 길이에 회색과 검은색을 띠고 있다. 애벌레는 약 60일 동안 6~7번 허물을 벗은 후 성체가 된다. 바퀴벌레는 보통 200일 정도 생존하며, 암컷 한 마리가 300마리의 새끼를 낳는다. 이론적으로 따뜻하고 습기가 있는 환경만 갖추어진다면 단 몇 마리의 바퀴벌레가 1년 간 수만 마리의 군락으로 늘어날 수 있다는 말이다.

고객 가운데 한 사람이 언젠가 바퀴벌레에 관련된 자기 친구 이야기를 해준 적이 있다. 그 친구는 어느 한겨울 날 자신의 집에 바퀴벌레가 우글거린다는 것을 알았다. 또 식기 세척기의 개스킷(실린더나 파이프 등의 결합 부분을 메우는 고무, 석면, 코르크 등의 판 또는 테 – 역주) 속에 바퀴벌레들이 둥지를 틀고 있다는 사실도 발견했다. 바퀴벌레를 얼려 죽이는 방법이 가장 간단하다고 판단한 그는 식기 세척기를 분리하여 밖에다 내놓았다. 이 방법으로 식기 세척기에 있던 바퀴벌레들을 죽이는 데는 성공했지만 부엌에는 여전히 바퀴벌레들이 남아 있었다. 그래서 이번엔 집안 전체에 특별한 조치를 취하기로 했다. 집안 배관의 물을 모조리 뽑고 난방을 끈 채 한동안 집을 비워 놓았다. 이런 방법으로 해충들을 모조리 얼려 죽임으로써 살충제를 쓰지 않고도 집에서 바퀴벌레를 모조리 없앴던 것이다.

하지만 당신이 따뜻한 곳에 살고 있다면 집을 배에 실어 알래스카

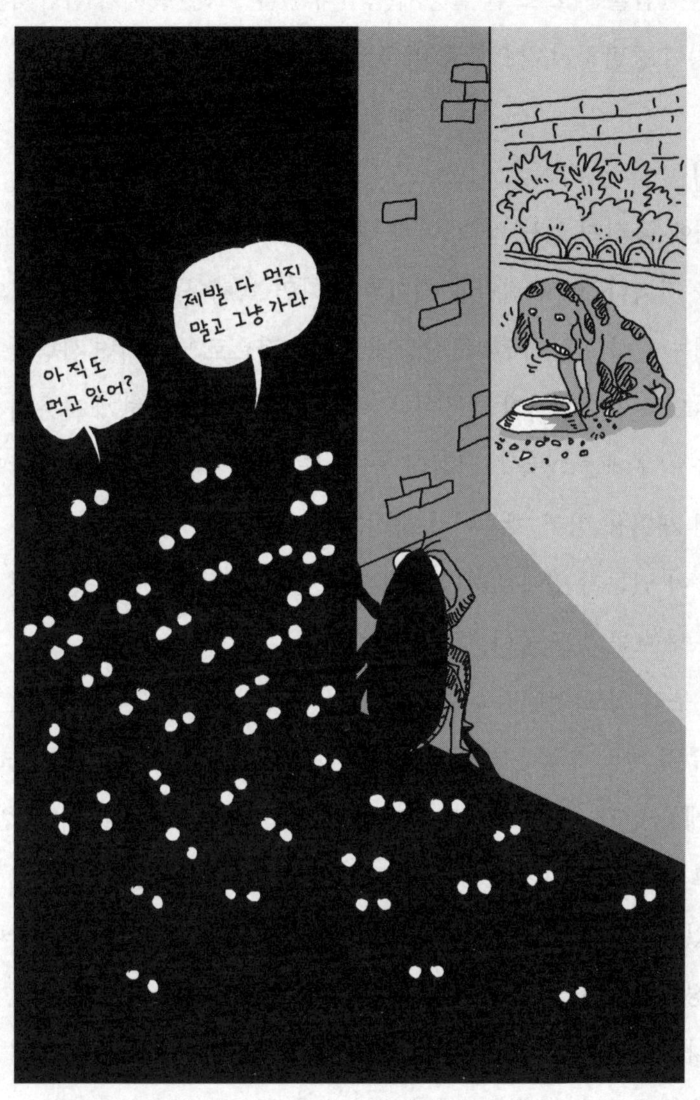

제1장 ● 등장인물 : 과연 무엇이 당신의 집을 점령했는가?

로 옮겨 놓지 않는 한 바퀴벌레들을 몽땅 얼려 죽일 수는 없다. 이럴 때
는 붕산염을 원료로 한 살충제(붕산계열)를 쓰면, 용매가 함유되어 있
지 않아 증발하지 않으므로 비교적 안전하다.

개미

개미에 물리지 않는 한 개미에 대해 알레르기가 있다고 하는 사람은
없을 것이다. 만약 집안에 개미가 많다면 액체나 스프레이 형태의 살
충제는 권하고 싶지 않다. 살충제에 지속적으로 노출되면 사람들은 화
학적으로 민감해지기 때문이다. 특히 살충제가 정확하게 사용되지 않
았을 경우에는 더욱 그러하다. 어쩔 수 없이 살충제를 사용해야만 한
다면 개미용 미끼 제품이나 붕산계열 살충제를 권한다. 부엌에 어떤
해충이 있는지 알아보려면(진정 알고 싶다면) 접착물질이 칠해진 덫을
사용해 보는 것도 좋다.

　우리 집도 언젠가 붉은 개미 때문에 골치를 앓은 적이 있다. 어느
날 부엌 바닥에 놓은 캐비닛을 열어 보니 붉은 개미들이 잔뜩 몰려 있
는 게 아닌가. 뿐만 아니라 시리얼 상자를 집으려고 보니 벽, 선반, 그
리고 시리얼 포장이 온통 붉은 개미들로 뒤덮여 있었다. 캐비닛 바닥
에 있는 두 개의 판 사이에 틈이 벌어져 있고 그 틈 사이로 개미들이 질
서 정연하게 두 줄로 움직이는데, 한 줄은 들어오는 줄이고 다른 한 줄
은 나가는 줄이었다. '나가는 줄'의 개미들은 내 아침식사를 들고 자신
들의 보금자리로 저마다 열심히 실어 나르는 중이었다.

　이 줄은 계속 이어지다가 바깥벽 아래 틈 사이로 사라졌다. 지하

실로 가서 그 틈 사이를 보니 개미 군단의 행렬이 다시 모습을 드러냈다. 여전히 질서정연한 두 줄은 반대편 부엌 문틀을 향해 수평으로 이어지다가 문지방 아래에 이르자 이제는 수직으로 위를 향했다.

계단을 올라가 부엌 밖으로 나가 보니 개미 군단들이 건물 외부 데크 아래에 있는 들보를 따라 문지방 아래 내장목조 위를 오르내리며 행진하는 게 보였다. 마침내 들보 끝에 이르자 개미들은 데크 기둥을 따라 수직으로 이동하여 땅속으로 들어갔다. 개미들은 기둥 옆 지반에 놓여 있는 판석 아래에 둥지를 틀고 들락거리고 있었으며, 판석을 들춰내자 그곳에 콘플레이크 조각들이 보였다.

개미를 없애는 데는 인내심이 가장 많이 필요하다. 개미를 따라가 그들의 본거지를 찾아낸 뒤 그곳부터 파괴해야 한다.

목수개미

공기의 질 문제는 해충에 원인이 있다기보다 해충을 끌어들이는 축축한 환경에 더 큰 원인이 있는 경우가 많다. 해충이 출몰하는 증거가 보이는 곳에는 예외 없이 축축한 목재나, 해충은 물론이고 곰팡이나 기타 알레르겐의 증식을 유도하는 환경이 조성되어 있다. 목수개미(Carpenter Ants)도 습기가 많다는 신호를 주는 해충 중 하나다.

목수개미는 흔히 젖은 목재에 보금자리를 마련한다. 다른 대부분의 벌레들과 마찬가지로 축축한 환경에서 번식하기 때문이다. 내가 처음으로 집을 검사하던 때의 일이다. 어떤 집을 조사해 보니 수십 마리의 목수개미가 부엌 싱크대 밑의 수도 파이프를 따라 기어 내려가고 있었다. 파이프가 새고 있어서 바닥 부분의 목재는 젖은 상태였다.

하지만 이 광경이 집주인에게는 그다지 놀라운 일이 아닌 듯 보였다. 집주인은 누수를 고치는 대신 지하실에 있는 서류 캐비닛을 비닐로 덮어 둔 상태였다. 검은 개미들은 2.5센티미터 정도의 크기였으며 모두 날개를 가진 것으로 보아, 봄철에 개미 군락에서 태어난 생식 기능을 가진 여왕개미들이었다. 각각의 여왕개미들은 저마다 새로운 목수개미 군락을 형성할 수 있다. 누수를 해결하면 더 이상 서류 캐비닛이 젖지 않을 뿐 아니라 목수개미들의 본거지를 (원래 이들이 있어야 할) 집밖으로 내보낼 수 있을 테지만, 주인은 정작 중요한 일이 무엇인지 깨닫지 못하고 있는 듯했다.

부엌에 커다란 검은 목수개미가 자주 출몰한다고 내게 도움을 요청했던 사람은 또 있었다. 그녀는 쿠키를 구울 때면 개미들을 다른 곳으로 유인하기 위해 쿠키를 조금 떼어 따로 남겨 놓아야 한다고 농담까지 했다. 개미가 집안에 생기기 시작한 것은, 테이블과 그 주위의 빌트인 벤치가 있는 팔각형의 공간을 부엌에 덧붙여 확장하고 난 뒤부터였다. 지붕의 경사는 매우 완만하고, 낙수 홈통은 좁았으며, 처마는 없었다. 그러니 빗물이 낙수 홈통에서 흘러넘칠 경우에는 직접 벽면을 타고 흘러내렸다.

새로 확장한 부엌 공간에 있던 경첩 달린 의자를 들어올린 뒤 트라멕스 미터(Tramex meter)로 건식벽체(주로 공간을 나누기 위한 조립식 벽체 – 역주)의 수분 함량을 측정해 보았다. 측정 결과 습기가 과다함을 알 수 있었다. 주된 원인은 벽체 외부를 타고 흘러내리는 빗물에 있으리라 추측되었다.

나는 집 내부에 있던 건식벽체의 일부를 철거한 뒤 그 주위에 부패된 곳은 없는지 살펴보라고 권했다. 며칠 뒤 그 집주인이 겁에 질린 듯한 목소리로 전화를 걸어왔다. 확장한 부엌 공간에 있던 벽체를 허물고 보니 바닥에 수많은 검은 개미와 흰개미 알이 우글거리고 있었다는 거였다. 그나마 다행스러운 것은 개미들이 나무로 된 집을 갉아 놓지 않았다는 점이다. 벽체에 함유된 유리섬유 단열재가 항상 일정한 온도를 유지시켜 주는데다 물이 새어 들어가, 개미들이 서식하기에 안성맞춤인 환경을 조성한 사례였다.

또 다른 여성은 불행하게도 목수개미의 부엌 침공에 대해 남다르게 대응하였다. 그 방법이 다른 사람들에게도 똑같이 부작용을 일으킨다고는 할 수 없지만 그녀에게는 분명 부작용을 일으켰다. 목수개미를 없애고자 부엌 곳곳에 휘발성 살충제(증발하는 액체 살충제)를 뿌렸는데, 그만 화학적으로 너무 예민해져서 향수 냄새조차 참지 못하는 지경에까지 이른 것이다. 살충제에 과다 노출되고 난 후부터 그런 과민성 증상이 생기고 말았다.

6. 다시 미생물로 돌아가서

박테리아와 효모

지금까지 우리는 진드기, 곰팡이, 바퀴벌레 등 비교적 잘 알려져 있는 알레르겐의 근원에 대해서 알아보았다. 그 외에 호흡성 질환 및 기타 감염을 일으키는 것으로 알려진 박테리아도 알레르기성 반응을 유발할 수 있다. 조그마한 포자를 만들어내고 곰팡이처럼 자라는 방선균 (Actinomycetes)은 알고 보면 섬유상 박테리아다. 방선균은 흙 속에 존재하며 흙 고유의 냄새를 만들어낸다.

사람이 지속적으로 방선균 포자를 흡입하게 되면 일명 '농부의 폐'라고 불리는 과민성 폐렴을 앓게 된다. 빵을 부풀리기 위해서 우리가 빵 반죽에 첨가하는 효모도 미생물의 일종인데, 이런 효모 중에도 알레르기를 일으키는 종류가 있다.

애인 때문에 알레르기가 생겼다?

나는 배우자나 애인 때문에 알레르기가 생겼다는 이야기를 들으면 당혹스럽다. 실제로 애인이 집에 들어와 같이 살면서부터 알레르기가 생겼다고 말하는 사람들이 간혹 있다. 최근 이러한 가능성에 대한 과학적인 근거를 제시한 의학 보고서가 나왔다. '피부사상균'이라고 불리는 몇 가지 흔한 균류가 바로 피부염이나 비듬 같은 증상을 유발할 수 있다고 한다.

이러한 균류 미생물은 주변 환경에 따라 두 가지 서로 다른 형태로 존재한다. 실험실 조건에서는 다른 곰팡이와 마찬가지로 자라지만 인간의 피부에서는 효모의 형태로 변한다. 군락을 이뤄 성장하고 균사를 만들어내는 대신, 각각의 효모 세포는 부모 세포와 딸 세포로 나뉘어 발아한다. 이들 효모 세포들은 곰팡이 포자 크기여서 공기와 함께 호흡될 수 있다.

하지만 다행히도 피부사상균은 곰팡이 포자와는 달리 쉽게 공중에 떠오르지 않는다. 피부 조각의 기름기 있는 표면에 달라붙어 자라기 때문이다. 최근 효모 세포의 표면에 존재하면서 알레르기를 유발하는 두 가지 단백질의 정체가 밝혀졌다. 한 연구 조사에 의하면 핀란드에 있는 미용사의 약 10퍼센트는 비듬과 피부염을 일으키는 효모에 알레르기 증상을 보인다고 한다.

언젠가 심한 천식 증상이 있던 고객으로부터 자신의 아파트를 조사해 달라는 요청을 받았다. 그 아파트를 조사하면서 호흡성 효모 알레르기에 대해 알게 되었다. 그는 집에서 한동안 머물고 난 뒤에는 숨 쉬기가 너무 힘들어, 자동차가 세워져 있는 곳까지 걸어가거나 식료품을 사러 가게에 가기도 힘든 상황이 되었다. 하지만 집에서 이틀 이상 떨어져 있으면 그 상태가 호전되곤 했다.

처음에는 곰팡이와 진드기가 많이 있을 것이라 예상했지만 막상 그의 아파트에 가보고 놀라지 않을 수 없었다. 성격이 매우 깔끔한지 청소를 잘 해놓고 있었기 때문이다. 먼지도 거의 없고 습기의 근원이 될 만한 곳도 찾지 못했다. 하지만 그가 즐겨 앉는 TV 시청용 의자와 침구에서 채취한 먼지 샘플은 효모로 뒤덮인 피부 조각들로 가득 차 있었다. 그러니 카펫 위를 걷기만 해도 호흡을 통해 사람 몸에 들어갈 수 있는 효모 세포가 많이 떠올랐다.

나는 그 아파트에서 숨쉬는 데 아무런 장애를 느끼지 못했지만, 그는 자신의 집이 오염되어 있다고 확신했다. 그 사람의 몸에서 떨어져 나간 피부 조각들 위에서 효모가 자라고 있었고, 그는 자신의 몸이 '먹이고 있는' 그 무언가에 예민하게 알레르기 반응을 일으키는 게 틀림없었다.

하지만 불행하게도 특정 효모 알레르기에 대한 실험은 불가능하다. 왜냐하면 효모에 기인한 알레르겐은 안정적이지 못하므로 쉽게 분리하여 배양하기 어렵기 때문이다. 다만 다행스러운 점은 바로 그 불안정성 때문에 이들을 파괴하기도 쉽다는 점이다. 모든 가구와 카펫을 마른 증기로 처리한다면 대부분의 불안정한 알레르겐은 파괴할 수 있다. 마른 증기란 액체 상태의 물이 없는 수증기 자체만을 의미한다. 증기의 온도에서는 많은 알레르겐이 '삶아져' 죽고 만다.

책

● 책은 HEPA 청소기(고성능 미립자 집진 진공청소기, 9장 참조)를 이용해서 정기적으로 청소한다.

● 특히 민감한 체질을 갖고 있다면 밀폐된 용기에 책을 보관하는 방법도 고려하라.

● 축축하고 통풍이 안 되는 공간에 저장되어 있던 책을 사거나 받지 않도록 주의하라. 당신이 찾고 있던 귀한 책을 발견했더라도 책에서 곰팡이 냄새가 난다면 집에 들여 놓지 않는 것이 좋다.

해 충

● 중고 가구나 해충이 출몰하는 곳에 보관했던 가구에는 바퀴벌레가 숨어 있을 가능성이 높다. 이러한 가구는 집안에 들여 놓지 말라.

● 휘발성 살충제의 사용을 피하라. 지하실에 있는 나무 구조물에 곰팡이와 해충의 침입을 최소화하기 위해서는 붕산 방부제를 사용하는 것이 좋다.

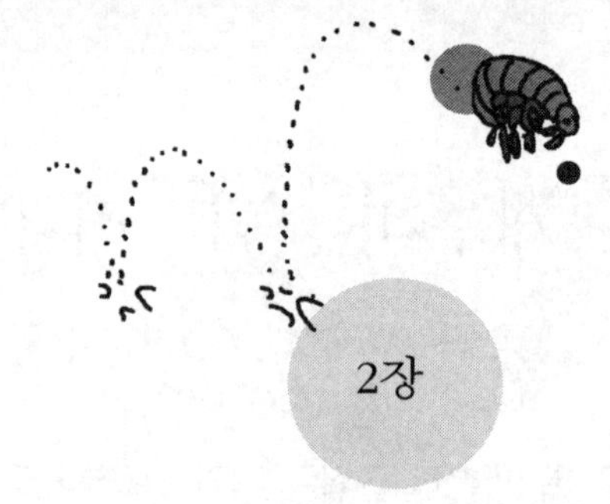

2장

무대

점령군들은 어디에 살고 있을까?

1장에서는 눈에 보이는 해충에서부터 현미경으로만 보이는 미생물에 이르기까지, 실내 공기 오염의 주범들에 대해 소개했다. 이제는 그들이 주로 활동하는 곳이 어디인지 파헤쳐 보기로 하자.

침구, 양탄자, 가구는 물론 집에서 기르는 애완동물, 식물, 심지어 우리 몸에 이르기까지 오염의 주범들이 활동하는 무대는 실로 다양하다. 이들의 일생이 비극으로 끝날지 홍겨운 코미디로 계속 진행될지의 여부는, 우리가 어떤 환경을 조성하느냐에 달려 있다.

l. 깔개용 직물 : 습기와 카펫은 최악의 궁합

집에 깔린 대부분의 카펫과 양탄자는 상태가 양호하겠지만 어떤 것은
그야말로 진드기, 수시렁이, 곰팡이, 그리고 애완동물의 비듬으로 가
득한 섬유 정글을 연상케 한다. 새 카펫이나 양탄자라 해도 무조건 안
심할 수는 없다. 새 제품도 축축하고 불결한 곳에 보관했다면 오염되
었을 가능성이 크기 때문이다. 만약 당신이 쓰고 있는 카펫이나 양탄
자가 중고 제품이라면, 전에 쓰던 사람이 개나 고양이를 길렀는지 여
부를 알 수 없으므로, 곰팡이나 진드기에 오염되어 있을 가능성 또한
모를 일이다.

나는 카펫과 양탄자가 깔려 있는 환경을 수없이 조사해 봤다. 먼
저 카펫과 양탄자 위에 있는 먼지를 툭툭 건드린 후 공기 샘플을 채취
한다. 내가 만난 한 여성은 거실 한쪽에 마련한 사무 공간에 있으면 숨
쉬기가 어렵다고 하소연했는데, 그곳에 깔려 있는 양탄자의 먼지를 조
사해 보니 누룩곰팡이가 무성하게 자라고 있었다. 그 양탄자는 골동품
상에서 구입하였으며, 예전에 양탄자 주인이 누구였는지, 어떤 환경
에서 그 양탄자를 보관했는지 여부는 전혀 알지 못했다.

이처럼 가족 중에 알레르기나 천식을 앓았던 사람이 있는 가정에
서는 중고 양탄자를 고를 때 아주 세심한 주의를 기울여야 하며, 사용
하기 전에 꼭 전문적인 세탁을 받아야 한다.

양탄자나 바닥 전체를 덮는 카펫은 거의 동일한 생태 환경을 조성
하지만 한 가지 큰 차이점이 있다. 오염된 양탄자는 둥글게 말아서(이

때는 매우 주의해야 한다!) 없애 버리거나 전문적인 세탁을 받을 수 있다. 하지만 카펫은 한번 바닥에 깔고 나면 오랫동안 그 자리에 그대로 있는 경우가 많아서, 진공청소기로 청소를 자주 해주지 않거나 전문가가 세탁하지 않는 이상 오염을 막기 어렵다.

베개나 매트리스를 압착하면 알레르겐이 방출되듯이, 사람이 카펫 위를 걸어 다닐 때마다 카펫 섬유에서는 수천 개의 자극성 입자가 공기 중으로 떠오른다. 카펫을 사용하는 한, 그리고 일단 카펫에 먼지가 내려앉은 이상 알레르겐과 곰팡이 독성 물질로 인한 피해는 피할 수 없다.

습기와 카펫은 특히 좋지 않은 궁합이다. 언젠가 1층 세입자로부터 항의를 받은, 건물을 관리하는 회사가 나에게 도움을 요청했다. 그 건물은 경사면 슬래브 위에 세워졌기 때문에 지하실이 따로 없었고 바닥은 콘크리트로 되어 있었다. 그 관리 회사는 세입자가 이사 오기 두 달 전에 침실에 있는 카펫을 전면 교체했지만, 세입자는 침대 밑에 벗어 두었던 신발에 곰팡이가 피었다고 주장했다.

현미경으로 관찰하기 위해서 공기 샘플과 침대 밑의 먼지 샘플을 채취해 보았다. 관찰 결과, 공기 중에 곰팡이 포자가 있다는 사실은 예상했었지만, 침대 밑 카펫 표면 위에 누룩곰팡이가 자란다는 것은 매우 놀라운 일이었다.

어떻게 이런 일이 생겼을까? 그 세입자가 아파트에서 지내는 시간은 얼마 되지 않았지만 여기에는 미생물들이 살기에 좋은 여러 가지 요소가 결합되어 있었다. 첫째 평소에 문과 창문을 모두 닫아 두었기 때문에 바깥 공기와 실내 공기의 환기가 거의 되지 않았다. 당시는 습도가 높은 여름이어서 아파트 안이나 바깥이나 모두 습기가 많았고, 아파트 안의 카펫은 '차가운' 콘크리트 바닥 위에 깔려 있었기 때문에 이슬점 환경이 만들어진 것이다. 더구나 그 세입자는 아침마다 오랜 시간 동안 뜨거운 물로 샤워를 하고는 환기를 하지 않았다. 게다가 건물 외벽의 낙수 홈통에서 흘러나온 물은 콘크리트 슬래브 가장자리에 물웅덩이를 만들고 있었다.

문제 해결을 위해서는 제습기를 설치하고, 낙수 홈통에서 나온 물이 건물에서 멀리 떨어진 곳으로 나갈 수 있게 조치하라고 관리 회사에게 조언하였으며, 세입자에게는 샤워 후에 덥고 습한 공기가 바깥으로 나가도록 환기시키고 바닥 전체에 깔린 카펫을 걷어내라고 충고했다.

울 카펫

울은 양의 털이다. 사람의 털과 양의 털은 모두 외부 상피 세포와 내부 피질로 구성되었다는 비슷한 구조를 갖고 있다. 상피 세포는 뱀 껍질 모양의 판이 선형 구조물의 둘레를 감싸고 있는 형태여서 털에 높은 인장강도를 부여한다. 끝이 갈라진 울이나 머리카락은 내부 피질이 노출되는데, 이런 털의 끝부분은 날카로워서 이 때문에 신체에 자극을 줄 수 있다.

울 카펫의 털은 물리적인 마찰로 인해 닳게 되면 곱슬곱슬해진다. 상피와 내피가 물리적 마찰로 파괴되면서 때로 수많은 미립자(울 비듬)가 생겨 공기 중으로 떠오른다. 어떤 가정은 오크나무가 바닥에 깔린 1층에서는 문제가 거의 없었지만, 카펫이 깔린 2층 침실에서는 기침과 호흡 곤란을 겪고 있었다. 2층 침실의 공기를 조사해 보니 울 비듬의 농도가 매우 높았다.

내 조언에 따라 그 집의 가족들은 일주일 간 호텔에 머물면서 집의 울 카펫을 모두 걷어내고 나무 바닥을 깔았다. 다시 집으로 돌아오고 나서는 가족들 누구에게도 기침이 재발하지 않았다.

그 밖의 깔개용 직물에 관한 우려

새 카펫에서는 자극성 화학 물질이 방출될 수도 있다. 대부분의 경우에는 며칠 지나면 새 카펫 고유의 냄새가 없어지면서 부작용도 함께 사라지지만, 어떤 카펫은 오랫동안 화학 물질이 계속 방출되기도 한다. 미 환경보호국도 그들의 사무실에 깔린 새 카펫에서 나오는 방출 물질 때문에 똑같은 고민을 하고 있다.

10년 간 아무런 문제 없이 콘택트렌즈를 사용해 오다 어느 날 갑자기 눈에 염증이 생겨 다시 안경을 쓰게 되었다는 여성으로부터 전화를 받은 적이 있다. 눈의 염증은 새집으로 이사하고 난 직후부터 생겼으므로 분명 새집과 관련이 있을 것이라고 그녀는 소리 높여 주장했다. 집을 직접 설계하고 건축하여 아내에게 선물한 남편은 그 일로 인해 몹시 감정이 상해 있었다.

그 집을 조사하기 위해 방문했을 때, 부인은 나를 따뜻하게 환영한 반면 남편은 아무 말이 없었으며, 나의 조사에 대해 회의적이고 적대적인 모습을 보였다. 그런데 현관에 잠시 서 있는 동안에도 나는 눈과 입술이 타들어가는 듯한 느낌을 받았다. 새 카펫의 강렬하고도 독특한 냄새는 코를 매우 자극했다.

아마 여러분도 집이나 상점에서 비슷한 냄새를 맡아 본 적이 있을 것이다. 그 냄새는 스티렌-부타디엔 플라스틱으로 만든 카펫 안감에서 나오는, 4-페닐시클로헥센(4-phenylcyclohexene)이란 화학 물질 때문이었다. 그 집 부인과 나는 이러한 화학 물질에 예민하게 반응한 반면, 그녀의 남편은 아무렇지도 않았던 것이다.

지하실에는 4-페닐시클로헥센을 사용하지 않은 다른 종류의 카펫이 깔려 있었다. 하는 수 없이 그 부부는 2층에 있던 침실을 내장이 제대로 되지 않은 지하실로 옮겼다. 방이 12개 딸린 호사스런 지상 공간에서 살던 그들은 못내 아쉬워했지만, 침실을 옮기고 난 후부터 부인의 증상은 말끔히 사라졌고, 결국 그녀의 남편도 위층에 있는 카펫이 부인에게 문제를 일으켰다는 사실을 믿게 되었다.

2. 가스 방출 : 사람들을 미치게 만드는 냄새

카펫 외에도 많은 물건들이 일부 민감한 사람들에게 두통, 쉰 목소리 등의 원인이 되는 가스를 발산한다. 일부 유리섬유 단열재, 바닥 시공용 화합물, 접착제 등도 몇 주, 몇 개월, 심지어 몇 년에 걸쳐 가스를 발산한다. 난방을 하면 이러한 가스 발산은 더욱 촉진된다.

나는 보스턴 환경연맹의 후원으로 해마다 보스턴에서 열리는 '올드 하우스 페어'(Old House Fair)에 부스를 마련하고 있다. 어느 해인가 부스에 수지-유리섬유 단열재(우리 집 덧문에서 나온)를 세워 놓고 그 위에 뜨거운 램프를 비추어서 가스가 발산되어 나오는 모습을 관람객이 직접 볼 수 있도록 전시해 놓았다. 어떤 관람객은 단열재에서 나오는 냄새를 맡더니 이렇게 말했다. "지난 3년 간 우리 집에서 나던 그 냄새로군! 나를 미치게 만들었던 바로 그 냄새야!"

대규모 증축을 끝낸 한 건물주는 자신의 새 작업 공간에서 합성수지 냄새가 심하게 난다며 환기 시스템을 교체하고자 했다. 그러나 나의 조언으로 두 개의 채광창에 있던 합성 유리섬유 재질의 방충망을 제거하자 냄새는 말끔히 사라졌다.

또 한 여성은 자신의 공동 주택에서 나는 강한 냄새가 오랫동안 사라지지 않는다며 이를 없애 달라고 요청해 왔다. 아기를 출산한 지 얼마 되지 않아서 아기의 건강에 대해 몹시 염려하고 있었다. 두 가족이 함께 생활하는 이 공동 주택의 난방을 최근 기름 난방에서 가스 난방으로 교체했기 때문에, 이미 가스 회사와 소방서에 연락을 취해 보았으나 아무런 도움도 받지 못했다. 소방서에서 나온 사람은 그녀의 몸 상태가 좋지 못한데다가 임신과 출산으로 인해 예민해진 탓이라고 말했다는 것이다.

그녀는 특히 늦은 아침, 식당에서 냄새가 가장 심하게 난다고 말했다. 그곳에 도착해 보니 수지-유리섬유 방충망에서 강한 냄새가 났다. 방충망은 새로 만든 덧창문과, 낡고 틈새가 벌어진 내리닫이 새시

사이에 설치되어 있었는데, 오전 10시경 햇볕을 받아 따뜻해지기 시작하는 식당의 남쪽 벽면에서 특히 심하게 냄새가 풍겼다. 그녀 자신도 창문 근처에서 냄새를 맡기는 했지만, 창문이 새로 설치된 후 수개월이 흐를 때까지는 아무런 냄새가 나지 않았기 때문에 방충망이 냄새의 원인일 것이라고는 생각지도 못한 것이다.

그녀는 기억을 더듬어 냄새가 처음 나기 얼마 전, 그녀의 이웃이 식당 창문에 그늘을 드리우던 커다란 나무를 베어 버린 일이 있었음을 생각해 냈다. 그 결과 태양이 건물 외벽과 창을 따뜻하게 비추었고 이로 인해 플라스틱에서 냄새가 나기 시작한 것이다. 그녀는 합성수지 방충망을 알루미늄으로 바꾸었고, 더 이상 냄새의 고통 없이 따뜻한 햇볕을 즐기게 되었다.

세 번째 사례는 멋진 전망이 펼쳐진 공동 주택으로 이사를 계획했던 한 부부의 이야기다. 그 집 거실 창들은 모두 아름다운 석양을 향해 나 있었지만, 3년 전 수리를 한 이후부터 불행히도 뭔가 역한 냄새가 난다고 했다.

이 아파트 거실에 들어서서 맡은 화학 물질 냄새는 새로 수리한 다른 집에서 맡았던 냄새와 크게 다르지 않았지만 유독 그 강도가 심했다. 살펴보니 오후가 되면 집으로 들어오는 햇빛이 너무 강렬해, 이를 가리기 위한 수지-유리섬유 차양이 창문마다 설치되어 있었다. 그 차양이 냄새의 원인일 것이라 추정하고는 창가로 가서 냄새를 맡아 보았더니, 역시 아파트 입구에서 맡았던 특이한 화학 냄새가 풍겼다.

냄새 문제를 해결하려고 애쓰던 친절한 아파트 관리인은 그 차양의 철거를 자청하고 나섰다. 그는 나사를 풀고 고정 장치와 브래킷을 제거하여 수고스럽게 차양을 제거했는데, 그 과정에서 여닫이 창문의 창틀에 끼워져 있던 수지-유리섬유 방충망에서도 냄새가 난다는 것을 발견하고는 이 역시 철거했다. 그리고 집주인에게 며칠 간 환기를 시키라고 권했다.

몇 주 후 이들 부부로부터 또 다른 냄새가 나기 시작한다는 전화를 받았다. 이번에는 카펫에서 냄새가 나는 것으로 보였다. 어차피 그 부부는 마루를 새로 깔려던 참이었기 때문에 카펫을 모두 걷어내기로 결정했다. 카펫을 모두 걷어내고 오크 바닥을 설치하기 직전에 또 다시 나에게 연락이 왔다. 카펫이 모두 사라지고 난 아파트에서 이번에는 예전보다 더욱 강한, 새로운 화학 냄새가 코를 찌른다는 것이었다.

실제로 다시 방문해 보니 냄새가 너무 심해서 나 역시도 병이 날 지경이었다. 방충망, 차양, 카펫도 모두 냄새의 원인이었지만 가장 큰 범인은 카펫과 패드 밑에 시공된 폴리머 함유 바닥 소재였던 것이다.

이와 비슷한 사례가 또 있다. 내게 상담을 요청한 한 남자는 자신의 집 지하실 일부분에 카펫을 깔고 사무 공간을 마련했다. 그가 마련한 지하 사무 공간은 더러운 바닥과 맞닿아 있어서 공기가 그다지 좋지 못했다. 심한 호흡 곤란을 겪은 후 사무 공간을 옮기기로 결심한 그는 멋진 지하 사무실이 딸린 집을 새로 짓고, 1층에서 지하 사무실로 통하는 별도의 출입구까지 만들었다.

2년이 지난 뒤 그는 내게 전화를 걸어왔다. 장시간 사무실에서 일하고 나면 말을 할 수 없을 정도로 목이 심하게 쉬는 이유가 무엇인지 궁금해했다. 그 사람의 집에 가보니 지하실의 공기가 매우 자극적이었다. 수지 타일 바닥이 주요 원인인 것으로 보였다.(그는 이번에는 카펫을 깔지 않았다.)

그는 사용하고 남은 타일을 박스째 한 편에 쌓아 놓고 있었지만 거기에서는 아무런 냄새도 나지 않았다. 그러므로 나는 바닥 접착제가 범인일 거라고 추정했다. 그와 함께 타일 조각을 하나 뜯어서 위층으로 올라간 뒤 냄새를 맡아 보았더니, 지하실에서 나던 바로 그 자극적인 냄새가 풍겼다!

다음으로 지하실의 공기를 조사해 보니 접착제를 이용해서 공사를 한 지 수개월이 흘렀음에도 불구하고 아직도 접착제에서 발산된 화학 물질이 다량 함유되어 있었다. 이 집주인의 경우에는 아무런 조치를 취하지 않았고, 따라서 접착제로 인한 가스 배출은 약 2년 동안이나 지속된 것이다.

이러한 가스 발생을 최소화하는 가장 좋은 방법은, 시공을 하기 전에 집 외부에 시범적으로 접착제를 바른 뒤 마를 때까지 며칠 간(시간이 허락한다면 몇 주 동안) 놓아두는 것이다. 접착제가 다 마른 뒤에도 여전히 냄새가 남아 있다면 다른 접착제를 찾는 것이 좋다.

플라스틱에서 발생하는 가스

구름 낀 날에 벽난로 앞에서 책을 읽다 보면 알 수 없는 냄새가 나기 때문에 몸이 안 좋다고 호소하던 한 여성이 있었다. 지하실 보일러에서 나오는 연소 가스가 벽난로를 통해 방 안으로 들어오는 게 아닌가 싶어 일산화탄소의 양을 거듭 측정해 보았지만, 방 안으로 가스가 새어 들어오는 어떤 징후도 발견하지 못했다. 그녀와 함께 조사를 진행했던 사람들은 모두 그 냄새가 날씨와 관련이 있을 것으로 추정했다.

하지만 주요 원인은 그녀가 새로 장만한 독서용 램프에 있었다! 흐린 날이면 그녀는 책을 읽기 위하여 램프를 켜곤 했는데, 램프의 금속 전구 소켓을 감싸고 있는 플라스틱이 가열되면서 유독 가스를 발생시켰던 것이다. 또 다른 집에서도 거실의 테이블 램프를 켜면 이와 비슷한 타는 냄새가 났던 사례가 있었다.

가구에서 발생하는 가스

중밀도 섬유판(목재에서 뽑아낸 섬유질을 접착제로 열압 가공하여 만든 판 – 역주)이나 파티클보드(잘게 부순 목재 조각을 접착제와 함께 압착해 만든 판 – 역주)로 만든 새 가구에서는 점액 분비선을 자극하는 포름알데히드와 같은 화학 가스가 배출될 수 있다. 이러한 가스는 보통 몇 주나 몇 달이 지나면 사라지지만, 간혹 1년 넘게 지속되는 경우도 있다.

한 여성은 소파를 새로 장만하여 거실에 들여 놓고 난 뒤 얼마 되지 않아서 몸이 시름시름 아팠다고 한다. 아프면 아플수록 그녀가 새 소파에 앉아서 쉬는 시간은 길어졌고, 의사는 소파에서 나오는 포름알데히드에 그녀가 민감하게 반응하는 거라고 판단했다. 소파를 처분하고 나자 그녀의 상태는 훨씬 호전되었다.

만약 새로 구입한 가구에서 자극적인 냄새가 계속 풍긴다면 반품하는 것이 좋다. 물론 노출된 섬유판(식물의 섬유질을 주원료로 하여 판자 모양으로 접착, 제판한 인공 재료 – 역주) 표면을 가리면 가스 배출을 어느 정도 줄일 수는 있다. 만약 포름알데히드에 민감하거나 과민 증세가 있다면 통나무 가구를 구입하고, 요소 포름알데히드를 함유한 니스가 표면에 칠해져 있지 않은지 주의해서 꼭 확인해야 한다.

3. 가구 : 안락함 속에 도사린 위험

한 여성이 전화를 걸어와, 남편과 의논 끝에 구입하려고 고려 중인 집에서 이상한 곰팡이 냄새가 난다며 도움을 요청했다. 당시는 무더운 여름이었고 내가 그 집에 도착했을 때는 모든 창문이 열려 있었다. 집주인이 이렇게 모든 창문을 열어 둔 것은 날씨가 덥기 때문이었는지, 아니면 집안의 냄새를 밖으로 내보내기 위함이었는지는 알 수 없었다. 집주인과 부동산 중개인 앞을 지나 안으로 들어서는 동안, 더운 여름이었음에도 불구하고 한기가 느껴졌다. 중개인 입장에서 보면 3만 달러에 달하는 수수료가 걸린 매매 계약이, 바로 내 코와 현미경에 달려 있는 순간이었으니!

그 집은 비교적 오래된 편이었고 기초는 석재로 되어 있었다. 거실 한쪽 면에는 TV 세트와 소파가 놓였는데 주인집 아이들이 이곳을 놀이 공간으로 사용하는 듯했다. 바로 그 거실 한쪽 끝에서 강한 곰팡이 냄새가 났으므로, 소파가 범인이라고 생각한 나는 소파를 건드려서 피어오르는 먼지 구름 속에서 버카드 공기 샘플을 채취하였다. 부동산 중개인은 아무런 문제가 없다는 것을 보여주려는 듯 소파 위에 털썩 몸을 던지고는 편안한 자세를 취하면서 자신은 아무런 냄새도 맡을 수 없다고 말했다. 하지만 현미경으로 공기 샘플을 조사해 보니 진드기 배변 알갱이와 함께 수많은 누룩곰팡이 포자가 발견되었다.

결국 의뢰인은 그 집을 사지 않았지만 단지 곰팡이 때문만은 아니었다. 1층 출입문 바닥이 가라앉아 있었고, 거실에 있는 라디에이터 파이프 주위에도 구멍이 나 있었다. 습기로 인한 피해를 알아보기 위하여 내시경을 삽입해 본 결과, 습기로 인한 피해보다는 흰개미로 인한 구조적 손상이 더 심하다는 사실을 발견했다(흰개미는 습기 있는 공간을 선호한다).

오염된 가구에는 알레르기를 유발하는 물질이 있게 마련이다. 천식 증상이 있던 한 소녀는 자기 침실에 있는 소파를 아주 좋아했다. 소파 덕분에 편안히 앉을 수 있는 공간이 생겼기 때문이다. 소녀는 저녁마다 소파에 느긋이 앉아서 책을 보거나, 친구와 전화로 수다를 떨면서 오랜 시간 동안 소파의 쿠션에 깊이 몸을 묻고 있었다.

소녀의 천식이 호전될 기미를 보이지 않자, 소녀의 부모는 침실에 침대와 장롱, 그리고 그녀가 좋아하는 소파 이외에는 아무것도 두지 못하게 하였다. 덕분에 방 안의 풍경이 매우 간소해졌다. 바닥 깔개도, 창문 커튼도, 책꽂이에 책도 없었으며, 십대 소녀들의 방에서 흔히 볼 수 있는 장식물조차 없었다.

나는 먼지 입자를 조사하기 위해서 소파의 쿠션을 손으로 쳐서 버카드 공기 샘플을 채취하였다. 그리고 샘플에서 많은 누룩곰팡이 포자를 발견하였다. 이 사실을 전해 들은 소녀의 부모는, 이 소파가 예전에 습기 찬 지하 거실에서 사용된 적이 있다는 것을 기억해 냈다.

또 다른 집에서는 진드기 알레르기와 고양이 알레르기가 있던 한 아기가 천식 증상을 보였다. 부모는 아기의 방을 철저하게 청소했고, 방에 있는 가구라고는 합성수지 커버로 싸인 매트리스와 아기를 간호하기 위해 엄마가 앉는 안락의자뿐이었다. 부모들은 그 안락의자(아기의 할머니가 준 선물)가 과거 수년 간 습기 찬 지하실에 보관되어 있었으며, 할머니가 기르던 고양이가 무더운 여름철이면 오랫동안 의자 위에서 몸을 웅크리고 시간을 보냈다는 사실을 몰랐던 것이다.

그 결과 의자에 부착된 방석은 곰팡이, 진드기, 비듬으로 오염되어 있었다. 그러니 아기의 엄마가 아기를 간호하기 위해서 의자에 앉을 때마다 눈에 보이지 않는 알레르겐이 공기 중으로 구름을 피우며 아기와 엄마를 뒤덮었던 것이다.

지하실이나 창고에 보관되었던 오래된 의자나 소파는 진드기와 거미 같은 조그만 '벌레' 혹은 쥐와 같은 조그만 동물들에 의해 감염되었을 가능성이 있다. 골동품 장롱, 특히 눈에 잘 띄지 않는 서랍 밑면이나 가구 뒷면 같은 곳에도 곰팡이가 자라고 있을 가능성이 크다. 또한 먼지 속에 있던 알레르겐은 서랍을 열고 닫을 때마다 옷 속으로 흩어져 들어갈 수 있다.

내 아내는 부모님으로부터 목재 커피 테이블을 하나 물려받았다. 테이블 표면에는 크리비지(카드놀이의 일종 – 역주)판이 새겨져 있었다. 그 테이블은 그리 큰 쓸모는 없었지만, 아내는 그것을 보며 어렸을 때

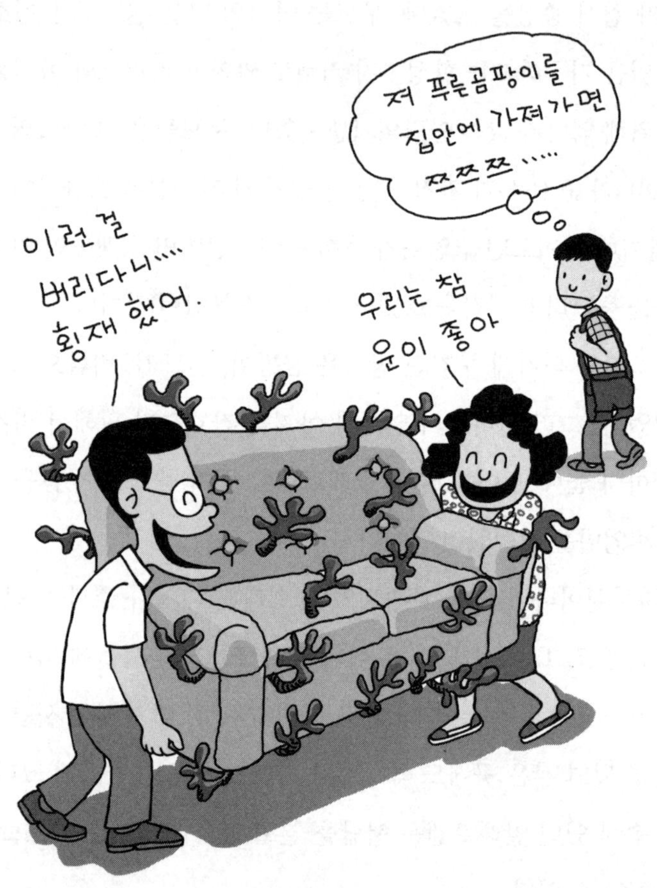
저 푸른곰팡이를
집안에 가져 가면
쯔쯔쯔……

이런 걸
버리다니……
횡재 했어.

우리는 참
운이 좋아

쯔쯔쯔……

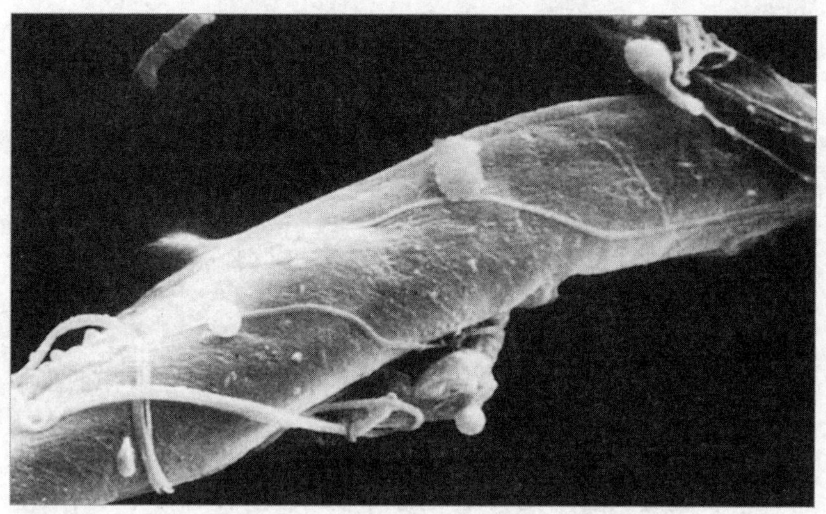

● 〈사진 2.1〉 ●● 면 섬유에 곰팡이 균사와 포자가 얽혀 있는 모습. 화분 받침에 있는 먼지도 곰팡이의 먹이가 될 수 있다. 곰팡이와 곰팡이 균사가 화분 받침에 쌓여 있던 먼지 속 면섬유 둘레를 감으면서 자라고 있다. (1,500배, 전자 현미경)

가족들과 크리비지 게임을 즐겼던 추억을 떠올렸다. 그래서 아내와 아내의 형제들이 성장하여 각자 먼 곳으로 떠나 버린 뒤 헛간에 보관되어 있던 그 테이블을, 아내가 우리 집 거실에 있는 소파 앞에 가져다 놓은 것이다.

우리 가족이 그 테이블 위에서 크리비지 게임을 처음 하던 날 나는 테이블에서 무슨 냄새가 나는 것을 느꼈다. 테이블을 뒤집어 보니 테이블 바닥이 푸른곰팡이로 완전히 덮여 있었다. 할 수 없이 우리는 그 테이블을 치워 버리고 휴대용 플라스틱 크리비지 게임 판을 다시 이용하였다.

지하실에서 곰팡이가 핀 쿠션이 달려 있는 가구는 버리거나 소독한 후 천갈이를 해서 사용해야 한다. 곰팡이가 핀 딱딱한 표면을 가진 가구는 쉽게 소독이 가능하므로 니스나 페인트를 칠해 다시 사용할 수 있다.

4. 식물 : 기르지 말아야 할 것도 있다

믿기 어려울지 모르겠지만, 크리스마스 트리 역시 곰팡이나 기타 알레르기 유발 물질의 서식처가 될 수 있다. 크리스마스 트리는 대개 판매하기 오래 전에 자른 뒤 습기 찬 환경에서 보관한다. 따라서 크리스마스 트리를 살 때는 곰팡이가 피어 있지 않은지 세심하게 살펴보아야 한다. 가족이나 자주 방문하는 사람 중에 곰팡이에 민감한 사람이 있다면 인공 트리를 구매하는 것도 고려하는 것이 좋다.

집안에서 1년 내내 식물을 키우고 싶어하는 사람들이 많다. 흙에 곰팡이 핀 나뭇잎들이 섞여 있지 않고, 화분 밑바닥에 습기 방지 차단재가 있다면 대부분의 경우엔 아무런 문제가 없다. 하지만 주의를 기울이지 않을 경우 이것도 문제가 생길 수 있다.

어떤 사람들은 실내에서 기르는 식물에 너무 많은 물을 주며, 심지어 정원에 물을 주는 호스를 이용하기도 한다. 내가 조사했던 한 집에서는 별다른 생각 없이 물을 주다가 거실 카펫이 물에 흥건히 젖어 커다란 얼룩이 져 있었다. 얼룩에서는 곰팡이, 습기, 기타 영양분을 먹고사는 여러 종류의 진드기들이 발견되었다.

만약 점토 화분이 카펫 위에 직접 놓인다면 곰팡이와 진드기가 걸

잡을 수 없이 번성할 것이다. 왜냐하면 축축한 흙에 있던 물이 점토 바닥을 통해 증발하기 때문이다.

알레르기로 고생하는 사람의 집에서는 기르지 말아야 할 식물들도 있다. 그중 대표적인 것이 '벤자민 고무나무'인데, 피부 발진이나 천식과 관련이 있는 것으로 알려졌다. 알레르기에 관한 한 보고서에 따르면 우리가 흔히 실내에서 기르는 벤자민 고무나무에서 나오는 자극성 있는 기름이 나뭇잎 위에 쌓여 있던 먼지에 흡수된 뒤, 잎이 흔들릴 때마다 공중에 떠오른다고 한다. 그 보고서에 나온 사례를 보면, 어떤 환자는 벤자민 고무나무를 실내에서 치운 후에 알레르기 증상이 호전되었다고 한다.

또한 내가 아는 한 고객도 고무나무 근처에서 청소기로 청소만 해도 피부 발진을 겪는다고 호소했다.

5. 애완동물 : 새로운 집을 찾아줘라

대소변을 가리는가?

우리 장모는 조그만 강아지들을 지극히 사랑하는 분이다. 하지만 애완동물을 길들이는 일에는 그다지 성공하지 못해서 거실 한쪽을 아주 특별한 장소(?)로 애용하는 강아지들도 있다. 그 때문에 상대습도가 높은 흐린 날이면 거실 전체에 악취가 풍긴다. 조만간 거실 한쪽에서 곰팡이가 자라고 벌레가 출몰할 것이 틀림없다.

한 70대 여성 고객은 평생 알레르기를 모르고 살다가 어느 날 갑자기 천식 증상이 생겼다고 내게 연락을 해왔다. 그녀는 커다란 강아지 두 마리를 길렀는데, 이 녀석들은 그리 잘 훈련되지 않아서 때때로 바닥에 깔려 있는 하얀 카펫 위에 실례를 했다. 그래서 그녀는 카펫을 '자주' 세탁했다.

하지만 이것이 도리어 피부 조각이나 개 분비물 같은 영양소를 습기에 장시간 반복 노출하게 만드는 결과를 가져왔다. 그 카펫은 곰팡이와 박테리아의 천국이었으며, 거실의 공기 샘플을 조사한 결과 먼지 미립자의 약 30퍼센트가 카펫에서 자라는 미생물들과 관련이 있었다.

집을 사려던 어떤 사람은 가격 절충을 마치고 집 조사를 하던 중, 지하실에서 역겨운 냄새를 감지하고는 내게 도움을 청했다. 냄새의 원인을 밝히고 대책을 수립하지 않으면 거래를 철회하리라 마음먹은 상태였다.

그 대저택에 도착해 집 앞에 주차를 하면서 마당에 두 마리의 개가 뛰놀고 있는 것을 보았다. 부동산 중개인은 길가에서 나를 발견하고는, 그 냄새의 원인은 지하실에 설치된 자동 방향 장치에서 주기적으로 뿜어져 나오는 방향제 때문일 것이라는 의견을 제시했다. 나는 집으로 들어가기 전에 집주인에게 그 방향 장치를 꺼달라고 미리 부탁했다.

집 밖에서 집을 사려는 사람과 그의 부인을 만난 뒤 함께 집안으로 들어갔다. 그 집은 완벽히 내장이 된 지하실을 갖춘 60년 된 대저택이었다. 마호가니 패널로 치장한 벽과 오크 쪽모이 세공을 한 마루

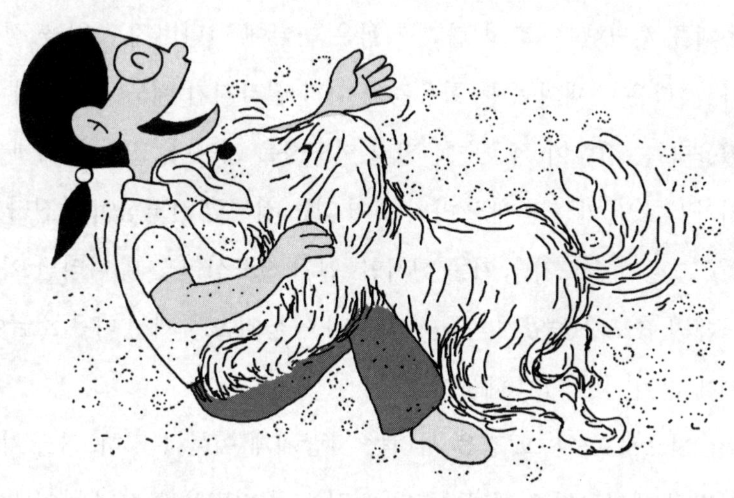

제2장 ● 무대 : 점령군들은 어디에 살고 있을까?

가 깔린 지하에는 당구대가 놓인 방도 있었다. 그런데 바에 있는 선반 위를 보니 한 상자분의 방향제 분무기용 리필 용기가 눈에 띄는 것이 아닌가!

손전등 불빛을 비추어 바닥을 보니 오크나무로 된 바닥의 무늬가 뒤틀리고 불어 있었으며, 방 안에는 동물의 소변에서 나는 악취가 풍기고 있었다. 마룻바닥에 타원형으로 손톱 홈 같은 검은 자국이 수없이 나 있는 것으로 봐서 예전에는 카펫이 깔려 있었던 것 같았다.

나는 전류 흐름에 대한 저항을 재는 습도 측정기를 이용해서 바닥 목재를 체크했다. 측정 결과 저항은 눈금에 나타나지도 않을 정도였다. 저항은 목재의 수분 함유량에 따라 달라지기 때문에 나무가 젖어 있을수록, 저항이 적을수록 전기 전도성은 커진다. 또한 목재에 소금기가 많으면 마른 목재도 마치 젖어 있는 것처럼 전도성이 커진다.

그날의 습도가 높기는 했지만, 전기 전도성이 높게 나타난 이유는 목재의 습도가 높았기 때문이 아니라 동물의 오줌에서 나온 소금이 목재에 많이 남아 있기 때문이었다.

밖으로 나와 그 집을 사려는 사람에게 이를 설명하고는, 악취를 완전히 제거하기 위해서는 고풍스런 나무 바닥을 완전히 뜯어내야 한다고 말해 주었다. 사실 바닥에 깔린 나무 목재는 퍽 고급이었기 때문에 이는 매우 유감스러운 일이 아닐 수 없었다. 그러니 만일 집안에서 개를 기르고 있다면 대소변을 확실히 가릴 수 있도록 훈련을 시켜야 한다.

새

나의 고객 가운데 한 사람은 새를 몇 마리 키우고 있었는데 평소에는 새장에 넣어두지만 가끔씩 카펫이 깔린 실내에서 자유롭게 날도록 풀어 준다고 한다. 어느 날 그는 가벼운 운동을 하고 난 뒤 호흡 곤란을 겪었는데, 주치의는 과민성 폐렴(hypersensitivity pneumonitis : 일종의 폐질환)이라는 진단을 내렸다.

나는 먼저 그의 방 안에서 버카드 공기 샘플을 채취하고, 새 근처로 가서 날개를 퍼덕거릴 때 또 하나의 샘플을 채취했다. 샘플 결과는 명확했다. 수많은 비듬 조각이 박테리아 같은 유기물에 덮여 있었다.

이 사례를 보면, 질병을 일으키는 데 일조한 여러 가지 다른 요인

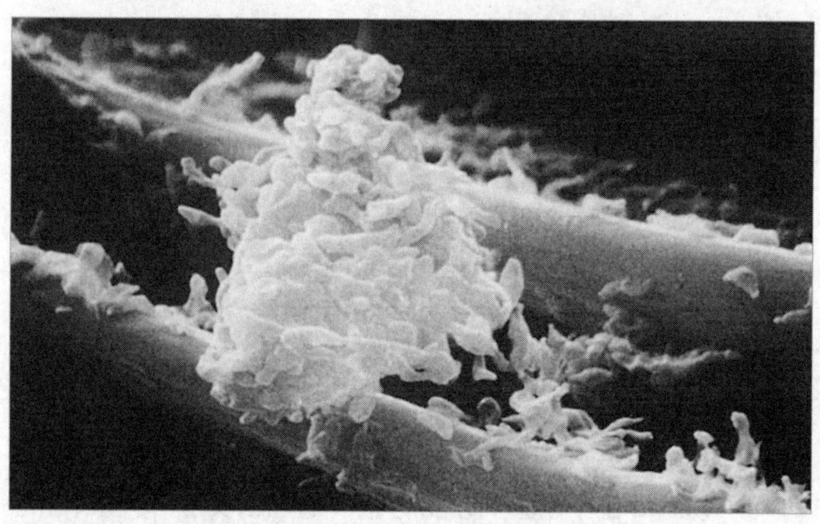

● 〈사진 2.2〉 ● ● 비듬과 미생물이 묻어 있는 새의 깃털 모습. 두 개의 기둥 같은 앵무새 깃털 구조물 사이에 비듬 조각이 걸쳐져 있다. 콩 모양의 미생물이 깃털 표면에 흩어져 있고 비듬 덩어리 위에 겹겹이 쌓여 있는 것이 보인다. 앵무새를 기르는 집에는 공기 중에 이러한 미생물들이 가득 차 있다. 다른 종류의 새들도 이와 비슷한 부유 물질을 방출한다.(4,000배, 전자 현미경)

들(먼지가 많은 공간, 뜨거운 공기를 이용한 난방 시스템, 곰팡이가 핀 지하실 등)도 있었겠지만, 무엇보다 중요한 것은 새를 기르는 사람들에게서 여러 가지 호흡기 질환이 발생한다는 사실이다.

나쁜 소식

애완동물을 사랑하는 사람들은 대부분 자신들의 눈이 붓고, 콧물이 흐르는 한이 있더라도 동물들이 자유롭게 돌아다니도록 내버려둔다. 심한 고양이 알레르기가 있는 어린 딸을 둔 한 부모는, 애완동물이 딸의 침실에만 들어가지 못하도록 세심하게 주의를 기울였다.

그러나 딸이 애완동물한테 노출되지 않도록 아무리 주의를 기울인다고 하더라도 공기 중에 떠다니는 비듬은 공기의 흐름을 타고 집안 전체로 흘러 다니게 마련이다.(공기 샘플에서 내가 목격하는 개와 고양이의 비듬 조각은 흔히 길이가 10마이크론이 넘는 애완동물의 피부 조각이다. 이것이 피부 표면에서 나온 것인지 털에서 나온 것인지는 확실치 않지만, 어떤 경우든 이 조각들은 아마도 피지선에서 나온 알레르기 유발 분비물로 뒤덮여 있을 것이다. 애완동물의 털과 모든 털 먼지에는 애완동물의 침 속에 있는 알레르겐도 섞여 있다.)

나는 애완동물 알레르기가 있는 모든 사람에게 언제나 듣기 싫은 말을 한다. 애완동물에게 새로운 집을 찾아주라는 것이다. 동물 알레르기가 있는 사람이 동물과 함께 탈 없이 산다는 것은 사실상 불가능하다. 그들은 동물을 사랑하기 때문에 어려움을 감수하려 들지만 코를 훌쩍거리는 정도에서 끝나지 않을 수도 있다. 콧물을 흘리는 것과 천식을 잃는 것은 분명 다른 문제가 아닌가.

6. 향수와 방향제 : 웬만한 냄새는 맡지도 못한다

언젠가 TV쇼에서 방향 제품에 대해 이야기하는 것을 본 적이 있다. 한 여자가 의사를 만나러 가기 위해 길을 건너는 중, 어떤 차가 그녀 바로 앞에 와서 멈추어 섰다. 그 차의 창문이 열리면서 운전자가 모습을 드러냈는데, 그 운전자는 애프터쉐이브에 흠뻑 젖어 있었다는 것이다. 그 후 그녀는 의사의 사무실까지 가는 동안 내내 숨을 헐떡이며 호흡이 몹시 곤란했다고 한다.

나와 함께 일했던 한 부부는 흠잡을 데 없을 정도로 집을 잘 관리하고 있었지만, 세 자녀들이 모두 만성 기침에 시달리고 있었다. 그 부모는 알레르겐을 줄이기 위해 매트리스와 베개를 알레르겐 방지 커버로 싸고, 방마다 카펫을 치우고 딱딱한 바닥으로 교체하는 등 가능한 모든 조치를 취했다.

첫 번째로 내가 그 집을 방문했을 땐 오염되어 있던 환풍구와 냉난방 장치들마저 깨끗이 청소하고 일부 남아 있던 카펫마저 모조리 없애버렸지만, 아이들의 기침은 여전히 멈추지 않았다.

그 집을 다시 방문했을 때, 그제야 아이들 엄마가 섬유 유연제, 방향제, 효소가 함유된 세제를 사용한다는 사실을 알게 되었다. 집에 있는 모든 옷과 침구에서 이 세제의 냄새가 과다하게 풍겨나고 있었다.

게다가 마찰이 일어날 때마다 세제 잔여물이 남아 있는 미세한 섬유 보푸라기들이 공중으로 떠올랐다.

나도 그와 비슷한 경험이 있었다. 첫 아이가 태어나고 난 뒤, 웬일 인지 아침마다 눈이 충혈되더니 몇 달이 지나자 눈을 뜰 수 없을 정도로 붓곤 했다. 그렇게 1년쯤 지나면서 그 증상이 사라졌지만 둘째가 태어나자 다시 재발했다.

그 원인은 결국 아내가 찾아내었다. 아이들이 신생아였을 때 아내는 아이들의 옷을 향기롭고 부드럽게 하기 위하여 세탁할 때마다 액체 섬유 유연제를 섞었던 것이다. 아내가 아이들의 옷과, 우리들 옷을 함께 빨았기 때문에 셔츠며, 바지며, 시트에서는 온통 치자꽃 냄새가 났다.

수퍼마켓이나 약국에는 방향 제품이 가득 진열되어 있다. 샴푸, 린스, 스프레이, 모발용 젤과 로션, 크림, 향수, 애프터쉐이브 등 이루 열거하기도 어려울 정도다. 대부분의 사람들은 악취의 근본적인 원인을 찾아서 제거하기보다는 전기 방향기를 이용하여 냄새를 덮으려고만 한다.

식기 세척제, 바닥 및 가구 광택제, 타일 세척제, 세제 등에도 강한 방향 물질이 포함되어 있다. 심지어 알레르기로 고생하는 사람들에게 도움이 된다고 생각되는 제품들조차 문제를 일으키고 있다.

천식을 앓고 있던 어느 환자는 향기 나는 살비제(acaricide powder : 먼지진드기를 죽이는 제품)를 가구며 카펫에 뿌린 뒤, 그 냄새가 너무 자극적인 바람에 전문 청소업자를 불러 그 화학 물질을 모두 제거한 사례도 있었다. 환경보존협회의 경고가 있은 뒤 제조업체들은 자발적으로 그런 제품을 시장에서 거두어들이고 있다.

어떤 기업들은 '내추럴' 제품이라는 광고를 하는데, 이들 제품에 독성은 없겠지만 여전히 방향 물질은 함유되어 있다. 천식이나 알레르기로 고생하는 사람들에게는 독성이 있느냐 없느냐만 문제가 되는 게 아니다. 감각 중추에 어떤 자극을 주는지 알아보기 위하여 자연향과 인공향 성분의 화학 물질을 쥐에게 실험해 본 결과, 방향제에 들어 있는 많은 휘발성 유기 화합물이 신경 및 호흡기 계통에 영향을 미치고 있었다.

고등학교에서 화학을 가르치던 시절에 '계피알데히드'라는 화학 물질이 담긴 조그만 약병을 학생들에게 돌려가며 볼 수 있게 한 적이 있다. 계피알데히드는 계피나무에서 나오는 중요한 기름으로, 흔히 볼 수 있는 알약 모양의 빨간색 사탕에 향을 내기 위해 쓰이기도 한다. 계피 기름은 향기로우면서도 코를 얼얼하게 만드는 냄새를 풍긴다.

그런데 내가 그 화학 물질에 손을 대지 말라고 일렀음에도 불구하고 한 학생이 그 향기에 매료된 나머지 자신의 피부 위에 이 기름을 약간 묻혔는데, 즉시 피부 발진이 생기기 시작했다. 그 밖에 염료와 방향제 성분으로 사용되는 아밀알코올 또한 사람에게 자극을 줄 수 있다. 아무리 냄새를 잘 참는 사람일지라도 아밀알코올의 증발 기체가 훅 하고 제대로 풍기면 20초 이내에 반드시 기침을 한다.

방향 제품은 이미 우리의 생활 곳곳에서 널리 사용되고 있어서, 이제 우리는 웬만한 냄새는 맡지 못하는 지경에 이르렀다. 일단 방향제가 들어 있지 않은 제품을 사용하기 시작하면 우리 주변에 얼마나 많은 향기가 널려 있는지 알게 될 것이다.

우리 집에서는 방향제가 든 제품은 전혀 사용하지 않는다. 그렇기 때문에 강한 향수가 들어 있는 샴푸, 화장수, 애프터쉐이브, 심지어 방취제를 조금이라도 쓰는 사람이 가까이 오면 곧바로 그 냄새를 알아차릴 뿐 아니라, 가끔은 심한 자극을 받기도 한다.

저마다 반응 정도는 다르지만 사람은 누구나 환경에 반응한다. 특히 강한 향기는 알레르기와 천식이 있는 사람이나 화학적으로 민감한 사람에게 호흡 곤란이나 기타 반응을 심화시킨다. 그러므로 이러한 사람들에게는 향수가 들어 있지 않은 제품을 사용하라고 권하고 싶다. 내 생각에는 모든 사람이 향기가 강한 방향 제품의 사용은 되도록 피하는 것이 좋다. 비록 자신은 민감한 체질이 아니더라도 누군가 자신의 집을 방문하는 사람이 민감한 체질일지도 모르기 때문이다.

7. 연기 : 수백 가지 독소가 함유된 담배

과학자들이 건강상의 유해성을 입증하는 데는 수십 년이 걸리기도 해서 너무 늦어 버리는 수가 있다. 예를 들어 20세기 후반까지 납은 가솔린, 페인트, 식료품 깡통 등에 흔히 사용되는 성분이었다. 또한 석면은 결국 발암 물질로 판명되었지만, 절연물에서 나오는 석면 먼지에 노출되어 있던 배관 조립공과 조선소 근로자들에게는 너무 늦은 소식이었다.

담배가 폐암과 심장 질환을 일으킨다는 사실이 대중에게 널리 알려진 것도 몇십 년이 채 안 된 최근의 일이다. 하지만 그런 사실을 알고 난 뒤에도 사람들은 여전히 담배를 피우고 기침을 하며, 심각한 간접 흡연의 피해에 노출되어 있다. 담배 연기에는 포름알데히드, 일산화탄소, 시안화수소 등 알려진 독소만 해도 수백 가지가 함유되어 있다.

사람들은 이따금 자신이 사는 아파트에서 풍기는 담배 연기 때문에 고통스럽다고 내게 전화를 한다. 어떤 경우에는 담배 연기가 몇 층 아래에서 눈에 보이지 않는 공기 흐름을 타고 이동해 오는 수도 있다. 흡연이 계속되는 한 취할 수 있는 조치란 거의 없다. 나는 다른 사람의 흡연으로 인해 천식 증상을 보이는 사람들에게 다른 곳으로 이사를 가거나, 이웃에게 금연을 요청하라고 권한다.

천식이 있는 아이가 있는 집에서 가장 좋지 않은 행동은 실내에서 담배를 피우는 것이다. 천식이 없는 사람이라도 담배 연기에 과민 증상을 보일 수 있다. 사랑하는 가족이나 함께 사는 사람 가운데 누구라도 담배 연기에 민감한 증세를 보이거나 천식이 있다면, 절대로 집에서 담배를 피워서는 안 된다. 만약 당신이 천식 증세가 있다면 담배 연기로 꽉 찬 술집에도 가지 않는 것이 좋다.

깔개용 직물

● 새 카펫이나 양탄자를 사용할 때는 실내에 설치하기 전, 혹은 방을 사용하기 전에 가스를 충분히 발산시킨다. 새 카펫에서 가스가 충분히 배출되었는지 알아보기 위해, 방향제가 묻어 있지 않은 종이 타월을 반으로 접은 뒤 카펫이나 양탄자 위에 올려놓고 알루미늄 호일로 덮어 놓는다. 그리고 알루미늄 호일의 가장자리를 테이프로 붙여 밀봉한 뒤 24시간 놓아 둔다. 그러고 나서 종이 타월을 호일째 밖으로 가지고 나와 호일을 벗겨내고 충분히 냄새를 맡아 본다. 만약 새 카펫의 냄새를 맡을 수 있다면 아직 카펫이 냄새를 배출하고 있는 것으로 볼 수 있다.

● 합성섬유로 만든 양탄자(폴리올레핀, 나일론, 기타 인조섬유로 만든)는 울 양탄자보다 덜 자극적이다.

● 알레르기나 천식을 앓고 있는 가족은 카펫이나 양탄자의 사용을 최소화하는 것이 좋다.

● 오염된 카펫을 걷어내기 힘든 경우에는 먼지가 침투하지 못하도록 깔개를 위에 덮는다.

가구

● 축축하거나 곰팡이가 핀 곳에 보관된 적이 있는 가구는 사용하지 않는다.(곰팡이가 핀 목재 가구를 꼭 사용해야 할 경우에는 먼저 모든 곰팡이를 제거하고, 먼지를 완전히 봉쇄하기 위하여 가구의 안과 밖에 니스 칠을 한다.)

● 중고 가구는 아무리 값어치가 나가는 것이라도 집안에 들여놓기 전에 철저히 소독한다. 가능하면 쿠션이 달려 있는 중고 가구는 구입하거나 물려받지 않는 것이 좋다.

● 만약 당신이 포름알데히드에 민감한 체질이라면 중밀도 섬유판(MDF)이나 파티클보드로 만든 가구는 피하는 것이 좋다. 만약 새로 산 가구에서 가스가 배출된다고 의심이 들면 앞에서 설명했던 호일 테스트를 사용해 보기 바란다.

식물

● 화분은 습기 방지 받침대 위에 올려 놓아야 한다.

● 흙 속에 죽은 나뭇잎이 섞여 있지 않도록 한다.

● 실내에 습기가 과다하면 식물에게는 좋을지 모르지만 미생물의 성장 또한 촉진시키는 역할을 한다는 것을 꼭 기억한다.

● 가능하면 인조 크리스마스 트리를 사용하는 것이 좋다.

애완동물

● 애완동물에 대해 알레르기가 있다면 동물에게 다른 집을 알아봐 주는 편이 낫다.

향수, 방향제

● 방 안에서 화학 냄새를 맡았다면 무엇이 새로 들어왔는지 알아본다. 창문 블라인드, 방충망, 기타 플라스틱 제품(램프, TV 세트, 컴퓨터 모니터 등)과 새 카펫이나 패드를 특히 유의해서 확인한다.

● 만약 냄새가 강한 방향제에 민감한 체질이라면 향수와 화장수의 사용을 피하고, 가능하면 이러한 제품을 집안에 보관조차 하지 않는 것이 좋다. 방향성 초는 로맨틱한 분위기를 연출할 수 있지만 너무 자극적이라면 사용을 피하라.

● 만약 집에 있는 가족이나 오랜 시간을 함께 보내야 하는 동료가 알레르기나 천식이 있다면 향수가 포함된 제품은 피한다.

흡연

● 천식 환자가 있는 집안에서는 절대 금연한다.

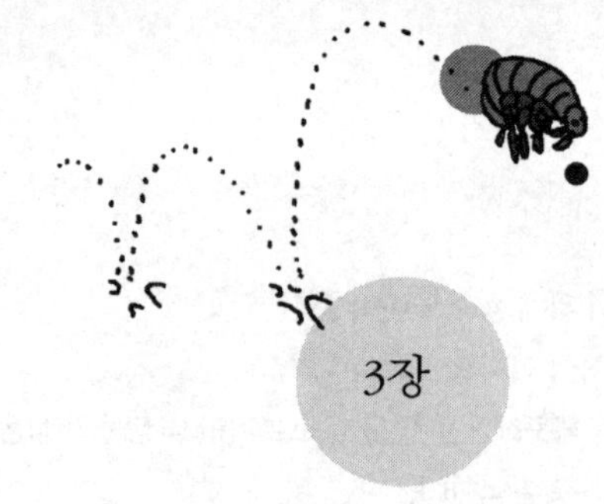

침실

왜 자고 일어나면 증상이 더 악화될까?

침실 공기 중에서 발견되는 먼지 미립자들은 조사할 때마다 참 놀랍다는 생각이 든다. 이런 먼지 미립자 때문에 사람들은 침대에 들어갈 때 기침이 나기도 하고, 아침에 일어났을 때 천식이나 알레르기 증상이 악화되기도 한다. 때문에 어떤 사람들은 침대 시트나 담요를 자주 빨아야 한다고 생각한다.

그러나 평생 쉴 새 없이 침구를 세탁하고 마루를 닦고 창문과 책장을 청소한다 하더라도 매트리스나 베개가 먼지진드기, 곰팡이, 박테리아, 효모 등으로 온통 오염되어 있다면 여전히 기침은 줄어들지 않을 것이다. 해결책은 자극을 일으키는 먼지의 원인을 밝혀내고 이를 근원적으로 제거하는 것이다.

1. 진드기 : 새털 침구는 진드기의 천국

침대 속의 먼지진드기

진드기는 우리의 얼굴과 가장 가까운 공간에서 자라고 번식한다. 우리가 침대에 몸을 눕히며 매트리스에 충격을 가하거나 베개를 압착할 때마다 매트리스와 베개에 있던 먼지 입자들이 방 안으로 퍼지는 것이다. 만약 그 먼지들이 오염되어 있다면 공기 중에 퍼지는 먼지에도 진드기 배변 알갱이, 곰팡이 포자, 효모, 박테리아 같은 미립자가 섞이고, 이러한 미립자들은 곧 호흡 곤란을 일으킨다.

나도 공기의 질에 대해 관찰을 시작하기 전까지는 먼지진드기가 얼마나 해로운지 잘 알지 못했다. 8학년인 우리 아들이 한밤중에 첫 번째 천식 발작을 일으켜 병원에 실려 가고 나서야 그 심각성을 알게 되었다. 우리는 항상 주의 깊게 침대 시트를 일주일에 한 번씩 교체하고 담요와 이불을 한 달에 한 번씩 세탁했지만, 그래도 우리 집의 모든 침대에 진드기가 얼마나 살고 있는지 조사해 보기로 했다.

진드기가 먼지 봉투에 들어가기 전에 따로 걸러낼 수 있도록 청소기 노즐 부위에 특수 필터를 장착하고는 매트리스마다 몇 분씩 진공청소기로 먼지를 흡수했다. 그리고 먼지로 가득한 각각의 필터를 분석하기 위해 실험실에 보냈다. 먼지 1그램당 진드기 알레르겐이 2마이크로그램 미만이라면 비교적 양호한 것이며, 10마이크론 이상이라면 천식의 위험이 현저히 높다고 볼 수 있다.

우리 집의 매트리스들에서는 상당히 높은 수치인 먼지 1그램당

30마이크로그램의 알레르겐이 검출되었다. 그 조사 이후 나는 항상 진드기 알레르기나 천식을 앓고 있는 사람들에게 먼지진드기 알레르겐 차단 커버를 매트리스와 베개에 씌우라고 권한다. 이러한 커버는 베개를 습기와 피부 조각들로부터 차단하며 기존의 알레르겐이 빠져나오지 못하도록 막는다.

베개와 매트리스를 알레르겐 차단재로 싸는 것은 알레르기와 천식을 통제하는 가장 중요한 수단 가운데 하나다. 만약 가족 가운데 누군가 천식이나 먼지진드기 알레르기가 있다면 집안의 모든 침대 매트리스와 베개를 반드시 먼지진드기 차단 커버로 감싸도록 한다. 또한 먼지진드기가 역시나 번식할 수 있는 소파 베개나 소파 베드의 매트리스도 알레르겐 차단 섬유로 만든 커버로 감싸 두는 것이 좋다.

어떤 사람들은 물침대에는 먼지진드기가 없을 것이라 생각한다. 물침대 매트리스는 완전 밀봉된 플라스틱 백 안에 물이 들어 있는 것이기 때문이다. 진드기가 플라스틱 백 안에 든 수분을 흡수하지 못하는 것은 물론 사실이다. 그러나 물침대 위에 놓고 사용하는 두꺼운 매트리스 패드에는 진드기 알레르겐이 많이 있을지도 모른다.

새털로 만든 침구는 여러 가지 이유로 인해 특히 문제가 된다. 첫째, 먼지진드기의 종명인 'Dermatophagoides pteronyssinus'는 라틴어로 '피부를 먹는, 깃털을 좋아하는'이란 뜻을 가지고 있다. 그러므로 무엇이든 새털을 함유하고 있는 것은 진드기의 천국이 될 수 있다는 말이다.

둘째, 깃털은 작고 예리한 조각으로 부서져서 쉽게 공중으로 떠오른다. 처음 새털 조각을 현미경으로 보았을 때는 분명 이것이 자극을 일으키는 미세 입자라고 직감했다. 그럼에도 불구하고 부주의하게도 현미경 밑에 있던 새털 조각들을 다루다가 콧바람으로 이를 공중에 날리고 말았다. 숨을 쉬다가 이를 들이마시고는 몇 시간 동안 심한 기침으로 고생한 기억이 난다.

내가 아는 한 여성은 겨울 휴가 기간 동안 친구의 지하 아파트에서 함께 지내기로 하고, 벽돌 벽 옆에 있는 손님용 침대에서 잠을 잤다. 아파트 안이 추웠으므로 그녀는 이불을 얼굴까지 끌어올려 덮었다. 그런데 첫날 밤 자고 일어나 보니 그녀의 얼굴과 목에 엷은 발진이 생겼다.

소염제를 발랐으나 며칠 더 지나자 피부는 더욱 빨갛게 부어오르고 반점이 생겼다. 나중에는 가슴에 통증까지 느껴졌다. 두꺼운 이불에 문제가 있는 것으로 추정하고 즉시 면으로 된 이불로 바꾸자, 그녀의 붉은 반점은 점점 사라졌고 가슴이 답답했던 증상도 없어졌다.

함께 사는 어떤 중년 자매의 경우도 이와 비슷한 사례였다. 매년 10월이 되면 언니의 호흡 곤란 증세가 시작되곤 하였다. 동생은 기침을 하는 언니가 좀더 상체를 세워서 편안한 자세를 취할 수 있도록 여분의 베개를 받쳐 주었다. 이렇게 해마다 반복되는 기침이 수년 간 계속되면서 급기야는 기관지염으로까지 악화되었다.

조사를 하는 과정에서, 날씨가 추워지면서 새털로 만든 두터운 이불을 꺼내 덮기 시작할 때 그녀의 기침이 심해진다는 사실을 발견했다. 그녀는 자신이 새의 깃털에 알레르기 반응을 보인다는 사실을 알고 있었지만, 자기가 덮는 이불이 새의 깃털로 되어 있다는 사실은 전혀 모르고 있었다. 왜냐하면 면으로 된 천으로 이불의 겉을 씌웠기 때문이다.

하지만 몰랐던 사실이 하나 더 있었다. 그녀의 동생이 받쳐 주었던 베개도 내부는 역시 새의 깃털로 채워져 있었다는 것이다! 면 커버는 자극을 일으키는 미세 입자의 분출을 막지 못한다. 새털로 만든 이불과 베개를 면제품으로 교체하자 그녀의 기관지염은 곧 사라졌다.

새털로 만든 침구에서 나오는 공기를 조사하다 보면 이따금 구멍 뚫린 피부 조각을 발견하기도 한다. 또 이를 소화하고 있던 효모와 박테리아도 종종 발견한다. 어떤 피부 조각은 인간의 것이고 어떤 것은 새의 비듬이다. 따라서 새 침구라고 해서 먼지가 없고, 오래 사용한 침구에만 먼지가 있다고 단언할 수는 없다. 그러나 확실한 것은 새털 침구가 놓인 침실의 공기 중에서 피부 조각을 발견한 경우, 거의 대부분 그 집에 호흡 곤란을 겪는 사람이 있었다는 사실이다.

경험으로 미루어 보아 밤에 잠자리에 들 때나 아침에 일어났을 때 기침을 하는 사람들은 새털 베개나 이불을 없애고 나면 증상이 대부분 없어질 것이다. 울도 역시 문제가 될 수 있으므로, 되도록 면이나 합성 섬유로 만든 침구를 사용하는 것이 좋다.

먼지진드기의 이동

먼지진드기는 우리의 옷에서도 여행을 하고 있으며, 이들이 만들어내는 알레르겐은 공기의 흐름을 타고 이동한다. 아이의 침대에 진드기가 없다고 하더라도 진드기가 있는 형제의 침대에 눕거나 하면 그 아이의 침대도 곧 진드기에 감염되고 만다.

언젠가 알레르기로 고생하는 어떤 아이의 침실에 알레르겐코 공기 샘플 채집기를 가동시켜 놓은 적이 있다. 그 가족들은 아이의 방에서 먼지의 근원을 모조리 없애기 위해 많은 노력을 하고 있었으며, 실제로 그 방 공기 중에서는 어떤 종류의 먼지도 거의 발견할 수 없었다.

샘플러가 주기적으로 동작을 반복하게 만들어 놓은 뒤 문을 열어 두고, 이번엔 부모의 침실로 가서 먼지가 공기 중으로 떠오를 수 있도록 방 안을 돌아다녔다. 그러고는 버카드 샘플 채집기로 샘플을 채취하여 조사해 보니, 그 방 공기는 곰팡이와 진드기 배설물로 오염되어 있는 것이 아닌가! 부모의 방 공기 중에 있던 먼지 입자들이 복도를 거쳐 그 아이의 침실까지 흘러 들어간 것으로 추정되었다.

잠시 후 알레르겐코 공기 샘플 채집기로 수집한 먼지를 조사해 보니 역시나 부모 방 공기에서 흘러온 알레르겐을 볼 수 있었다. 먼지 입자를 항상 의식하고 살 수는 없겠지만, 냄새가 퍼지는 것처럼 미세 입자들도 역시 공기 흐름을 타고 이동한다는 사실은 기억해야 한다.

2. 과다한 습기 : 상대습도를 낮춰라

침실에 습기가 너무 많으면 곰팡이의 온상이 될 수 있다. 그리고 습기는 생각지도 못했던 방법으로 침실에 과다하게 들어올 수 있다. 예를 들어 천식을 앓고 있던 한 십대 소녀는 대학에 진학하고 나서는 천식 증상이 사라졌다. 그런데 첫 방학을 맞아 집으로 돌아와서 잠을 잔 첫날 밤, 천식 발작이 다시 일어났다. 아무래도 집안 공기 전체가 오염되었거나 소녀의 북받친 감정이 원인이라고밖에 생각할 수 없었다.

하지만 원인은 다른 데 있었다. 그 소녀는 고등학교 시절 매일 밤 잠자리에 들기 전에 샤워를 하고는 젖은 머리를 그대로 베개에 대고 잤던 것이다. 그녀가 집에서 하루에 최소 6시간 이상을 이용하는 베개는 물론 곰팡이로 뒤덮여 있었다.

상대습도가 높을수록 곰팡이와 미세한 벌레들에게 더 많은 습기가 공급된다. 침실과 맞닿은 욕실에서 오랫동안 샤워를 하면 많은 습기가 침실로 유입된다. 가습기를 사용하는 사람들은 습도계를 이용하여 상대습도를 늘 체크해야 하며, 겨울철에는 35퍼센트 이하로 관리해야 한다. 물가에 있거나 콘크리트 슬래브 바닥이거나, 카펫을 깔고 있는 집이라면 특히 더 조심해야 한다.

한 가정에서는 어린 아기가 숨을 거칠게 헐떡이면서 한 달 넘게 감기가 지속되고, 중이염까지 앓고 있었다. 그 아기의 침실에서는 담황색 누룩곰팡이가 화장대 바닥, 침대, 테이블 등에서 눈에 보일 정도로 무성하게 자라고 있음이 밝혀졌다.(수첩으로 가볍게 먼지를 흔들어 놓기만 해도 그 침실의 누룩곰팡이 포자 농도가 외부 공기에 비해 수천 배나 높아지는 것을 볼 수 있었다.) 따라서 습기가 많은 날에는 제습기나 에어컨을 이용해 상대습도를 60퍼센트 이하로 유지하는 것이 좋다.

한 여성은 겨울 내내 침실에 두 대의 증기 가습기를 항상 틀어 놓았다가 심각한 알레르기 증상을 보이기 시작했다. 그 집의 차가운 외부 벽에는 습기가 응축되어 있었다. 벽지를 뜯어 보니 회반죽 벽면이 곰팡이로 온통 검게 변한 상태였다. 그녀의 침대 밑면에 있는 박스 스 프링에도 먼지가 포도송이처럼 매달려 있었으며, 먼지 샘플을 현미경 으로 조사해 보니 곰팡이로 뒤덮인 먼지 덩어리 위에 진드기가 우글거 렸다.

만성 기침을 하며, 곰팡이 알레르기 진단을 받은 또 다른 고객은 겨울 내내 밤마다 가습기를 침실에 틀어 놓았다고 한다. 아침이면 그 부부는 침실 문을 닫고 온도 조절기를 낮추어 놓은 뒤 출근하였다. 그 러니 하루 종일 과다한 습기 속에서 차가운 벽면을 덮고 있던 초경벽지 (칡, 왕골 등 식물의 섬유질을 직조하여 만든 벽지 – 역주)의 거친 섬유소 위 에선 푸른곰팡이가 눈에 보이지 않게 자라고 있었던 것이다.

실내 가습기의 종류

실내 가습기에는 네 가지 종류가 있으며 가열 증기 방식, 온(溫) 증기 방식, 초음파 방식, 증발 패드 방식이 바로 그것이다. 이 가운데 초음 파 가습기나 증발 패드 가습기는 사용하지 않는 것이 좋다. '냉(冷) 증 기 가습기'라고도 알려진 초음파 가습기는 초음파 에너지를 이용하여 액체 상태의 물을 곧바로 미세한 물입자로 만든 뒤 공기에 섞어 불어 내는 방식이다. 문제는 물 속에 있던 각종 무기물, 박테리아, 혹은 조 류(藻類 : 물속에 사는 광합성 식물의 총칭 – 역주) 또한 분무 입자에 섞여 퍼진다는 점이다.

증발 패드 방식 가습기는 대부분 증발용 섬유(종이) 심지 패드가

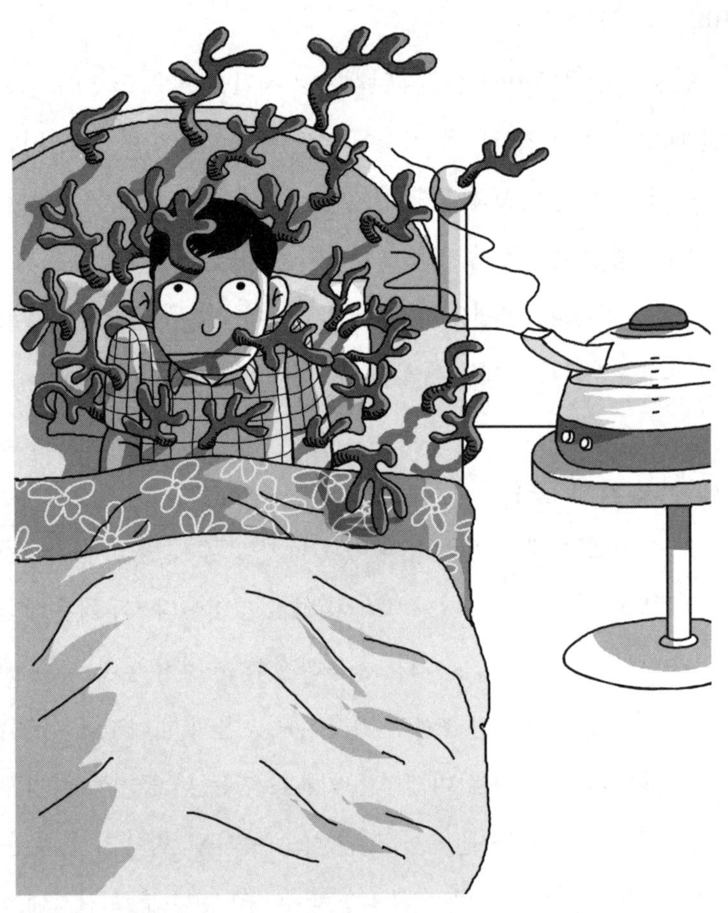

들어 있다. 가습기 내부 팬이 증발용 섬유에 흡수된 물을 공기 중으로 증발시켜 내보내는 방식이다. 이러한 가습기의 패드는 대부분 곰팡이와 박테리아로 뒤덮여 있다. '스타치보트리'라는 독성 곰팡이로 패드가 까맣게 변해 버린 경우도 많았다.

이런 종류의 가습기는 다음 두 가지 이유 때문에 생물학적으로 오염될 가능성이 있다. 첫째, 섬유질 패드 자체가 미생물의 영양소가 될 수 있다. 둘째, 망사형 패드가 필터의 역할을 하기 때문에 공기를 따라 들어온 '미생물이 분해 가능한 무기 물질'(피부 조각이나 바디 파우더에 함유된 옥수수 녹말과 같은)의 미세 입자를 붙잡는 것이다. 이처럼 섬유질 증발 패드 가습기는 오염될 확률이 너무나 높기 때문에 아예 판매가 금지되어야 한다고 생각한다.

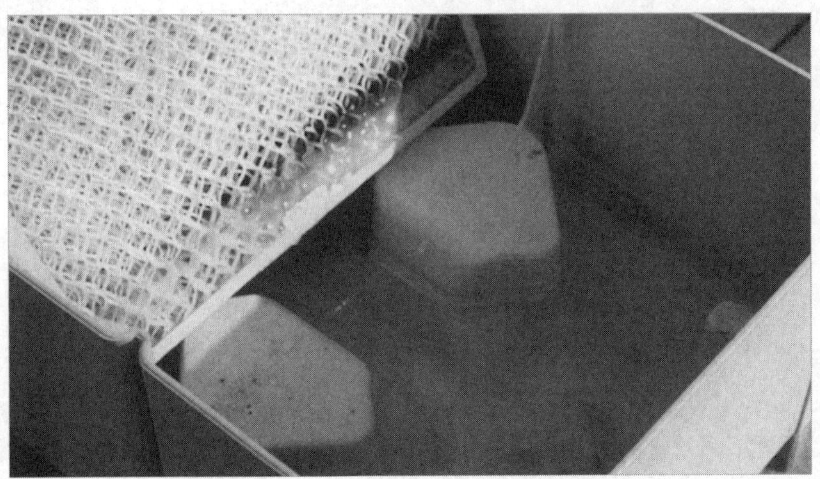

● 〈사진3.1〉 ● ● 증발 패드 방식 가습기 내부에 있는 물 탱크와 패드. 천식으로 고생하고 있던 한 십대 소녀의 방에서 이 증발 패드 방식 가습기가 작동하고 있었다. 미생물이 자라서 물에 잠겨 있는 패드(일명 '물 - 심지 필터') 바닥을 온통 뒤덮은 상태였다. 스타치보트리 곰팡이의 검은 띠가 물 탱크 벽면의 수면 선을 따라 확연하게 보였다.

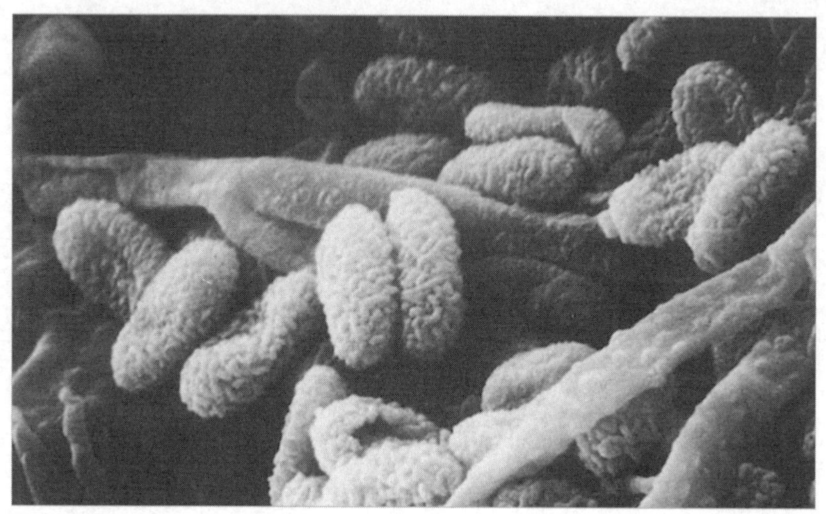

● 〈사진 3.2〉 ● ● 스타치보트리 곰팡이 포자와 균사가 증발 패드 방식 가습기의 섬유소 패드 표면을 따라 자라고 있는 모습. 가습기 패드 바닥에서 채취한 테이프 샘플 또한 스타치보트리 포자와 균사로 뒤덮여 있었다. 가습기 상단의 먼지 또한 스타치보트리로 오염되어 있는 것으로 보아, 가습기 송풍기가 작동할 때 포자가 패드에서 방출되어 나간 것으로 보였다. (2,500배, 전자 현미경)

한 모녀는 겨울만 되면 지속되는 호흡 곤란으로 고생하고 있었다. 이들은 증상이 심해질수록 증발 패드 방식 가습기를 더 오래 틀어 놓았다. 나는 그 집 공기와 패드에 방선균(토양에서 서식하는 박테리아) 밀도가 높다는 사실을 발견했다. 당장 가습기의 사용을 중단하고 집안의 먼지를 청소하고 나서 2주가 지나자, 그들은 예전처럼 다시 건강을 회복할 수 있었다.

가열 증기 가습기와 온(溫) 증기 가습기는 물을 끓여서 수증기만 방출하며, 무기물과 다른 함유 물질은 물탱크에 그대로 남는다. 온 증기 가습기는 수증기를 실내 공기와 섞어 냉각한 뒤 밖으로 내보낸다. 습도계가 장착되어 있어서 미리 맞추어 놓은 습도에 도달하면 작동을 멈추기도 한다(구식 모델에는 이러한 조절 장치가 없으므로, 물 탱크의 물이 바닥날 때까지 수증기를 내뿜기 때문에 방 안의 습기가 과다해질 수 있다).

이러한 여러 종류의 가습기 중에서, 나는 되도록 온 증기 가습기를 권하고자 한다. 다만 아이들이 더운 수증기와 조그만 가열통을 만지지 않도록 주의해야 한다. 물론 어떤 종류의 가습기를 사용하든 상점에서 쉽게 구할 수 있는 습도계를 장만하여 상대습도를 체크해 가면서 항상 습도를 알맞게 조절하는 것이 좋다.

3. 침실에 놓인 장식품 : 어항에서 봉제 인형까지

언젠가 은퇴한 교수라는 사람의 전화를 받은 적이 있다. 과거에는 아무런 알레르기도 없었는데, 최근 들어 호흡이 곤란하고 콧물을 훌쩍거려 더 이상 새로운 여가 생활을 즐기기 어렵다고 말했다. 이러한 증상은 그가 즐겨 찾는 '시(sea) 푸드' 식당 안에서도 나타난다고 했다.

한번은 친구와 함께 식사를 하는데, 콧물이 계속 쏟아지는 바람에 너무 당황해서 결국 식사를 다 끝내지도 못한 채 자리에서 일어날 수밖에 없었다. 특히 자기 집의 두 군데 특정 장소에만 가면 콧물이 흐르기 때문에 정신과 의사를 찾아가 보라는 말을 듣기도 했다.

조사를 해보니, 그의 집과 그가 다니는 레스토랑에는 열대어를 기르는 어항이 있었다. 그의 집 서재에 있는 어항에는 검은색 플라스틱 뚜껑이 덮여 있었는데, 한쪽 끝에 경첩이 달려 있어서 물고기들에게 먹이를 줄 때 열리는 거였다.

그 뚜껑을 들어 밑면을 살펴보니 담황색 '먼지'가 달라붙어 있는 것이 보였다. 접착 테이프를 이용하여 샘플을 채취한 뒤 현미경으로 먼지를 조사해 보았더니, 테이프에 붙어 꿈틀거리는 먼지진드기를 제외한 갈색 먼지들은 거의 대부분 박테리아가 소화시킨 축축한 진드기 배변 알갱이들이었다.

물고기 먹이를 줄 때 물고기 먹이의 미세한 조각들이 열려져 있던 축축한 뚜껑 밑면에 달라붙었던 것이다. 물고기 먹이는 진드기들이 피부 조각만큼이나 좋아하는 먹이이기 때문에, 그곳에서 진드기 배설물을 잔뜩 발견한 것은 그리 놀랄 일이 아니다. 사실 실험실에서 진드기를 배양할 때도 고단백 플레이크를 준다.

방 안 공기 중에서는 온전한 먼지진드기 배변 알갱이를 그다지 많이 발견할 수 없었지만, 배변 알갱이 조각과 박테리아 덩어리, 그리고 부분적으로 소화된 작은 피부 조각들을 발견할 수 있었다. 나는 이들 미세 입자들 중 일부가 알레르겐일 것이라 생각했다. 보통 천식을 앓는 사람들이 기를 수 있는 유일한 애완동물이 물고기인데, 이번 경우에서는 공교롭게도 어항이 알레르기를 유발하는 근원지였던 것이다.

어항은 아이들 방에 놓이는 인기 품목인데 우려되는 것은 먼지진드기뿐만이 아니다. 어떤 경우에는 바깥에 설치된 필터에서 물이 책장, 벽, 바닥으로 흐르기도 한다. 어떤 운 나쁜 소년은 물고기에게 먹이 주는 것을 즐겼는데, 가끔씩 물고기 먹이를 어항 주위 바닥에 흘렸다. 그런데 외부 필터에서 물이 흘러나와 바닥에 떨어져 있는 먹이 위로 떨어지는 바람에 카펫 위에 곰팡이가 무성히 자라났다.

또 다른 필터에서 새어 나온 물은 어항 아래에 두었던 백과사전에 떨어져서 그곳에서도 곰팡이가 피는 원인이 되었다. 어항 내부에 있는 여과 장치와 기포 발생 장치도 역시 문제를 일으킬 수 있다. 이들은 물 속에서 공기방울을 만드는 데, 공기방울이 터질 때마다 물속 조류(藻類)나 기타 공기 중에서 부유할 수 있는 미세한 입자들이 방 안 공기 속으로 퍼져 나갈 수 있기 때문이다.

어린아이들이 토끼나 햄스터를 자기 방에서 기르는 경우도 많다. 이러한 동물들은 비듬과 털을 분비한다. 어떤 사람들은 고양이나 개와 함께 잠을 자는데 이들도 살아 있는 진드기 덩어리다. 매일 밤 고양이와 함께 잠을 자던 한 소년은 아침이면 얼굴에 붉은 반점이 생겼다. 소년의 부모는 그 고양이가 지하실 천장에 노출된 유리섬유 단열재 위에서 낮잠을 잔다는 사실을 알고 나서야 그 원인을 알게 되었다. 유리섬유는 깨진 유리 조각처럼 끝이 날카롭다. 소년이 고양이를 얼굴에 대고 잠을 잘 때 고양이 털에 박혀 있던 단열재 섬유가 소년의 피부에 자극을 주었던 것이다. 또 어떤 집에서는 강아지 몸에서 채집한 먼지에서 지하실 곰팡이와, 역시 그 집에서 기르던 고양이 비듬이 발견되기도 했다.

살아 있는 동물들만 오염 물질을 옮기는 것은 아니다. 동물 모양의 봉제 인형도 침대에서 베개 대용으로 쓴다면 진드기와 비듬으로 가득 찰 수 있다. 색다른 물질로 속을 채운 인형이 알레르기를 일으키는 경우도 있다. 의학 문헌을 조사해 보니 곡물 씨앗 주머니로 속을 채운 인형 때문에 천식이 악화된 아이의 사례를 볼 수 있었다. 하나는 콩 주머니가 아닌 부서뜨린 견과류 열매로 속을 채운 인형이었고, 다른 하나는 콩으로 속을 채운 인형이었다. 각각의 사례는 그 아이가 해당 물질에 대해 민감한 체질을 가졌기 때문이었다.

4. 벽장 : 안에 걸어 놓은 옷까지 오염된다

침실 벽장 속의 백향목 내벽이나 좀약은 민감한 사람에게 자극을 줄 수 있는 화학 성분을 발산한다. 게다가 대부분의 좀약은 누구에게나 해를 미칠 수 있는 살충 성분(나프탈렌 혹은 파라디클로로벤젠)으로 만들어져 있다. 특히 벽장이 집안의 그늘진 구석에 있거나 캔틸레버(외부 벽에 매달려 있는) 형식으로 되어 있다면 곰팡이와 진드기 오염의 근원지가 될 수 있다.

보통 외벽의 온도는 이슬점 이하이기 때문에 수분이 응결되기 쉽다. 곰팡이와 진드기는 이러한 곳에서 자라기 딱 안성맞춤이다. 상대 습도가 충분히 높으면 신발, 옷, 보관 중인 박스, 카펫 등에 곰팡이가 자랄 수 있다. 사람이 옷을 벗어 털면 여기에 있던 자극을 일으키는 미세 입자들이 공기 중에 떠올라 침실로 흘러 들어간다.

아는 의사를 통해, 가는 곳마다 천식 증상이 나타나 고생하던 한 환자를 소개받았다. 조사 결과, 그의 옷장에서 곰팡이가 자라는 것을 발견했고, 출근할 때 입는 재킷을 포함하여 대부분의 옷에서도 진드기 배변 덩어리들을 발견했다.

　나 역시 오염된 옷을 입었던 경험이 있다. 어떤 고급 옷가게에서 값비싼 울 재킷을 구매한 적이 있는데, 그 옷을 처음 입던 날 기침과 호흡 곤란을 느꼈다. 처음엔 울 때문인 것으로 생각하고 옷을 반환하기로 마음먹었지만, 일단 검사를 먼저 해보기로 했다. 그 재킷을 비닐 봉투에 넣고 봉투를 두들긴 다음 공기 중에 떠오른 미세 입자들을 버카드 샘플 채집기로 채집했다.

　울에서 나온 먼지를 조사해 보니 뜻밖에도 울 비듬 입자는 없었고 놀랍게도 진드기 배변 알갱이와 곰팡이 포자가 있었다. 아마도 다른 어떤 사람이 내가 사기 이전에 그 재킷을 사서 심하게 오염된 옷장에 넣어 두었다가 반품을 한 듯했다. 그 옷을 새로 드라이클리닝한 뒤로는 아무런 문제 없이 입고 다녔다.

5. 에어컨 : 실내 공기의 주된 오염원

사람들은 흔히 침실의 공기를 조절하기 위해서 창문형 에어컨을 사용한다. 에어컨은 실내 공기를 쾌적하게 만들기는 하지만, 대부분의 에어컨 먼지 필터는 청소가 제대로 되어 있지 않아 차갑고 축축한 냉각 코일에 생물 분해성 물질들이 잔뜩 쌓여 있는 경우가 많다.

　코일 위에 쌓인 먼지 속에서는 단 며칠 만에 곰팡이, 박테리아, 효모 등이 번식할 수 있다. 곰팡이는 더러운 에어컨 속 구석구석과 심지

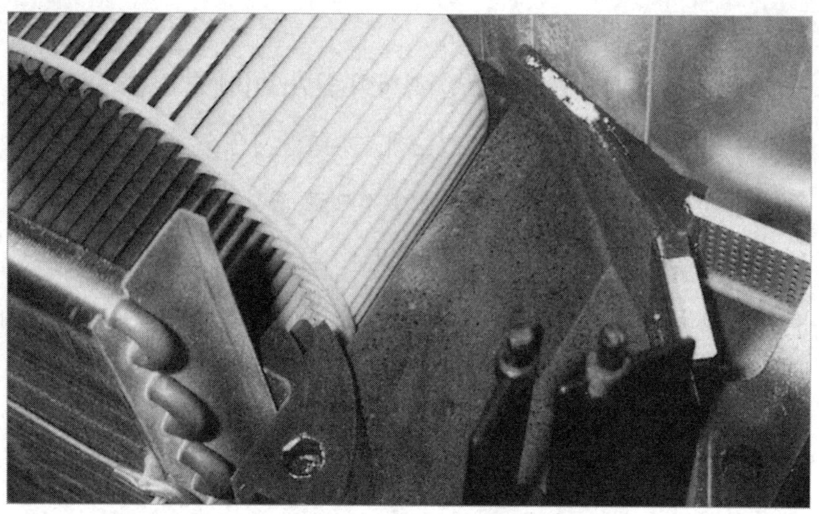

● 〈사진3.3〉 ●● 창문형 에어컨에 있는 송풍기 모습. 어떤 고객은 에어컨을 틀 때마다 천식 증상이 나타난다고 호소했다. 에어컨을 금속 상자에서 분리하여 살펴보니, 하얀색 송풍기 날개 안쪽이 검은색 곰팡이로 뒤덮여 있었다. 또한 내부의 플라스틱 표면에도 또 다른 곰팡이 군락이 형성된 상태였다. 현미경으로 조사해 본 결과 이들은 모두 클라도스포리엄(cladosporium)으로 밝혀졌다.

어 송풍기에까지 퍼져 모든 먼지를 소모하고, 왕성하게 번식하여 내부를 온통 균사와 포자 천지로 만들어 버린다. 그리고 송풍기에서 일어나는 바람은 이러한 유기 물질들을 실내에 순환시킨다. 유기 물질에서 풍기는 냄새는 에어컨 내부에 가득 차 있다가, 공기의 흐름을 타고 방으로 나와 실내 공기가 심각한 상태라는 것을 사람들에게 경고한다.

에어컨 코일에 붙어 있는 먼지는 어떤 것이든 유기물의 성장을 가능하게 하므로 깨끗이 제거해야 한다. 하지만 불행히도 창문형이나 벽걸이형 에어컨에 적합한 필터를 만드는 곳이 없다. 그러니 가능한 한 가장 좋은 품질의 필터링 소재를 구입하여 이를 에어컨에 맞게 잘라 설치해야 한다.

이때 필터링 소재가 젖은 코일에 닿지 않도록 주의해야 한다. 그렇지 않으면 필터가 물을 빨아들여 또 곰팡이가 자란다. 또한 먼지가 필터를 그냥 통과하지 못하도록 필터 크기가 가장자리까지 정확하게 맞아야 하며, 한 계절 이상 사용하지 않는다. 세탁 가능한 필터의 사용은 삼가는 것이 좋다. 왜냐하면 한번 더러워진 스펀지는 결코 깨끗해지지 않기 때문이다.

창문형 에어컨을 몇 년째 같은 자리에 그대로 두는 것은 문제를 불러일으킬 소지가 있다. 만약 에어컨을 틀 때 알레르기나 천식 증상이 악화된다면 에어컨을 청소하고 살균해야 한다. 사실 알레르기나 천식이 있는 사람은 에어컨을 사용하는 계절이 시작될 때마다 매년 창문형 에어컨을 떼어내서 청소하고 소독해야 한다. 경우에 따라서는 창문형 에어컨과 벽 열펌프(냉난방 장치의 일종)가 실내에 과다한 습기를 만드는 수도 있다.

언젠가 조사한 적이 있는 큰 건물로 된 새 콘도미니엄은, 방마다 깔려 있던 나무 바닥을 얼마 되지도 않아 모두 교체해야만 했다. 방마다 설치된 열펌프가 잘못 설치되는 바람에 응축기에서 나온 물이 외부로 떨어지지 않고 내부로 떨어져서 마룻바닥을 뒤틀리게 만들어 버렸기 때문이다.

어떤 집에서는 창문형 에어컨에서 나온 물이 책상 밑 카펫으로 떨어져서 곰팡이가 자라는 바람에 그 집 아이에게 천식 증상이 일어나는 경우도 있었다. 아이가 책상에 앉아 숙제를 할 때마다 발로 카펫 섬유 속에 있는 곰팡이 가득한 먼지를 건드려서 그 포자를 호흡했던 것이다.

우리는 침실에서 상당히 많은 시간을 보내기 때문에, 침실의 공기를 깨끗이 하는 것은 건강 유지를 위해 매우 중요하다. 알레르기나 천식 증세를 보이는 식구가 있다면 이 점에 특히 유의해야 한다.

침 대

- 집안에 있는 모든 베개와 매트리스를 알레르겐 차단 커버로 감싼다. 소파 베개나 소파 베드 매트리스에도 마찬가지의 조치를 취하는 것이 좋다.
- 침대 시트는 매주 뜨거운 물로 세탁한다.
- 담요는 최소한 한 달에 한 번씩 세탁하고, 일주일에 한 번씩 따뜻하거나 뜨거운 드라이어로 20분 간 말린다.
- 이불은 한 달에 한 번씩 세탁하고 확실하게 건조시킨다. 역시 일주일에 한 번씩 따뜻하거나 뜨거운 드라이어로 최소 20분 간 말린다.
- 베개를 알레르겐 차단 섬유로 감싸지 않는다면, 한 달에 최소한 한 번씩은 드라이어로 말리고 주기적으로 교체하도록 한다.
- 매트리스 패드는 일주일에 한 번씩 세탁하고 철저히 건조시킨다.
- 친구가 매트리스를 주겠다고 제안하면 정중히 거절하라. 중고 매트리스는 진드기로 오염되었을 확률이 높다.
- 새털을 넣은 이불이나 베개는 피한다.
- 울 제품에 민감한 체질이라면 침대 위에서 울 제품을 사용하지 않는 게 좋다.
- 침대 위에 베개나 봉제 인형을 너무 많이 놓지 않는다.
- 꼭 침대 위에 두어야 하는 봉제 인형이라면 매주 드라이어로 말린다.

과 다 한 습 기

- 개, 고양이, 토끼, 햄스터, 기타 애완동물을 침실에 들여 놓지 않는다.
- 천식이 있는 사람은 침실에 어항을 두지 않는다.
- 애완동물을 기르는 사람은 천식이나 알레르기가 있는 사람의 침대에 눕지 말아야

한다.

벽장

- 침실에 있는 백향목 내벽 냄새가 자극을 준다면 없애거나 내벽을 알루미늄 호일로 싼다.
- 침실과 마찬가지로 옷장도 먼지가 없도록 깨끗하게 유지한다.
- 옷을 벽장 안 외벽에 걸어두거나 콘크리트 위에 깔린 카펫 위에 놓지 않는다.

옷

- 옷을 자주 빨거나 드라이클리닝을 한다.
- 겨울 재킷이나 코트처럼 자주 세탁하기 어려운 두꺼운 옷은 뜨거운 드라이어를 이용해 주기적으로 말린다.
- 드라이클리닝은 진드기를 죽이고 진드기로 인한 일부 알레르겐을 파괴한다.

에어컨

- 창문형 에어컨은 주기적으로 청소하고 1년에 한 번씩 소독한다. 그러기 위해서는 외부 케이스를 제거해야 한다.
- 당신이 갖고 있는 에어컨에 가장 잘 맞는 최상의 필터 소재를 사서 장착한다. 에어컨 필터를 들쳐봐서 앞이 보일 정도라면 그것은 필터로서 적절치 않다.
- 공기가 필터를 거치지 않은 채 냉각 코일로 들어가는 일이 없도록 하고, 또 필터가 코일에 닿지 않도록 주의하여 설치한다.
- 필터는 매 시즌 교체한다.
- 창문 에어컨(혹은 열펌프)에서 나오는 물이 실내에 떨어지지 않도록 주의한다.

기타

- 밝은 불빛과 거울을 이용하여 가구 밑에 곰팡이가 자라고 있는지 늘 체크한다.
- 침실에는 되도록 카펫을 깔지 않는다. 대신 세탁 가능한 조그만 융단을 깐다.
- 집안에서, 특히 침실에서는 좀약이나 살충제 스프레이를 쓰지 않는다.

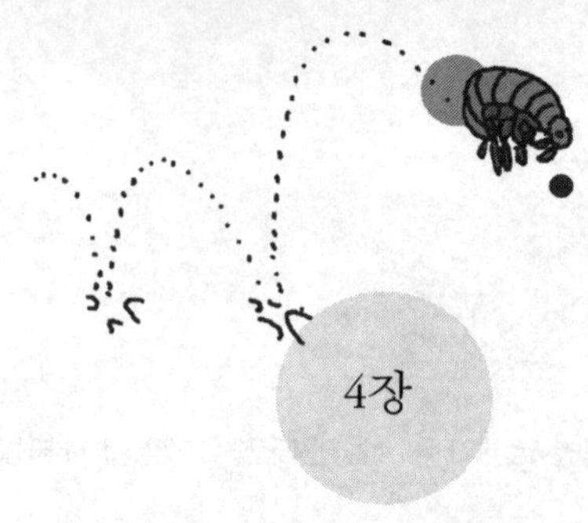

4장

욕실

습기와 냄새로도 고통받을 수 있다

욕실은 집에서 가장 작은 공간이면서도 가족들이 가장 빈번히 사용하는 곳이다. 특히 욕실에는 항상 물이 있기 때문에 실내 공기 오염의 근원이 되기 쉬우므로 매우 주의를 기울여야 한다.

1. 화장실 : 변기가 있는 공간

가장 많이 이용하는 의자, 변기

변기에 물을 내릴 때 따뜻한 물을 사용하라고 한다면 낭비처럼 들릴지 모르겠지만, 가끔씩 그렇게 해주는 것도 그리 나쁜 생각은 아니다. 주변이 습하거나 습도가 높은 날에는 차가운 변기 물탱크와 이에 연결된 파이프의 온도가 이슬점 아래로 내려가면서 공기 중의 습기가 그 위에 응결된다. 이렇게 응결된 물방울이 바닥에 떨어져서 곰팡이 냄새와 박테리아의 번식을 유발할 수 있기 때문이다.

파이프에 따뜻한 물이 흐르면 이슬점 이상의 온도를 유지함으로써 수증기의 응결을 막을 수 있다. 반면 너무 뜨거운 물은 다른 문제를 일으킬 수 있으므로 피해야 한다.

어느 추운 겨울날, ‘세 가구’가 사는 공동 주택을 구매하기 전에 사전 검사해 달라는 요청을 받은 적이 있다. 그곳은 커다란 하나의 공간을 부엌, 거실, 침실, 욕실로 겸용하고 있는 불법 개조한 지하 아파트였다. 부엌으로 사용하는 공간은 턱을 높인 마룻바닥으로 되어 있었고, L자 모양의 부엌 카운터 끝이 화장실이었다.

이런 곳에서 음식을 한다는 것은 보통 대담하지 않으면 불가능한 일일 텐데, 그 밖에도 내 눈을 끄는 기묘한 풍경이 두 가지 더 있었다. 우선 외부에 있는 건물의 기름 보일러에서 가스가 새어 나와 집안으로 흘러 들어오고 있었다. 보일러 연소 가스는 굴뚝 파이프를 통해 밖으로 나가게 되어 있었지만, 파이프 연결 부위에서 연소 가스가 새어 나와 지하 실내 공간의 온도를 높이고 있었던 것이다.

또한 실내에 있는 화장실에서도 연기가 나오고 있었다. 이건 도저히 사람이 살 수 있는 환경이 아니었다. 실내는 기름이 연소되는 냄새로 가득해서, 만약 연소 가스에 일산화탄소가 다량 섞여 있었다면 세입자는 아마 지금까지 살아 있지 못했을 것이다.

화장실에서 나오는 '연기'는 새어 나온 물이 열을 받아 증발한 수증기라는 게 드러났다. 수증기는 찬 공기와 마주치면 응결해 물방울이 맺힌다. 늘 대기 중에 있지만 우리 눈에 보이지 않는 수증기는 기체 형태로 공기 중의 다른 기체와 보이지 않게 섞여 있다.

반면 수증기가 응결하여 작은 물방울이 되면 빛을 반사하기 때문에 눈에 보이고, 물방울이 증발하면 다시 수증기가 되어 우리 시야에서 사라진다.

아마 이 지하실을 개조한 누군가가 욕실 물 히터의 자동 온도 조절기를 최고 온도에 맞추어 놓은 것 같았다. 때문에 어쩔 수 없이(만일 또 다른 난방 효과를 노린 것이 아니라면) 이와 연결되어 있는 변기 물 탱크에도 차가운 물이 아닌 뜨거운 물이 들어가고 있었다. 변기 물 내리는 손잡이는 눌러 붙어서 물 탱크 속의 플래퍼 밸브가 완전히 닫히지 않았으며, 그래서 뜨거운 물이 변기 속으로 계속 흘러 들어가고 있었다. 바로 변기에서 나온 그 수증기가 지하실의 찬 공기 속에서 소용돌이치며 흩어지는 거였다.

밀봉 링

화장실 변기는 흔히 두 개의 볼트로 바닥에 고정된다. 만약 바닥이 완전히 평평하지 않거나, 화장실 변기와 하수 파이프 플랜지 사이의 공간이 너무 크거나 작으면 변기가 흔들릴 수 있다. 변기 아래에 있는 밀봉 링은 변기와 하수 파이프 사이에서 방수 역할을 함으로써, 변기에서 빠져 나간 물이 파이프를 통해 새지 않고 바로 나가도록 해준다.

만약 변기가 좌우로 움직인다면 이 봉인이 부서져 물이 샌다. 이로 인해 변기 주변의 바닥이 젖고 아래층 천장으로 물방울이 떨어져서 그곳에 곰팡이 얼룩이 지는 것이다. 더욱이 욕실에 깔개가 깔려 있으면 이 물로 인해 곰팡이가 자랄 수 있는 환경이 조성된다.

상황이 더욱 악화되면 변기 밑의 목재가 부식하면서 변기가 기울기 시작한다. 만약 목재가 많이 부식되어 바닥이 내려앉으면 그 밑에 있는 파이프가 변기를 지지하지 못하는 수도 있다. 당신의 변기가 이렇게 기울고 있다면, 거실에 편히 앉아 있을 게 아니라 당장 수리부터 해야 한다!

또한 밀봉 링이 파열되면 하수에서 발생한 역겨운 가스가 욕실로 새어 나올 수도 있다. 그럴 때는 냄새는 느껴지지 않는데 메스꺼움과 두통만 생기기도 한다. 하수에서 발생한 가스는 간헐적으로 뿜어져 나오기 때문에 새는 곳이 어디인지 찾기 어려운 경우가 많다.

하수에서 발생한 가스가 어디로 흐를지는 파이프 안의 가스 압력과 실내 공기의 압력 차이에 달려 있다. 주택의 하수 시스템은 스택이라고 불리는 지붕 위의 열려 있는 파이프를 통해 가스를 배출하도록 되어 있다. 바람이 불면 스택 파이프와 집안의 공기 압력이 변하면서 요동친다. 공기는 언제나 압력이 높은 곳에서 낮은 곳으로 흐르기 때문에 파이프 안의 기체 압력이 실내보다 높으면 하수에서 발생한 가스가 실내로 들어온다.(특히 바람이 심한 날에는 스택 위로 바람이 불어 하수관의 압력이 변하면서, 화장실 변기 안의 수위가 변덕스럽게 오르내리기도 한다.)

밀봉 링이 온전치 못할 경우 하수에서 발생한 가스가 이곳을 통해 빠져 나오는 수가 많다. 오래된 집일 때는 벽 안에 있는 통풍 파이프가 부서져 있는 경우도 있다. 어떤 고객은 차고 지붕을 걷어내고 집안의 방을 허물고 나서야 벽 속에 있던 부서진 환기 파이프가 욕실 벽을 통해 스며 나오는 고약한 하수 냄새의 원인이었다는 사실을 알게 되었다.

2. 세면대 : 물이 새는지 확인할 것

세면대에서 물이 새는 가장 흔한 원인은 밸브 패킹(수도꼭지 둘레에서 물이 새지 않도록 막아 놓는 것)이 닳아서 그렇다. 여기서 새어 나온 물이 배너티(세면기 아래쪽의 상하수도 파이프를 감싸고, 밑에는 세면용품을 비치할 수 있도록 만든 욕실용 캐비닛 – 역주) 바닥으로 떨어지면 썩거나 냄새가 날 수 있다.

어떤 배너티에는 각종 세면용품들이 가득 차 있어서 물이 새는 것을 제때 발견하지 못할 수도 있다. 특히 하수 냄새의 역류를 막기 위해

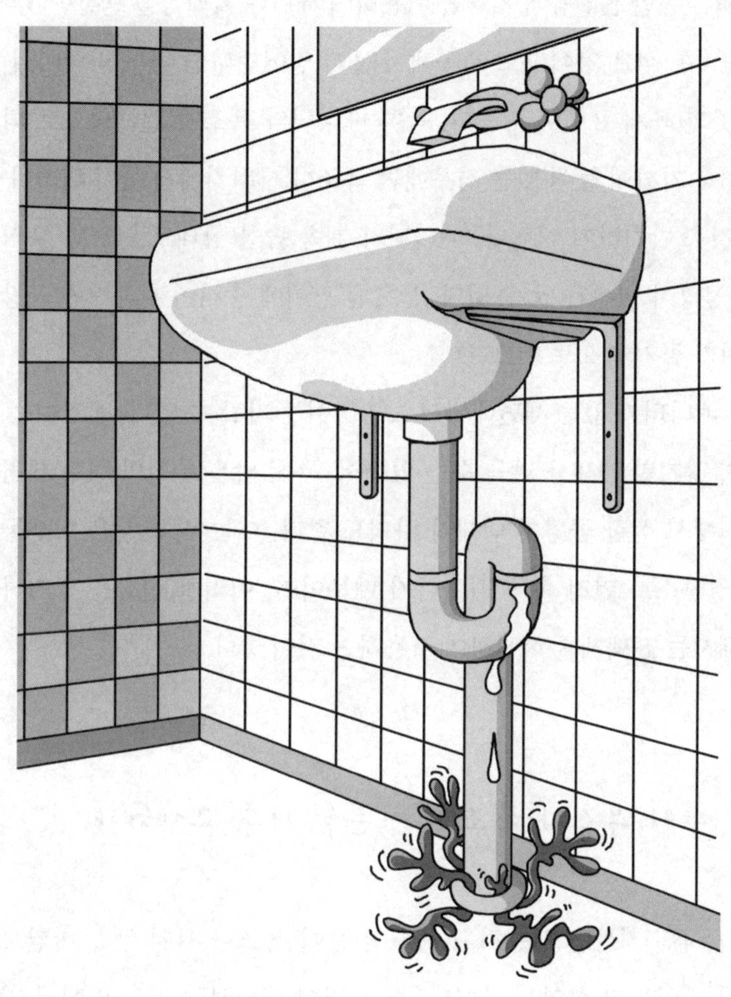

제4장 ● 욕실 : 습기와 냄새로도 고통받을 수 있다

설치한 세면기 아래 S자 하수관이나 세면기 마개 작동 레버 주위에서 물이 새기 쉽다. 물이 새는지 확인하기 위해서는 세면기에 물을 모았다 가 빼는 동안 손전등과 거울을 이용하여 세면대 아래쪽을 관찰한다.

비록 적은 양이라도 계속해서 물이 떨어진다면 나무 바닥이나 다른 곳의 목재 표면이 썩는다. 특히 배너티와 욕조가 일체형으로 되어 있거나 가까이 붙어 있는 경우에는 욕조나 샤워기에서 물이 튀거나 새는 것을 발견하기 어렵다. 배너티가 계속 습한 상태로 있으면 부식되며, 곰팡이 냄새가 날 수 있다. 물론 곰팡이에 충격이 가해지면 곰팡이 포자가 공기 중으로 떠오른다.

배너티가 없는 세면대에서도 곰팡이는 자랄 수 있다. 곰팡이는 보이지 않지만 냄새를 맡을 수는 있어서, 특히 낡은 욕실의 경우 세면대 근처에서 심한 곰팡이 냄새가 나기도 한다. 이는 비누 같은 미생물들의 영양소가 먼지 속에 넘쳐나기 때문이며, 이러한 현상을 방지하기 위해서는 표백제를 희석하여 사용하는 것이 좋다.

3. 샤워 부스와 욕조 : 커튼을 자주 교체하라

만약 샤워 커튼을 사용하고 있다면 물이 욕조나 샤워 부스 바깥으로 나가지 않는지 확인해 본다. 다른 사람이 샤워하는 것을 밖에서 지켜보면 물이 바깥으로 튀거나 떨어지지 않는지 쉽게 관찰할 수 있다. 비록 적은 양이라도 물이 새면 문제가 생기게 된다.

욕실 바닥에 타일이 깔려 있다면 젖지 않고 곧 증발되겠지만, 욕실 방수가 잘못되어 있는 곳이라면 타일 밑으로 물이 샐 수도 있다. 타일이 깨져 있다면 상황은 더욱 나빠진다. 리놀륨(시트 모양으로 된 바닥재 - 역주) 가장자리가 말려 올라간 곳에 물이 고이기도 한다. 늘 욕조 주변의 바닥을 관찰해서 썩은 곳은 없는지 확인해 본다.

어떤 아파트에서는 욕조 밑 방수용 충전재가 갈라져서, 그 틈 사이로 은밀히 물이 새고 있었다. 이렇게 샌 물은 건강에 심각한 타격을 주었다. 밑에 있는 합판 바닥으로 물이 스며들어 천식을 앓고 있는 아이의 침실로까지 번져 갔기 때문이다.

매일 조금씩 스며든 물은 여러 달 동안 침실의 카펫을 눈에 띄지 않게 적셔 왔다. 습기가 차 있는 마루 밑바닥과 패드, 그리고 카펫 먼지에서 누룩곰팡이가 자랐고 진드기와 다른 벌레들이 번식했다.

불행하게도 그 아이는 바로 그 부근에서 많이 놀았다. 그 아이가 카펫 위에서 뛰어노는 동안 공기 중으로 떠오른 곰팡이 포자와 진드기 배설물은 호흡을 통해 아이의 몸속으로 들어가 호흡 곤란을 일으켰다.

어느 날인가는 예전에 조사를 해준 적이 있는 집주인으로부터 항의성 전화를 받은 적이 있다. 그런 전화는 '주택 관리사'라면 누구나 두려워하는 전화이기도 하다. 그는 거실 천장을 지나는 욕실 파이프에서 물이 새는 것 같다며 걱정했다. 천장에서 떨어진 물이, 집안 가보로 내려오고 있는 하프시코드(피아노의 전신인 건반 악기 - 역주)의 외장을 버리게 만들었다는 거였다. 이렇게 파이프에 문제가 있다는 사실을 미리 알아내어 자신에게 알려주었어야 했다는 투로 계속 이야기를 했다. 그가 변호사라는 사실이 나를 더욱 긴장시켰다.

다음날 그의 집을 찾아갔더니, 변호사는 나를 하프시코드가 있는 곳으로 데려가서는 화난 표정으로 물이 떨어져 변색된 조그만 원을 가리켰다. 천장을 올려다보니 물방울이 맺혀 매달려 있는 것이 보였다. 2층 욕실로 올라가 본 결과, 욕조 옆 벽면에 목재로 된 베이스보드(청소할 때 더러움을 막고, 벽과 바닥 사이의 틈을 막기 위해 접하는 부분에 설치하는 횡판 – 역주)가 설치되어 있었다. 베이스보드와 욕조가 접하는 구석 부분의 타일 바닥은 말라 있는 것처럼 보였지만 트라멕스 습도계로 베이스보드를 조사해 보니 습기로 젖어 있었다.

자세히 보니 욕조 부근 베이스보드와 벽면 사이의 페인트 막에 작은 균열이 있었다. 아마도 교차 면에 있는 목재가 물에 불었다가 다시 마르면서 팽창과 수축을 반복하는 과정에서 벽면과의 사이가 벌어진 것으로 추측되었다. 나는 그에게 조금 전 샤워를 하고 난 뒤 물을 닦았느냐고 물어보았다. 그는 잠시 머뭇거리더니 그렇다고 대답했다.

그곳에서 어떤 일이 일어났던 것일까? 아마도 그는 샤워를 할 때마다 샤워 커튼을 욕조 끝까지 완전히 치지 않았던 것 같았다. 그래서 욕조 가장자리 벽면을 따라 내려간 물은 베이스보드 상단까지 흘러갔다. 그리고 일단 베이스보드와 벽면 사이에 틈이 벌어지자 물은 틈 속으로 흘러 들어가 거실 천장까지 흘러서 하프시코드 위로 떨어졌던 것이다. 나는 욕조 벽면에 물이 튀지 않도록 고안된 욕조 물 튀김 방지용 제품 하나를 추천해 주고는 가벼운 마음으로 그 집에서 나왔다.

샤워 커튼을 적절히 사용하여 물이 욕조 밖이나 샤워 공간 밖으로 벗어나지 않게 조치한다 해도 커튼 자체에서 미생물이 자랄 수 있으며, 특히 커튼 밑면은 악취의 원인이 될 수 있다. 샤워 커튼은 주기적으로 교체하는 것이 좋으며 특히 샤워 커튼이 오래도록 마르지 않으면 냄새가 날 수 있다. 곰팡이가 피어서 변색되면 쉽게 폐기하거나 교체할 수 있도록 비싸지 않은 라이너 재질의 커튼을 사용하는 것이 좋다.

많은 사람이 샤워 부스를 선호하지만 샤워 부스도 역시 깨끗하게 관리해야 한다. 샤워 부스의 가장자리에는 조금씩 때가 축적되어 잘 없어지지도 않는다! 또한 샤워 부스는 완벽히 방수가 되어야 한다. 만일 설치할 때 금속 재질과 욕조 재질 사이에 방수가 제대로 되어 있지 않으면 물이 샐 수 있다. 게다가 샤워 부스의 수직면과 수평면이 만나는 곳도 틈을 잘 메워서 방수 처리를 해야 한다.

실내에 내리는 비(?)

샤워를 마치고 나면 거울에 물이 응결되어 있는 것을 볼 수 있다. 수증기는 욕실의 모든 표면, 특히 외벽이나 단열이 되어 있지 않은 천장, 창문 등에도 응결된다. 목재로 된 창문 새시에 물이 고이면 목재가 곰팡이 때문에 썩을 수 있다.

샤워를 마치고 나면 샤워 커튼이나 샤워 부스를 조금 열어 두어 공기가 통하도록 해서 욕조나 샤워 벽면에 남아 있는 물기가 증발할 수 있게 하는 것이 좋다. 대부분의 욕실 환풍기는 욕실 벽면과 공기 중의 습기를 모두 빨아들일 수 있을 만큼 강력하지 못하기 때문에, 샤워 후에는 욕실 문도 열어 둘 것을 권한다.(욕실에서 증발한 물은 집안의 습도를 높이기 때문에 이슬점도 높아진다.)

남자 쪽 부모님이 소유하고 있던 아파트를 전세 내서 살기로 결심한 어떤 젊은 동거 커플이 나를 찾아온 적이 있었다. 남자는 천식이 있었고 그의 여자 친구는 변호사였다. 그 집에서 첫 번째 겨울을 보내던 그들은 아파트 벽면에 곰팡이가 자라고 있는 것을 발견했다. 외벽과 맞닿은 구석의 벽장 속이 가장 심했고 그들이 자는 침대 옆 벽면에도 곰팡이가 피어 있었다.

그들은 욕조에서 세탁을 한 뒤 샤워 커튼 줄에 늘 빨래를 널어두었다. 또한 두 사람 다 뜨거운 물로 오랫동안 샤워하는 것을 좋아했다. 둘 다 일하러 나가고 없는 낮 시간에는 돈을 아끼기 위하여 베이스보드 전기 히터 위의 자동 온도 조절 장치를 꺼두었다.(이런 행동이 얼마나 어리석은 것인지 나중에 드러났다!)

이들은 또한 목재 새시로 된 단열 유리 가리개를 닫아 두었다. 그 덕분에 창문은 아파트 안의 다른 곳에 있는 공기(처음에는 그리 따뜻하지는 않았다)보다 차가운 상태를 그대로 유지하였다.

창문 유리의 온도는 이슬점 이하가 되었고 창문에는 이슬이 응결하였다. 그렇게 응결되어 있다 흘러내린 물에 잠겨 있던 창문 레일이 곧 썩기 시작한 것이다. 남자의 부모는 화를 냈고, 그 아들은 천식 발작이 심해졌으며, 여자는 법률가의 기질을 발휘하여 벽장에 넣어둔 바람에 곰팡이가 피어 버린 옷들에 대해 책임을 물을 누군가를 찾기 시작했다.

욕실 관리

욕실과 관련해서 사람들이 가장 흔히 호소하는 점은 천장에 곰팡이가 피어 있다는 것이다. 샤워할 때 발생하는 따뜻하고 습기 많은 공기는 주변의 공기보다 밀도가 낮아서, 천장까지 솟아오른 뒤 차가운 천장 표면에 응결한다. 수증기 응결을 최소화하기 위해서는 욕실 천장을 충분히 단열 처리를 해야 한다. 단열 처리를 위해 욕실 개조가 힘들다면 시트폼 단열재를 천장에 붙이고 마감을 하는 것이 더 쉬울 것이다. 벽면에서도 곰팡이가 자란다면 벽면에도 역시 단열 처리를 한다.

곰팡이는 욕조와 타일 사이의 틈, 벽면, 욕실용 깔개 위에서도 자란다. 축축한 욕실 환경에서는 피부 조각, 비누 막, 바디 파우더, 벽면의 셀룰로오스나 접착제, 누수 방지 보충재, 페인트 속 수지와 같은 유기물 어디에서나 미생물이 자랄 수 있다.

습기를 억제하는 것과 더불어 곰팡이와 박테리아의 번식을 막기 위한 한 가지 방법은, 먼지를 최소화하여 미생물의 잠재적 영양분을 억제하는 것이다. 아파트에 사는 어떤 사람은 집에 먼지가 너무 많아 고통받고 있었다. 1년에 걸쳐 개조 공사를 하고 있는 윗집에서 먼지가 내려오는 바람에 특히 욕실에 먼지가 가장 많이 쌓인다고 말했다. 그녀는 이런 식으로 개조를 허용한 아파트 관계자를 고소하기 위해 증거 자료를 수집해 달라고 나에게 요청했다.

욕실 공기 중에서 샘플을 채취하여 현미경으로 조사한 결과, 욕실 내의 먼지는 주로 콘스타치(옥수수 녹말)와 섬유질의 셀룰로오스 린트로 구성되어 있다는 걸 알 수 있었다. 콘스타치는 바디 파우더에서

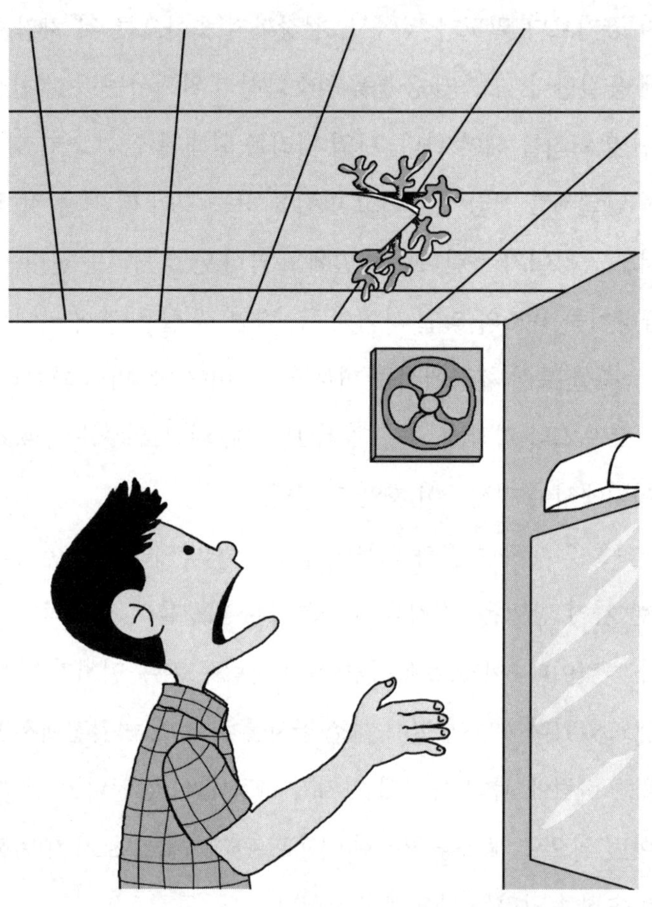

나온 게 확실하지만, 린트는 어디에서 나온 것일까? 바로 화장실 휴지가 범인이었다.

과연 내가 어떻게 조언했을까? 고소할 생각은 다 버리고, 화장실 휴지는 반드시 절취선이 있는 곳에서만 찢어야 하며, 콘스타치 대신 활석 성분으로 만든 목욕 파우더를 절제하며 사용하라고 권했다.

욕실 난방기 위에 곰팡이가 자란다면 민감한 사람에게는 위험을 초래한다. 그렇다면 천장이나 타일 틈새의 그라우트(방수용 충전재 - 역주)에서 자라는 곰팡이는 건강에 얼마나 해로울까? 이는 곰팡이 포자를 얼마나 들이마시느냐에 달려 있다.

놀랍게도 천장에서 자라는 곰팡이는 공중으로 그리 많이 떠오르지 않기 때문에 별로 문제를 일으키지 않을 수도 있다.(언젠가 한번은 천장에 있는 곰팡이들을 일부러 흔든 뒤 욕실의 공기 샘플을 채집하는 실수를 저질렀다. 그때 채집한 공기 샘플에서는 곰팡이 포자가 수천 개 나왔다!)

그라우트를 변색시키는 검은 곰팡이는 대부분 물체의 표면 밑에서 자라며 쉽게 공중으로 떠오르지 않는다. 하지만 이 곰팡이 역시 냄새를 풍기고 포자를 만들어내는 게 분명하므로 표백제를 희석하여 청소해 주는 것이 좋다.

곰팡이와 박테리아의 성장을 억제할 수 있는 또 하나의 방법은 습도를 낮추는 것이다. 욕실에 항상 습기가 많은 것은 당연한 일이지만, 환기가 충분치 못하면 상황은 악화된다. 과다한 습기가 오랫동안 계속되면 미생물의 증식은 더욱 가속되기 때문이다. 욕실을 깨끗하고 건조하게 유지하면, 식구들에게도 좋고 다른 방의 환경에도 도움이 된다.

환기

샤워하고 난 뒤에는 욕실 문을 조금 열어 두는 것이 좋다. 만약 습기가 맺혀 있다면 조그만 송풍기를 작동시켜 좀더 빨리 증발할 수 있게 한다. 송풍기는 무심결에 넘어뜨리지 않도록 주의하여 설치하고, 선이 발에 걸려 플러그가 뽑히지 않게 역시 주의한다.(곰팡이가 있는 욕실 표면을 청소할 때 그 앞에 송풍기를 틀어 놓아 포자가 날리게 해서는 안 된다.)

알레르기를 앓고 있던 한 고객은 환풍기를 틀지 않은 상태에서 욕실에 머무를 때면 항상 기침이 시작됐다. 그 이유는 무엇일까? 그 욕실은 1층에 위치하고 있어서, 겨울철에 따뜻한 공기가 위로 올라가 집의 맨 위에서 외부로 빠져 나갔다.

공기가 빠져 나가면 그 자리에는 외부에서 찬 공기가 스며 들어오게 된다. 이 집 욕실의 외부 배출구 주위는 그리 잘 밀폐되어 있지 않았기 때문에 환풍기가 꺼져 있을 때에는 외부의 찬 공기가 배기관을 타고 새어 들어왔다.

한편 배기관 내부의 온도가 낮아서, 환풍기가 작동하여 습기 많은 욕실 공기가 배기관을 지날 때는 배기관 내부에 물이 응결하면서 내부의 먼지 위에 곰팡이가 자라났다. 따라서 내부에 곰팡이가 자라고 있는 배기관을 통해서 외부 공기가 들어올 때는 포자가 함께 욕실로 들어와 날리게 된 것이다.

결국 그 고객은 환풍구를 폐쇄했고, 그 뒤부터 욕실에 있을 때 기침을 하는 일도 없어졌다. 그는 대신 창문을 설치하여 욕실 공기를 빠져 나가게 하였다. 집에 있는 환풍기를 작동시킬 때 외부 배출구의 댐

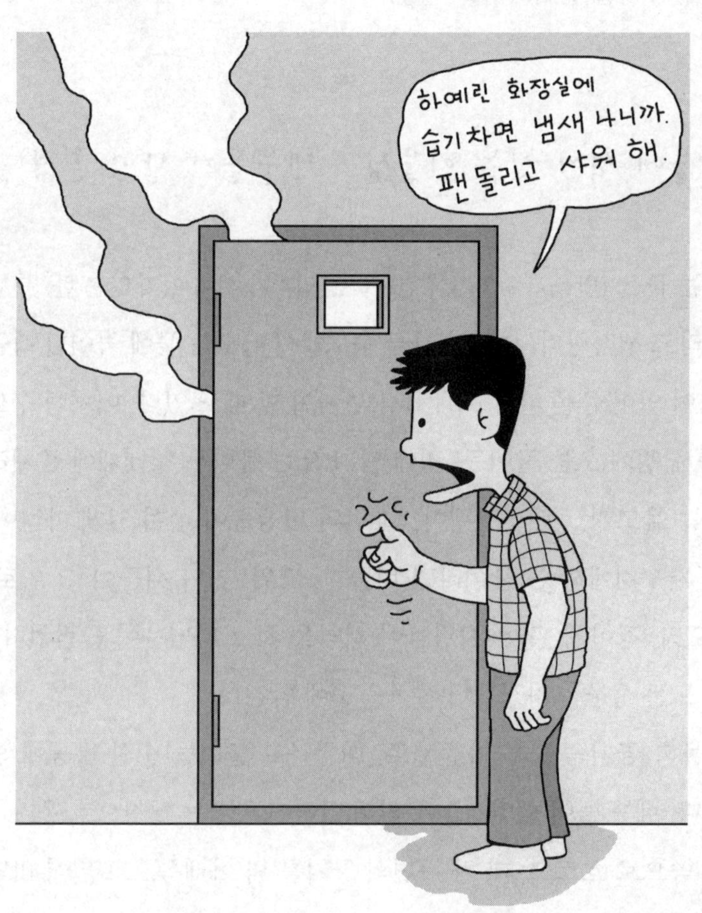

제4장 ●욕실 : 습기와 냄새로도 고통받을 수 있다

퍼가 열리는지, 그리고 환풍기를 꺼놓았을 때 댐퍼가 닫히는지를 확인해 봐야 한다. 그리고 다른 종류보다 환기 능력이 뛰어난 다람쥐 통 모양의 환풍기를 설치하라고 권한다.

4. 물에 섞여 있는 이물질 : 생물들이 살던 흔적

우리는 물을 (빛을 흡수하거나 반사하는 입자가 섞여 있지 않는 한) 투명한 액체라고 생각한다. 하지만 가끔 수도에서 나오는 물에 녹이나 광물질이 섞여 있어 물을 버리고 새 물을 받아야 할 때도 있다. 이처럼 수도관을 통해 집에 오는 물이든, 병에 담겨 오는 물이든 생태계에 존재하는 물에는 물고기, 식물, 달팽이, 그 밖의 미생물이 섞여 있게 마련이다. 혹은 저수지에서 온 물이라면 비둘기, 거위, 기타 새들이 그 위로 날고, 오리, 강아지, 혹은 사람들이 헤엄을 치고 다녔음이 틀림없다. 이처럼 모든 생물은 자신들의 흔적을 물에 남긴다.

물과 공기는 모두 유동체로, 대류라고 불리는 순환 운동에 의해 섞인다. 예를 들어 백열전구에 의해 덥혀진 공기는 천장으로 올라가서 벽면 쪽으로 흐르고, 더 찬 주변의 공기를 벽 아래쪽으로 밀어 바닥으로 보낸다. 마찬가지로 저수지나 호수에 있는 따뜻한 물은 표면에서 흐르고 상대적으로 차가운 물은 밑으로 가라앉는다. 가을이 되어 표면의 물이 차가워지면 상층부에 있던 물도 역시 차가워진다. 따라서 차가워진 물이 밑으로 가라앉으면서 조용히 순환하기 시작한다.

기온의 영향을 받아 물에 층이 형성되는데, 공기와 가까이 있는 수면 근처의 따뜻한 물에는 차갑고 정체되어 있는 아래쪽 물보다 상대적으로 많은 산소가 녹아 있다. 수심에 따라 서로 다른 미생물들이 사는 이유는 이들이 각기 필요로 하는 산소와 영양분의 양이 서로 다르기 때문이다. 따라서 봄철과 가을철에 물이 위에서 아래로 순환할 때는 물속에 살고 있는 유기체들도 크게 흩어지고 뒤섞인다.

물이 크게 뒤섞이는 시기에 저수지에서 끌어낸 물에 섞인 미생물은, 물이 조용히 머물러 있는 계절에 끌어낸 미생물과는 다르다. 이러한 미생물 중에는 조류(藻類), 곰팡이, 심지어 질병을 일으키는 박테리아와 아메바가 섞여 있기도 하다.

선진국에서는 취수장과 각 가정 사이에 위치한 정수장에서 사람에게 해로운 물질들을 걸러낸다. 정수장 필터와 염소로 정수되는 과정에서 물속에 존재하는 심각하게 해로운 물질들은 대부분 제거되지만, 그렇다고 완벽히 제거되는 것은 아니다. 또한 정수장에서 나와 각 가정으로 가는 동안 일어나는 미생물의 번식까지 막을 수는 없다. 미생물은 항상 번식하며, 특히 수도 파이프 내벽에서 많이 번식한다.

우리가 샤워를 할 때 샤워기에서 나온 물은 작은 물방울로 부서지는데, 이 중 일부는 우리가 호흡할 수 있을 정도로 미세해진다. 사람들 대부분은 폐와 면역 시스템의 보호 활동으로 아무런 문제를 느끼지 못하지만, 면역력이 떨어진 사람이나 노약자들은 물에 섞여 있는 미생물로 인해 질병이 생기기도 한다.

때로 치명적인 폐질환으로 발전하는 레지오넬라병은 따뜻한 물에서 가장 잘 자라는 레지오넬라 박테리아로 인해 발생한다. 집에서 샤워하다가 이 병에 감염된 사례는 아직 없지만, 호텔과 병원에서 샤워하다가 감염된 사례는 있다. 좋지 않은 물을 욕조에 받아 놓고 목욕하면서 그 수증기를 호흡하는 경우에도 감염될 가능성이 있다.

폐암을 일으키는 방사성 원소인 라돈도 건강을 위협하는 물질 가운데 하나다. 라돈 수치가 높은 지역의 지하수에는 라돈이 함유되어 있으며, 이러한 물이 집에 들어오면 그 안에 용해되어 있던 라돈 가스도 함께 집안으로 들어온다. 이러한 물로 샤워를 하면 용해되어 있던 대부분의 라돈 가스가 기화되어 우리가 숨쉬는 공기 중으로 날아간다.

수돗물은 시 당국에서 라돈 테스트를 하지만, 개인적으로 지하수를 쓸 때는 그렇게 하지 못하는 경우가 많다. 만약 집에서 지하수를 사용하고 있다면 라돈 테스트 키트를 사서 현재 쓰고 있는 물을 실험해 보기를 바란다. 미 환경보호국 기준 공기 중 라돈 함량 최대 허용치는 공기 1리터당 4피코퀴리(방사능의 단위이며 공기 1리터당 1피코퀴리는 1초에 0.37번의 붕괴가 일어난다는 뜻이다 – 역주)다.

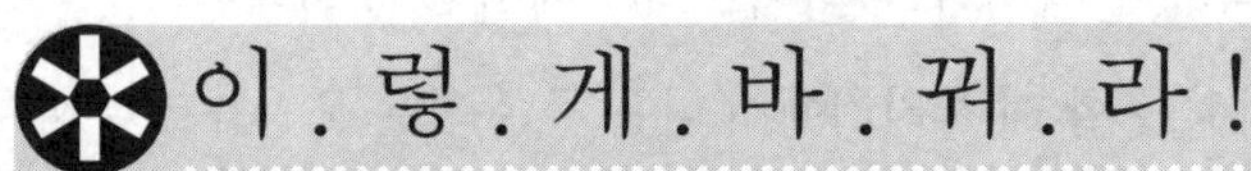

화장실
- 변기가 느슨해져 있거나 욕실에서 하수도 냄새가 난다면, 겉으로 보기에 멀쩡하더라도 변기의 밀봉 링을 교체한다.
- 변기 수조 외벽에 이슬이 맺힌다면 수조 밑에 응결된 물을 받을 용기를 놓아둔다.

세면대

● 세면대가 샌다면 조속히 수리한다.

● 세면대에 물이 흘러넘치는 것을 방지하는 구멍 주위에서 냄새가 날 수 있다. 이때
는 희석한 표백제를 이용하여 청소한다.

샤워, 욕조

● 만약 샤워 커튼을 사용하고 있다면 이를 주기적으로 교체해 준다.

● 샤워 후 욕실 안에 계속 축축한 상태로 남아 있는 것들은 잘 마를 수 있도록 조치
해야 한다. 예를 들어 젖은 수건 등이 바닥에 쌓여 있지 않도록 한다.

● 미끄럼 방지용 고무 매트에서 냄새가 난다면 희석한 표백제에 담가 둔다.

● 샤워 후에는 환풍기를 사용하여 욕실 안의 수증기가 빨리 빠져 나가고 욕실이 빨
리 마를 수 있도록 한다. 램프에서 나온 열도 습기를 빨리 없애는 데 도움이 된다.
샤워 후에는 한동안 욕실의 불을 켜놓고 문도 약간 열어 둔다.

● 콘스타치(옥수수 녹말)가 함유된 바디 파우더보다는 미생물의 먹이가 될 수 없는
활석 성분의 목욕 파우더를 절제하여 사용한다.

기타

● 창문이나 환풍기, 혹은 창문과 환풍기 모두를 통해서 수증기가 확실히 배출되고
있는지 확인해 본다.

● 곰팡이의 번식을 최소화하기 위해서는 희석한 표백제를 사용해도 좋다. 곰팡이
제거 작업을 할 때는 미국산업안전보건연구원(NIOSH)에서 인증한 N95 마스크
를 착용하고 환풍기를 가동시킨다. 희석 표백제를 이용하면 천장, 벽, 그라우트에
서 자라는 곰팡이를 죽일 수 있다.

● 천장이나 벽면 타일 틈이 벌어진 것은 즉시 수리한다.

● 특히 욕실 안의 냉난방기 위에는 먼지가 없도록 주의를 기울인다.

● 욕실 안에 곰팡이가 생길 염려가 있다면 욕실 안에서 옷을 말리지 않는다.

● 지하수를 사용하고 있다면 라돈 함량 테스트를 해본다.

● 곰팡이가 자랄 확률을 최소화하고 싶다면 집 수리를 할 때 욕실 벽과 천장에 단열
처리를 한다.

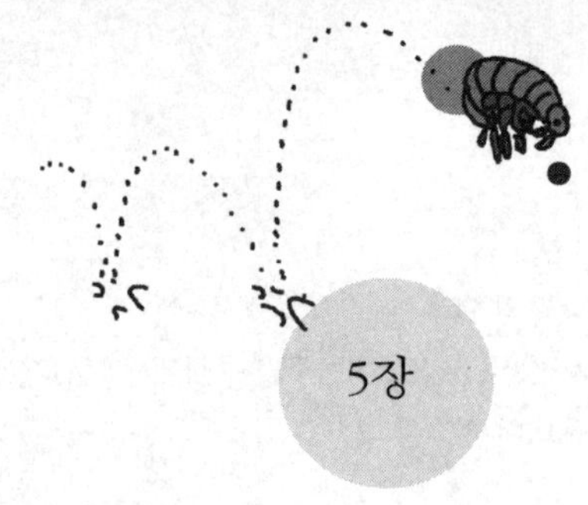

5장

거실

온 가족이 쉬는 공간, 과연 안전한가?

우리는 보통 밤에 잠자리에 들기 전에 외부 위험으로부터 가족들을 보호하기 위하여 현관문부터 잠근다. 하지만 우리를 위협하는 요인은 집 안 내부에도 있다.

1. 장작을 이용하는 벽난로와 스토브

어떤 젊은 엄마가 벽난로에 통나무를 넣고 있었다. 그때 소파에서 잠을 자고 있던 어린 아기가 잠을 깼다. 엄마는 아기가 굴러 떨어지지나 않을까 염려되어 벌떡 일어나 황급히 달려가다가 발가락을 커피 테이블에 심하게 부딪혔다. 극심한 고통을 느낀 그녀는 아이를 안고 서둘러 응급실을 갔다 오느라 벽난로 문을 열어 놓았다는 사실을 까맣게 잊고 있었다.

한밤중에 그녀의 남편은 욕실에서 나는 신음 소리에 잠에서 깼다. 아내가 변기 위에 앉아서 몸을 구부리고 있는 것을 보았지만 아까 입은 발가락 상처 때문에 그러려니 생각하고 그냥 잠자리로 돌아갔다.

잠시 후 남편은 의식을 잃고 바닥에 쿵 하고 떨어졌으며 그 소리를 들은 아내가 놀라서 침실로 달려왔다. 불행 중 다행히도 그녀는 자신이 메스꺼움을 느꼈던 것, 그리고 남편이 의식을 잃고 침대에서 떨어진 것이 모두 일산화탄소 중독이라는 사실을 불현듯 깨달았다.

그녀는 침실 창문을 활짝 연 뒤, 아기를 살펴보고 나서 남편에게 돌아왔다. 다행히 남편은 창문으로 들어온 신선한 공기를 마시고 의식을 되찾은 상태였다. 그날 밤 이들 가족은 얇은 옷만 입은 채 얼어붙을 듯한 겨울 찬바람 속에서 떨어야 했다.

그들은 왜 이런 일이 생겼는지 알아봐 달라며 조사를 요청했다. 언제나 따뜻한 공기는 위로 오르고 밀도가 높은 차가운 공기는 아래로 가라앉게 마련이다. 집안 한가운데에 있는 굴뚝은 바깥 날씨가 춥다고 하더라도 따뜻한 실내 벽으로 둘러싸여 있고, 또 연관(煙管)을 통해 집 안의 따뜻한 공기가 올라가기 때문에 따뜻함을 잃지 않는다.

하지만 이 집의 굴뚝은 건물 외벽에 설치되어 있었으므로, 벽난로에 불이 없을 경우 외부 굴뚝의 온도는 거의 바깥 공기 온도에 근접하게 된다. 겨울철의 찬 외부 공기는 이러한 굴뚝을 통해 밑으로 가라앉으며 집안으로 들어오는데, 이러한 현상을 가리켜 '다운드래프팅'(downdrafting)이라고 한다. 소방서에서는 그 집에 있던 보일러에 결함이 있어서 농도가 매우 높은 일산화탄소가 발생한·것으로 판단했다.

일산화탄소는 무색, 무취이지만 매우 치명적인 가스다(일산화탄소가 어떻게 발생하는가에 대해서는 본 5장의 뒷부분에서 살펴볼 것이다). 벽난로의 연관은 보일러 연관과 같은 굴뚝에 나란히 위치했다. 사고가 있던 날 밤, 굴뚝 위 보일러 연관에서 나온 일산화탄소 가스가 바람에 의해 인접해 있는 벽난로 연관을 타고 다시 내려간 뒤, 우연히 열려 있던 벽난로 문을 통해 집안으로 들어온 것이다. 덕분에 한밤중에 그 집 일가족은 순식간에 죽음의 문턱까지 갔다 온 셈이 되었다.

이와 비슷한 사례는 난방 시스템의 연관과 벽난로 연관이 같은 굴뚝 안에서 서로 인접해 있는 다른 집에서도 찾아볼 수 있다. 때때로 두통과 메스꺼움을 느끼던 한 노부부가 동네 소방서에 의뢰해 집안의 일산화탄소 수치를 여러 차례 검사해 보았지만 아무런 이상도 발견되지 않았다. 왜냐하면 조사관들이 집에 올 때마다 바람의 방향이 바뀌었기 때문이다.

결국 조사관 가운데 한 명이 벽난로 댐퍼(바람문)를 늘 열어 두는

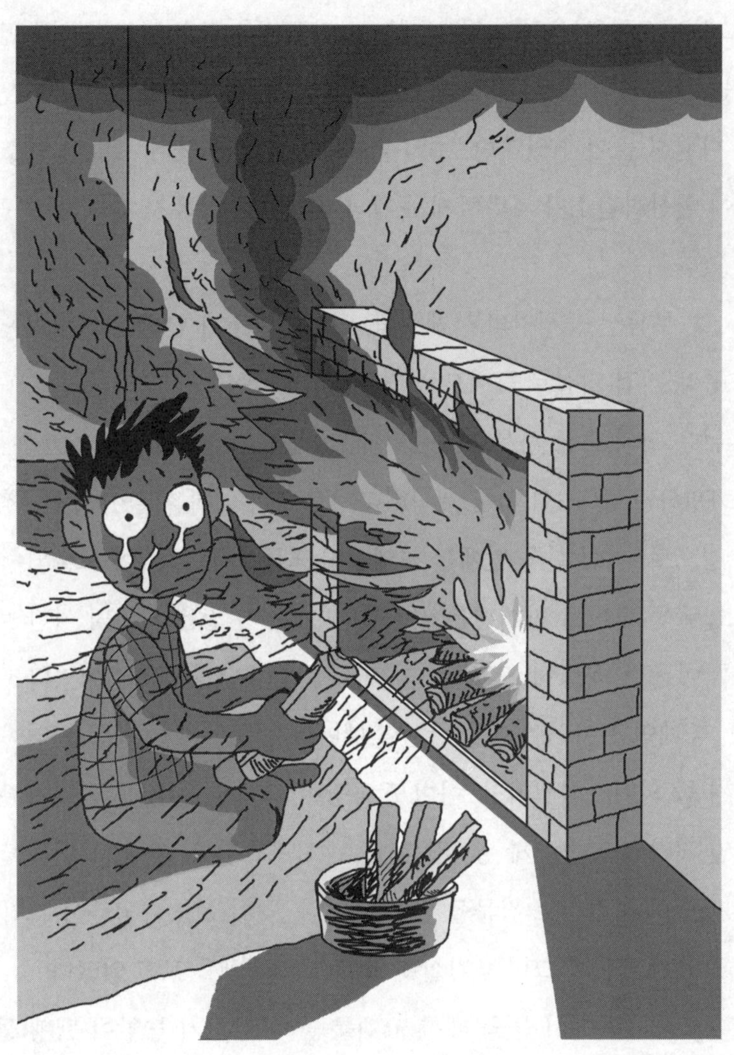

것에 의심을 품었고, 벽난로를 사용하지 않을 때는 댐퍼를 반드시 닫아 두라고 조언하면서 문제가 해결되었다.

벽난로를 사용하지 않을 때는 어떤 경우라도 벽난로 댐퍼를 닫아 두는 것이 좋다. 만약 당신의 집 굴뚝 안에 난방 시스템과 벽난로 연관이 나란히 들어가 있다면, 주기적으로 전문가를 불러 보일러 연소 가스에 일산화탄소가 과다하게 포함되어 있지는 않은지 체크해 볼 필요가 있다.

한 부동산 중개인의 사례처럼, 일산화탄소가 난방 시스템의 연관을 통해 직접 거실로 들어오는 경우도 있다. 어느 추운 겨울날 그녀는 한 낡은 집의 오픈 하우스(중개인이 집주인을 대신하여 집을 일반 손님에게 개방하는 행사 – 역주)를 계획했다. 1층에 부엌과 거실이 있는 3층짜리 집으로, 거실 한쪽 면에는 인테리어 벽돌로 된 굴뚝이 노출되어 있었고 굴뚝의 바로 반대편은 기관실이었다. 이 집은 기존의 석탄 보일러를 이용한, 육중하고 고전적인 가스 온풍식 난방 시스템이었다.

중개인은 자신이 집을 방문할 때마다 집주인이 왜 창문을 열어 두는지 좀 의아스러웠지만, 아마도 곰팡이 냄새 같은 것을 숨기기 위해서일 거라고 단순하게 생각했다. 오픈 하우스가 있던 날, 그녀는 집안을 따뜻하게 하려고 창문을 닫아 두었다. 찾아오는 손님들이 그리 많지 않았기 때문에 그녀는 거실에 앉아 조용히 책을 보고 있었다.

그런데 책에서 눈을 떼어 고개를 들자 갑자기 눈앞이 뱅뱅 돌았고, 너무 어지러운 나머지 집밖으로 빠져나오는 것조차 무척 힘들었다. 나머지 오픈 하우스 시간 동안 추운 바람을 맞으며 마당에 나가 앉아 있어야 했던 그녀는, 결국 창문을 열어 놓은 채 그 집을 떠나면서, 집주인에게 가스 중독을 주의하라는 메모를 남겨 놓았다.

왜 이런 일이 생겼을까? 알고 보니 난방용 노(爐)에 딸린 통풍 파이프 상단 이음새 부분의 커다란 금속 조각이 떨어졌기 때문이었다. 이곳을 통해 일산화탄소 농도가 높았던 연소 가스가 새어 나와 기관실로 스며들었고, 다시 기관실 출입구를 통해 거실로 들어왔던 것이다. 그 부동산 중개인은 결국 굴뚝 안에 앉아 있었던 셈이었다.

하강 역류(下降逆流)

장작을 태우는 스토브 역시 위험할 수 있다. 어떤 부부가 산속에 있는 오두막집에서 죽을 뻔했던 경험을 들려 주었다. 그 오두막집은 가파른 경사면에 있었으며 장작 스토브로 난방을 한다고 했다. 단열 처리가 되어 있지 않은 금속제 굴뚝 파이프는 1층 거실 벽면에서부터 오두막의 외부 벽면을 따라 2층으로 올라가 지붕 아랫부분까지 연결되어 있었다.

잠자리에 들기 전 남편은 불씨가 완전히 꺼지지 않도록 스토브 댐퍼를 조금 열어 두었다. 한편 바깥에서는 바람이 언덕 아래쪽을 향해 불어서, 이 오두막집의 굴뚝 파이프와 지붕도 언덕 위쪽에서 불어오는 바람을 맞고 있었다.

결국 차가운 바깥 공기가 굴뚝 속으로 들어오면서 타다 남은 불씨들과 연기가 스토브 앞면의 틈을 통해 거실로 역류하게 되었다. 불씨들이 타면서 많은 일산화탄소가 발생했고 오두막집은 이내 유독 가스로 가득 찼다. 다행히 남편은 구토와 어지러움을 느끼다 잠에서 깼고, 뭔가 잘못되었다고 생각하고는 창문을 모두 열어 환기를 시켰다.

이런 사고를 막기 위해서는 스토브에서 목재가 타는 동안 굴뚝으로 올라가는 연기의 힘이, 위에서 짓누르는 힘보다 더 세야 한다. 그날 밤 언덕 위쪽으로 난 창문을 열어 두었기 때문에 그나마 큰 위험을 모면할 수 있었다. 언덕 위에서 밑으로 불던 바람이 창문을 통해 들어와 오두막집 안의 압력을 높였고, 이로 인해 굴뚝의 연소 가스를 다시 밀어올린 것이다. 다시 말해 하강 역류의 방향을 되돌린 것이다.

특히 외부 벽면에 굴뚝이 설치되어 있는 경우에는 이러한 하강 역류가 건강을 해치기도 하지만 장작에 불이 붙는 것을 어렵게 만들기도 한다. 하강 역류가 있으면 연기가 집안으로 역류해 들어오는 일도 종종 생긴다. 언젠가 꽤 성대한 집들이 파티에 초대받은 적이 있었다. 집주인은 많은 친구를 저녁 식사에 초대했다. 파티가 절정에 이를 무렵 집주인이 벽난로에 점화하겠다고 외치자, 크고 화려한 거실에 모여 있던 사람들이 잔뜩 기대를 하며 웅성거렸다. 그런데 벽난로에서 나온 연기가 굴뚝으로 올라가는 대신 거실로 쏟아져 들어오면서 먹구름처럼 천장으로 퍼져 나갔다. 사람들 사이에 대화가 중단되고 기침 소리가 들렸지만 아무도 연기에 대해 불평하지 않았다. 아마도 집주인의 마음이 상할까 봐 손님들이 배려하는 듯싶었다.

하강 역류가 없다고 해도 벽난로, 혹은 장작을 태우는 스토브에서는 약간의 연기라도 집안으로 들어오게 마련이다. 이는 어린이나 천식을 앓고 있는 사람에게 해가 될 수 있으므로, 그런 사람들은 벽난로나 장작 스토브를 피하는 게 좋다. 물론 이런 연기에 대해 알레르기가 없는 사람일지라도 사람이 많이 모여 사는 지역에 거주한다면, 천식을 앓고 있는 다른 사람들을 생각해서 장작을 태우는 벽난로나 스토브를 설치하는 것은 피하는 편이 좋겠다.

장작을 땔감으로 사용하는 것에 대해 또 한 가지 우려스러운 점은, 어떤 사람들은 장작에 살고 있는 곰팡이나 벌레에 대해서도 알레르기가 있다는 것이다. 장작을 집안에 들여 놓거나 실내 어딘가에 쌓아 두었을 때 알레르기 유발 물질이 공기 중에 떠오르든지, 카펫 위에 떨어질 수 있다. 굳이 벽난로에 대한 미련을 떨쳐 버리기 어렵다면 장작을 밖으로 옮겨 놓거나 주의해서 보관해야 한다.

연기 속 찌꺼기

나무는 주로 섬유소로 구성되어 있다. 섬유소는 타면서 우선 열에 의해 분해되고(열로 인한 화학 변화), 이때 수증기와 메틸알코올 증기, 그리고 기타 여러 가지 화학 성분을 가진 증기가 발생한다. 벽난로 안에는 숯(나중에는 결국 타게 되지만)과 재가 남으며, 몇몇 화학 물질과 알코올 증기는 불꽃 속에서 연소된다.

목재를 태울 때 발생하는 연기에는, 찬 공기와 마주치면서 응결된 작은 수증기 방울들과 그 밖에 타지 않은 화학 성분이 포함되어 있다. 하지만 이러한 화학 물질 중 일부는 외부 공기와 만나기 전에 차가운 굴뚝 벽면에 응결되면서 크레오소트(creosote)라고 불리는 타르 비슷한 물질을 형성한다.

이렇게 굴뚝 내부에 달라붙은 물질은 계속해서 아래에 있는 불길에 의해 광택을 가진 숯과 비슷한 가연성 물질로 변한다. 애플파이를 구울 때 안에 있던 단물이 밖으로 나와 오븐 바닥에 떨어진 뒤 열에 의해 분해되면서 검은색 광택을 내는 물질이 되는 것과 마찬가지 현상이다〔섬유소와 당(糖)은 모두 포도당으로 되어 있다〕.

크레오소트 냄새는 매우 강해서, 하강 역류가 있으면 집안 전체에 탄 나무 냄새가 가득 차게 된다. 또한 벽난로와 장작 스토브의 연소 파이프를 깨끗이 관리하지 않으면 내부에 크레오소트가 잔뜩 달라붙는다.

내가 아는 어떤 집은 해마다 해야 할 굴뚝 청소에 그리 신경을 쓰지 않았다. 어느 크리스마스 날 이 가족은 선물 포장에서 벗겨낸 포장지 다발을 한꺼번에 벽난로 안에 집어넣었다. 그러자 갑자기 우지직하는 소리가 나더니 커다란 불꽃이 벽난로에서 확 솟구쳐 나왔다. 굴뚝 안쪽에 달라붙어 있던 크레오소트에 불이 붙어 굴뚝 전체에 불길이 가득 찼던 것이다.

굴뚝이 특별히 내화 처리가 되어 있지 않았던데다가 모르타르가 녹아내리고 그 틈으로 불길이 새어 나왔기 때문에 하마터면 집이 모두 타버릴 뻔했다. 이럴 경우 벽돌 안쪽에 내화 처리가 되어 있다 하더라도 크레오소트에 한꺼번에 불이 붙어 급격히 열이 상승하면 굴뚝 안쪽의 내화물이 녹고 균열이 발생하면서 굴뚝이 무너져 내릴 수도 있다. 다행히 전화를 받고 신속히 출동한 소방관들 덕택에 불길을 잡을 수 있었다.

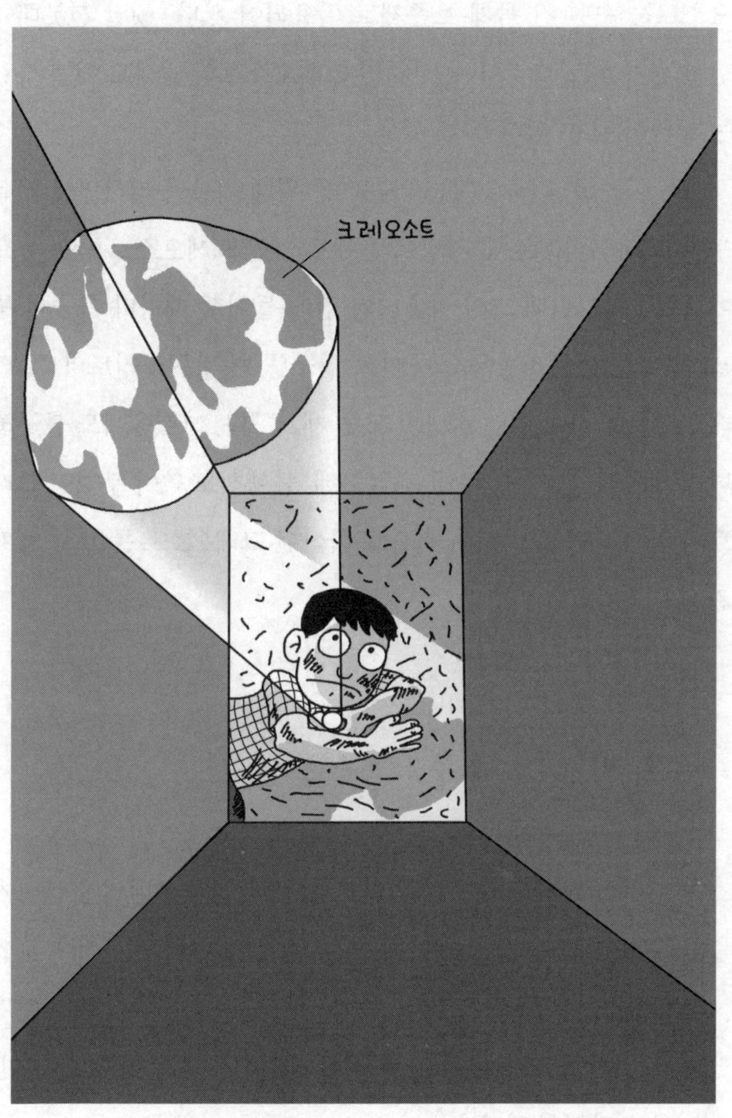

크레오소트

크레오소트는 일부 유용한 용도를 가지고 있어서, 용매에 녹인 크레오소트는 수년 간 목재 보존제로 이용되어 왔다. 옛날 전봇대에서 나던 냄새가 바로 그것이다. 하지만 크레오소트의 냄새도 어떤 사람에게는 자극이 될 수 있다.

내가 아는 한 건축업자는 약혼녀를 위해 집을 수리하면서 거실과 외부 데크 사이의 낡은 문지방에 용매로 녹인 크레오소트를 큰 통으로 쏟아 부었다. 그런데 그의 약혼녀가 집에 들어설 때마다 가슴에 통증을 느끼자 그는 문지방은 물론이고 입구 주변의 콘크리트와 그 밑에 크레오소트로 젖어 있던 흙까지 모두 제거했다. 그랬음에도 불구하고 그녀는 계속해서 호흡 곤란을 겪었는데, 불행히도 쏟아 부었던 크레오소트의 양이 너무 많아서 주변으로 확산된 크레오소트를 모두 제거하기란 역부족이었던 것이다.

2. 가스 벽난로, 촛불, 그을음

가스 벽난로는 장작을 태우는 벽난로보다 더 쉽게 로맨틱한 분위기를 연출할 수 있다. 장작을 준비하고, 이를 운반해서 한쪽 구석에 보관하며, 바닥에 떨어진 나무 조각들, 톱밥, 재 등을 청소해야 하는 번거로움 없이 스위치 조작 하나로 모든 것이 해결되기 때문이다. 하지만 가스 벽난로도 단점이 있다.

불완전 연소가 될 경우 가스 불꽃의 부산물로 일산화탄소가 발생한다. 완전 연소의 경우 연료에 들어 있던 탄소 원자 하나가 대기 중의 산소 원자 두 개와 결합하여 이산화탄소를 만들지만, 불완전 연소가 될 경우엔 산소 원자 하나와 결합하여 일산화탄소가 만들어진다. 이산화탄소를 만들기 위하여 일산화탄소는 여전히 산소와 결합할 수 있기 때문에, 일산화탄소는 공기 중에서 연소한다.(공기 중에서 '연소' 하기 위해서는 산소와 화학 결합을 할 수 있어야 한다.)

가스 불꽃으로 인한 또 하나의 문제는 그을음이다. 흔히 등유와 장작을 땔 때 그을음이 발생하는 것으로 알고 있지만 가스 불에서도 그을음이 발생할 수 있다. 스토브 안에서 가스가 정상적으로 연소되고 있을 때에는 대기 중의 충분한 산소와 섞이고 있기 때문에 파란 불꽃을 보이며 완전 연소된다. 하지만 산소가 충분치 못하다면 불완전 연소하게 된다.

어떤 탄소 원자는 산소와 결합하여 이산화탄소가 되는 반면 다른 어떤 탄소 원자는 산소와 결합하여 일산화탄소가 된다. 또한 어떤 탄소 원자는 산소 원자와 전혀 결합하지 못하고 자기들끼리 서로 결합하여 그을음이 된다. 눈에 보이지 않는 미세한 입자들이 많이 모여서 눈에 보이게 되는 것이다. 이들 입자들이 불꽃 속에서 가열되면 노란색 빛을 낸다.

가스 스토브와는 달리 가스 벽난로에서는 가스가 타기 전에 공기와 충분히 섞이지 못하기 때문에 노란색 불꽃이 생겨나며, 그 과정에서 피할 수 없이 생겨나는 부산물이 그을음이다(목재와 초의 노란색 불꽃에서도 백열광을 내는 탄소 입자가 생겨난다.)

그을음은 단지 집안을 더럽히는 것으로만 끝나는 것이 아니며, (기타 연소시 발생하는 부산물과 함께) 알레르기나 천식이 있는 사람이 호흡할 때 자극을 일으킨다. 그을음에는 또한 벤조피렌 같은 여러 가지 발암 물질이 함유되어 있으므로 오랜 기간 동안 노출되지 않는 것이 좋다.

병에 담긴 초를 사용하는 것도 몸에 해롭다는 것이 최근 밝혀졌다. 이러한 초들 가운데 일부는 해로운 수준의 납 성분을 공기 중에 방출하는 것으로 조사되었기 때문이다. 일부 양초 제조업자들이 심지가 끝까지 꼿꼿이 서 있을 수 있도록 이를 좀더 딱딱하게 만들기 위해 납으로 만든 실을 심지 속에 첨가한다고 한다. 납이 가열되면 공기 중으로 날아가 사람의 몸에 흡입될 가능성이 있다.

3. 위험한 벌집 제거하기

한번은 어떤 집을 조사하는데 거실의 모든 창문이 테이프로 봉해져 있는 것을 발견했다. 그 이유를 주인에게 물으니, 벌이 들어오지 못하게 하기 위해서라고 대답했다. 그 집의 높이 솟은 굴뚝 위에서 벌들이 바삐 움직이는 것을 목격했던 터라, 오히려 벌들이 굴뚝을 타고 집안으로 들어올 가능성이 더 많아 보였다. 집주인은 벽난로에 연기를 피워 벌들을 쫓아버리면 어떻겠느냐고 물었다. 나는 해충 처리 전문가에게 의뢰하여 벌집을 옮기라고 충심으로 권했다.

몇 주 후 그는 전화를 걸어, 새로 사려고 하는 집이 있으니 미리 검사해 달라는 요청을 했다. 통화를 하던 중에 그때 그 벌집은 어떻게 처리했느냐고 물었더니, 그는 사연 많은 이야기를 털어놓았다. 해충 처리 전문가는 벌집을 옮기는 작업을 하는 데 500달러를 요청했고, 너무 비싸다고 생각한 집주인은 자신이 직접 연기를 피워 벌들을 쫓아버리기로 결심했다.

벽난로에 불을 때기 시작하자 굴뚝에서 올라간 열로 인해서 벌집이 녹아 버렸고, 결국 벌집의 절반 정도가 굴뚝 아래로 떨어져 집안으로 들어왔다. 순식간에 수십 마리의 벌들이 집안으로 쏟아져 들어오는 바람에 집주인은 미처 피할 겨를도 없이 벌에게 7군데나 쏘였다. 그나마 벌침 알레르기가 없었던 것이 천만다행이었다. 이제 그 굴뚝에는 크레오소트뿐 아니라 벌꿀까지 잔뜩 묻어 있어서 이번에야말로 전문가를 불러 청소를 하지 않을 수 없게 되었다.

새로 조사를 하기로 한 또 다른 집 거실을 살펴보니, 미닫이 문 위쪽 페인트가 약간 불룩하게 솟아 있는 것이 눈에 띄었다. 집을 구매하려는 사람과 함께 그곳으로 다가가 자세히 들여다보았다. 그곳을 손가락으로 누르자 페인트가 커다란 조각이 되어 떨어져 나가면서 속에 커다란 구멍이 보였다.

조사 결과 벽 속에는 벌집이 들어 있었으며, 벌집을 확장하기 위하여 벌들이 건식벽체의 회반죽 일부와 종이를 뜯어낸 것으로 보였다. 미닫이 문 바깥쪽을 보니 벌들이 드나든 구멍이 확연하게 보였지만 다행히도 그 벌집에는 더 이상 벌들이 살고 있지 않았다.

그나마 위의 사례들은 지금부터 소개하려는 얘기에 비하면 아무것도 아닐 것이다. 한 여성이 자신의 집 거실 벽면에 얼룩이 져 있는 것을 발견하였다. 그 부분을 손가락으로 문질러 보았더니 끈적끈적한 벌꿀이 묻어 나왔다. 벽면을 자세히 들여다보니 조그마한 벌꿀 방울이 사방에 맺혀 있는 게 아닌가.

해충 처리 전문가를 불러 조사해 보니 벽면의 비어 있는 공간에 벌집이 있었고, 해충 처리 전문가는 벌들을 모두 죽이고 나서 무려 23kg에 달하는 벌꿀을 끄집어냈다. 만약 실내 벽면에 조그마한 구멍이라도 있었다면 어찌되었을지 모를 일이다.

곤충들에게도 나름대로 생태적 지위가 있으므로 벌집을 파괴하는 것이 썩 달갑지는 않다. 하지만 벌에 쏘이면 생명까지 위독할 정도로 알레르기를 보이는 사람이 있으므로 벌집 따위가 집안에 있는 것은 결코 바람직한 일이 아니라고 하겠다.

4. 바닥이 다른 곳보다 낮은 거실

언젠가 빌딩 관리인이었던 한 고객은, 나에게 현장 조사를 의뢰하면서 아무에게도 이런 사실을 말하지 말아 달라는 요청을 했다. 그 집에 살고 있던 세입자가 거실 벽면 아래쪽 15~30센티미터 부근에 계속적으로 곰팡이가 자라는 것에 대해 불평하고 있었기 때문이다.

한편 그 집을 세준 주인은 카펫을 교환해 주고 거실 청소와 페인트

칠까지 다시 해주었다면서, 거실과 인접한 식당 밑의 크롤스페이스(천장이나 마루 밑의 배선, 배관들을 위한 좁은 공간 - 역주)에 습기가 과다하다는 점에 대해서 건물 관리 회사에 항의를 했다. 크롤스페이스에는 다른 곳에 설치되어 있던 건조기 호스로부터 습기가 떨어져 들어오고 있었다.

크롤스페이스 공기 중에는 섬유 보푸라기가 떠 있었고, 주변 바닥보다 낮은 거실은 석재 슬래브 바닥과 외벽으로 둘러싸인 채 유리 미닫이문이 달린 상태였다. 그 거실은 인접한 식당 바닥이나 아파트의 다른 공간보다 60센티미터 가량이나 낮았으며, 히터는 벽면에 비정상적으로 높이 달려 있었다.

적외선 온도계로 측정해 본 결과 거실 아래쪽 60센티미터 가량의 온도는 벽 위쪽에 비해 상당히 낮았다. 무릎 아래쪽에 한기가 느껴졌으며, 마치 차가운 공기가 담긴 그릇 안에 서 있다는 느낌이 들 정도였다. 높이가 다른 인접한 식당 바닥과도 온도 차이가 있었다.

바닥이 낮은 거실의 공기는 습도에 있어서는 다른 곳과 큰 차이가 없었다. 하지만 공기가 찬 곳에서는 상대습도가 다른 곳에 비해 높게 마련이다(온도가 떨어지면 상대습도는 올라간다). 따라서 거실 벽면 아래쪽에 이슬이 맺힌다.

때문에 세입자가 일하러 나가서 집을 비우는 동안, 겨울철에는 15도 이하로 기온이 떨어지지 않도록 자동 온도 조절 장치를 항상 켜놓으라고 했다. 또한 차가운 벽면에 따뜻한 공기가 닿을 수 있도록 가구를 벽에서 떨어뜨려 놓도록 조치했다. 아파트의 습도를 낮추기 위해서는 되도록 따뜻한 샤워를 짧게 하고, 스토브 위에 물을 덜 끓이는 것이 바람직하다는 조언도 잊지 않았다.

또한 집주인에게는 스토브 위에 환풍기를 설치하고 거실에는 집 안의 기온이 서로 다르지 않도록 공기를 섞기 위한 조그마한 팬을 설치하라고 일러주었다. 또한 빌딩 관리인에게는 크롤스페이스에 있던 이음새가 빠진 건조기 호스를 수리하도록 하였다.

5. 천장과 벽면에 스며 있는 화학 물질

도무지 알 수 없는 냄새의 원인을 찾아내기 위해 고생했던 사례도 있다. 한 젊은 부부가 버려졌던 집을 산 뒤에 그곳에 살면서 수리를 해나가고 있었다. 벽지를 제거하고 벽과 목조 내장재에 페인트를 새로 칠했으며, 바닥까지 새로 깔았지만, 알 수 없는 냄새가 여전히 사라지지 않고 남아 시시때때로 이들을 괴롭혔다. 간헐적으로 풍겨나는 냄새는 특히 추운 날에는 어떤 벽 근처에서 가장 많이 나다가, 또 어떤 날에는 거실 가장자리에서 가장 많이 나기도 했다. 또 어떤 날에는 냄새가 전혀 나지 않기도 했다.

조사 결과 그 냄새는 마리화나 연기 같았다. 알고 보니 이 집의 모든 벽과 문은 새로 단장을 했지만 천장은 닦거나 페인트칠을 한 적이 없었다. 헤어드라이어를 거실 천장에 대고 작동을 시킨 지 몇 분 지나지 않아 이들 부부는 자신들이 맡았던 바로 그 냄새가 난다고 말했다.

아마도 예전에 그 집에 살던 사람이 마리화나를 너무 많이 피웠기 때문에, 마리화나 연기에서 나온 화학 물질들이 눈에 보이지 않게 천장에 덮여 있었던 것으로 보였다.

따라서 추운 날에는 난방이 들어와서 따뜻한 공기가 천장으로 올라가기 때문에 냄새가 났던 것이고, 특히 거실 라디에이터 위쪽의 냄새가 더 심했던 것이다. 이들 화학 물질 냄새가 섞이고 난 뒤에 따뜻한 공기는 다시 천장을 따라 다른 곳으로 이동하고, 다시 온도가 내려가면 또 다른 벽으로 스며들게 된다. 이들 부부가 천장을 닦고 페인트를 칠하자 냄새는 사라졌다.

담배도 이와 비슷한 문제를 일으킬 수 있다. 한 가족이 거실에 징두리 벽판과 패널링〔化粧壁〕이 있는 빅토리아 양식의 집을 새로 구입했다. 그런데 집안 곳곳에서 담배 냄새와 파이프 담배 연기 냄새가 진동했다. 그 집 식구들은 아무도 담배를 피우지 않았는데도 말이다.

하는 수 없이 이사를 하기 전에 집안의 모든 벽에 페인트칠을 새로 하고 마룻바닥은 사포로 문질러 닦아냈지만, 거실의 징두리 벽판과 패널링에는 설마 싶어 아무런 조치를 하지 않았다. 나중에 결국 희석한 표백제와 암모니아로 이들 벽판의 나무 표면을 닦아내고 나서야 냄새가 싹 사라졌다.

6. 소파로 인한 천식

내가 아는 한 부부의 십대 아들은 거실에서 TV를 보거나 비디오 게임을 할 때면 천식 증상이 더욱 악화되곤 했다. 그 아이는 어렸을 때는 소파에 누워 〈세서미 스트리트〉를 봤고, 초등학교에 들어가서는 소파에 앉아 비디오 게임을 즐겼다. 십대가 된 이후에도 역시 소파에 누워 밤늦도록 영화를 보는 일이 많았다. 소파에 놓인 쿠션은 새털로 채워져 있어서 부드럽고 편안했다.

하지만 조사해 보니 그 소파에는 먼지진드기 알레르겐이 가득했다. 먼지진드기는 새털을 좋아하며(3장 참조), 사람의 몸에서 나오는 피부 조각과 수분을 먹이로 한다. 그 아이가 소파 위에서 움직일 때마다, 그리고 아늑한 쿠션을 눌러댈 때마다, 사람의 피부 조각과 진드기 배변 알갱이들이 큰 물결을 이루며 공기 중으로 피어올라 호흡을 통해 그 아이의 몸속으로 들어갔던 것이다. 진드기 알레르기가 있던 그 아이는 이로 인해 천식이 악화되었다.

나는 그 아이의 부모에게 소파와 쿠션을 치우고 가죽 소파나 인조 가죽 소파로 교체하든지, 아니면 알레르겐 차단 커버로 매트리스를 싸서 사용하라고 조언했다. 가족 중에 알레르기나 천식이 있는 가정은 새털로 만든 쿠션이 있는 가구를 피하는 것이 좋다. 이런 가구는 눈에 보이지 않는 작은 벌레들의 좋은 서식지가 되며, 특히 소파에서 오랜 시간을 보내는 사람은 천식을 일으킬 수 있다.

우리 주변에서 천식이 점점 더 늘어나는 중요한 이유 가운데 하나는 앉아서 생활하는 라이프 스타일 때문이라고 생각한다. 과거에는 부모나 자녀들이 야외에서 보내는 시간이 많았지만, 요즈음에는 야외 활동보다는 TV 시청, 비디오 게임, 인터넷 등을 하면서 보내는 시간이 점점 더 늘어나고 있다. 우리가 소파에 앉거나 매트리스 위에 누워 있는 시간이 늘어날수록 진드기가 번식하기에 좋은 환경이 조성되는 것이 요즘의 현실이다.

7. 온실과 대형 온수 욕조

온수 욕조, 저수조, 혹은 식물을 기르기 위한 실내 공간을 집안에 두기도 한다. 이러한 공간은 집에 이국적인 풍경을 제공하지만, 설치를 할 때는 반드시 습도를 잘 조절해야 한다. 어떤 집은 실내에서 식물을 많이 기르는데, 집안으로 들어온 흙이 흔들리거나 충격을 받으면 흙 속에 들어 있는 일부 성분이 공기 중으로 떠오르게 된다(레지오넬라균에 감염된 흙을 화분에 담아 집안에 잔뜩 들여놓았던 사람에게서 레지오넬라가 발병했던 사례들이 몇 차례 보고된 바 있다).

실내 온수 욕조와 저수조는 박테리아, 곰팡이, 진드기 등이 번식하는 원인이 될 뿐만 아니라, 물의 오염을 막기 위해 사용하는 화학 물질이 몸에 자극을 일으키기도 한다. 어떤 집에서는 온수 욕조가 박테리아의 주요 서식지 역할을 해서, 온수 욕조의 비닐 커버 밑면이 미생물과 진드기로 완전히 덮여 있었다.

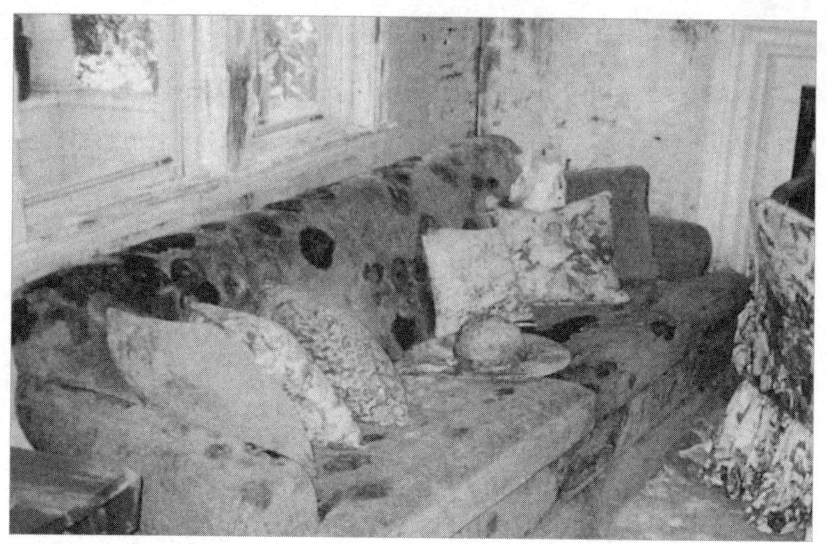

● 〈사진 5.1〉 ● ● 물에 잠겼던 집안의 거실에서 발견된 소파. 사람이 살지 않았던 이 집은 2층의 수도 파이프 파열로 인해 물이 쏟아진 뒤 여러 달 동안 그대로 방치되었다. 소파 위의 검은 원형들은 모두, 단 하나의 곰팡이 포자로부터 시작된 것이 틀림없는 '스타치보트리' 곰팡이 군락이다.

또 어떤 집에 있는 곰팡이 냄새가 나는 저수조에서는 연못 커버에 누룩곰팡이가 무성히 자라고 있었고 그 안에 진드기가 우글거렸다. 만약 온수 욕조나 저수조 커버가 있는 집이라면 커버의 양쪽 면에 먼지가 없도록 잘 관리하고 주기적으로 소독을 해야 한다.

거실은 가정에서 중요한 사적 공간이자 동시에 공동의 공간이기 때문에 여러 사람의 출입이 빈번하다. 이처럼 움직임이 많이 일어나는 공간이므로, 이곳에 있던 알레르겐이나 자극을 유발하는 물질이 공중으로 떠올라 공기 흐름을 타고 집안의 다른 곳으로 퍼져 나가기 쉽다. 그러므로 거실은 가능한 한 먼지가 없고, 건조하며, 깨끗한 상태를 유지하도록 해야 한다.

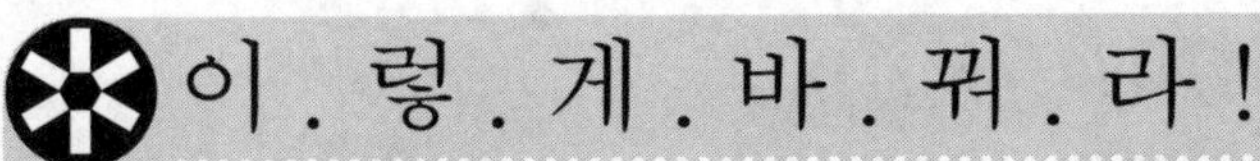

벽난로 및 장작 스토브

- 벽난로나 장작 스토브를 사용하지 않을 때는 댐퍼나 벽난로 문을 닫아 둔다. 굴뚝이 외벽 면에 설치되어 있을 경우에는 특히 더욱 주의한다.
- 보일러 연관과 벽난로 연관이 같은 외벽 굴뚝에 있다면 굴뚝 위에 댐퍼 설치를 고려해 보는 것이 좋다.
- 만약 식구 중에 알레르겐이나 곰팡이에 과민 반응을 보이는 사람이 있다면 벽난로 장작을 집안에 두지 않는다. 집 밖에 두더라도 건조한 상태를 유지해야 하며, 곰팡이가 핀 장작으로 불을 때지 않도록 조심한다.
- 가스 벽난로를 설치해 놓은 집에서는 일산화탄소 감지기를 구비한다.
- 굴뚝은 정기적으로 전문가를 불러 청소한다.

그을음

- 초(특히 병에 담긴 초)를 밀폐된 실내에서 켜지 않는다.

가구

- 천 소파보다는 가죽이나 인조 가죽(비닐) 재질의 소파가 좋다.
- 거실에 침대형 소파를 두고 있다면 알레르겐 차단 커버로 매트리스를 싸두는 것이 좋다.

기타

- 곰팡이가 자라는 것을 막으려면 쾌적함을 잃지 않는 범위 내에서 습도를 최소한(겨울철에는 40퍼센트 이하)으로 유지하는 것이 좋으며, 거실은 구석구석 고루 난방이 되도록 한다.
- 실내 온수 욕조나 연못 커버는 주기적으로 소독하고, 가능한 한 먼지가 묻지 않도록 관리한다.

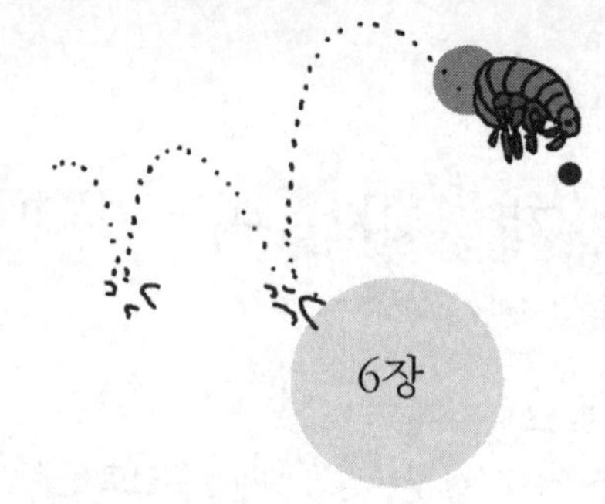

부엌과 식당

가족이 먹는 음식까지 오염될 수 있다

부엌과 식당은 집안 식구들이 다같이 모여서 함께 식사를 하고 대화를 나누는 장소다. 우리가 음식을 먹는 이곳에서 사람 몸에 해로운 미생물들까지 자양분을 얻는 일이 있어서는 안 될 것이다. 따라서 부엌과 식당에 안전하게 음식을 준비할 수 있는 환경이 갖추어져 있는지 샅샅이 확인해 볼 필요가 있다.

1. 스토브 : 여러 가지 가스가 방출되는 곳

가스 누출

20년 간 한 집에 살아온 어떤 여성은 만성적인 두통에 시달리고 있었다. 그녀는 요리하는 것을 좋아했기 때문에 부엌 가까이에 놓인 식탁 주변에서 많은 시간을 보냈다. 그러던 어느 날 자신이 집 밖에 나가 있는 시간이 길수록 두통이 사라진다는 사실을 깨닫고는 내게 도움을 요청해 왔다.

두통을 유발하는 가스가 어디에서 나오는지 알아보기 위해서 TIF8800 가연성 가스 탐지기를 이용해 우선 지하실부터 조사했다. 시계 모양으로 생긴 탐지기 계기판 바늘이 좀처럼 움직이지 않다가, 계단을 올라 1층으로 향하면서 움직이기 시작했다. 탐지기를 가스 스토브의 뒤 벽면에 갖다대자 날카로운 경보음이 울리기 시작하는 것으로 보아, 가스는 스토브 뒤편 벽 속에 감추어진 파이프에서 새어 나오고 있는 것이 틀림없었다.

가스 회사에서 나온 직원은 폭발을 염려하여 부엌과 세탁실로 가는 가스를 잠갔다. 이튿날 배관공을 시켜 지하실 천장과 벽면에 구멍을 내고 살펴보니, 가스 파이프 이음새 부분에서 꽤 많은 가스가 새어 나오고 있는 것이 발견되었다. 파이프를 수리하고 나자 그녀의 두통도 깨끗이 사라졌다.

그 집은 흙을 돋워 그 위에 지어졌는데, 남편은 단지 집의 한쪽이 15센티미터 정도 밑으로 가라앉은 것 자체만을 걱정하고 있었다. 그

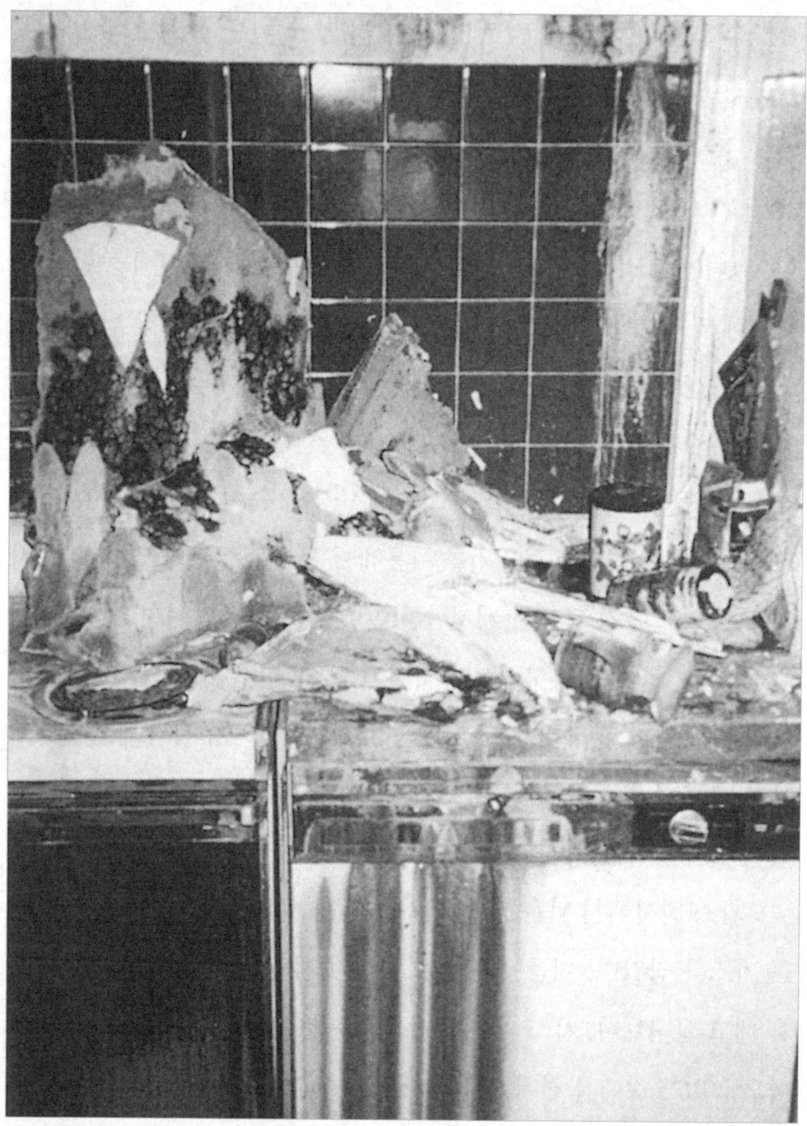

● 〈사진6.1〉 ● ● 곰팡이가 핀 건식벽체가 무너져 내려 스토브와 식기 세척기를 뒤덮고 있는 모습. 집주인인 젊은 부부
는 집수리를 마친 뒤 장기 여행을 떠났는데, 이들이 오랫동안 집을 비운 사이 파이프에서 새어 나온 물이 새로 단장한 부
엌 위 천장을 계속해서 적시고 있었다. 마침내 스며 든 물의 무게를 이기지 못하고 천장의 건식벽체가 식기 세척기와 스
토브 위로 무너져 내린 것이다. 이들 건식벽체 뒷면에서는 스타치보트리 곰팡이가 잔뜩 피어 있었다. 식기 세척기 위로
녹 얼룩이 흘러내린 것을 볼 때 누수가 오랫동안 지속되었음을 알 수 있다.

로 인해서 파이프에 걸리는 부하가 증가하여 가스가 새어 나온 것인데도 말이다.

가스가 새지 않더라도 가스 기구를 사용할 때는 늘 조심해야 한다. 신형 가스 스토브는 상부 버너에 불을 붙이기 위한 불꽃 점화 코일과 오븐에 불을 붙이기 위한 전기 발열 플러그를 갖추고 있다. 가스 스토브를 틀었을 때 제때 자동 점화가 되지 않으면 가스가 새어 나와 주변으로 흐른다. 그러고 나서 가스에 점화가 되면(혹은 성냥으로 불을 붙이면) 갑자기 큰 불꽃이 일어난다. 구형 가스 스토브에 수동으로 불을 붙일 때 이런 일이 생겨 눈썹을 태우게 되는 경우도 종종 있다!

이러한 사고는 프로판 가스를 사용할 경우에 특히 잘 생길 수 있다. 프로판 가스는 공기보다 무거워서 흩어지지 않고 스토브 주변에 몰리는 경향이 있기 때문이다. 반면 도시가스는 가볍기(비중이 작기) 때문에 위로 올라가 빠르게 희석된다.

음식에서 발생하는 가스

흔히 음식을 필요 이상으로 가열하는 경우가 있는데, 그렇게 음식이 탈 때도 공기 오염을 일으킨다. 우리 가족은 십대인 아들 덕분에 이 사실을 알게 되었다. 평소 자신의 요리 실력을 자랑스러워하던 아들 녀석이 어느 날 자신만의 소스 비법으로 스파게티를 만들어 주겠다며 부엌에서 요리를 하고 있었다. 다른 식구들과는 달리 아들 녀석은 뜨겁고 매운 음식을 좋아했다.

녀석은 커다란 주물 프라이팬에 기름을 부어 불에 올려 놓고는 잘

라페노 고추를 썰어 넣었다. 그 다음 양파를 썰어 뜨거운 기름 속에 넣
자 기름이 사방으로 튀었다. 곧이어 부엌에서 한바탕 소동이 벌어졌
다. 기침을 하면서 아들 녀석의 얼굴이 뻘겋게 달아오른 것이다. 과열
시킨 프라이팬에 야채를 집어넣었다가 자극적인 연기가 갑자기 솟구
쳐 올라오자, 내가 부엌에 들어가기 직전에 프라이팬에 있던 음식 재
료들을 황급히 쓰레기통에 쳐 넣은 듯했다.

　이미 음식 만들기는 중단된 상태였지만 부엌에 들어서자 나도 기
침이 나왔다. 황급히 뛰어 들어온 아내도 가슴이 타는 듯한 통증을 느
꼈다. 우리는 얼른 스토브를 끄고 창문을 모두 열어 환기를 시켰다.

　나는 무슨 일이 생긴 거냐고 아들에게 물었다. 그 녀석은 자신의
요리 비법이 고추에 있었기 때문에 순순히 사실을 털어놓으려 하지 않
았다. 다만 양파를 익히려고 했는데 부엌 안이 연기로 가득 찼다고만
대답했다. 나는 도마 위에 남아 있던 양파 껍질을 가져다가 현미경으
로 관찰했다. 거기서 트리코테센(trichothecene)이라는 곰팡이 독을
만들어내는 스타치보트리를 비롯하여 몇몇 종류의 곰팡이가 자라고
있는 것을 발견할 수 있었다.

　이 곰팡이 독소가 우리 몸에 통증을 유발하는지는 알 수 없었지
만, 아무튼 우리 가족 모두가 통증을 느꼈던 것은 사실이었으므로 걱
정이 되었다. 결국 늦은 시간이었음에도 불구하고 곰팡이 전문가에게
전화를 했다.

　그런데 프라이팬에 잘라페노 고추를 넣었다는 사실을 아들이 나
중에 실토했을 때는 정말 당황하지 않을 수 없었다. 잘라페노 고추에

는 강한 자극성 물질인 '캅사이신'(capsaicin)이 들어 있다. 캅사이신은 심지어 경찰이 사용하는 최루탄의 성분으로 사용되기도 한다. 고추를 튀길 때 이러한 자극성 물질 중 일부가 기름 속으로 녹아 들어갔고, 양파 속의 수분이 끓어 터지면서 기름이 작은 방울이 되어 공기 중으로 흩어진 것이다.

다시 말해 양파에서 나온 물이 뜨거운 기름 속에서 순간적으로 끓어 증기로 변하면 마치 폭발하듯 터진다. 작은 찻숟갈만큼의 물도 증기로 변하면 액체 상태 때보다 수천 배로 부피가 늘어나기 때문이다(증기 상태의 분자 간격이 넓기 때문). 기름 속에서 물의 부피가 팽창하여 수증기 기포가 발생했다가 터지면 기름이 튀고 지글지글하는 소리가 나는 것이다.

심지어 음식 재료를 팬에 넣기 전에도 자극성 물질이 발생할 수 있다. 어떤 종류의 지방이든 과열되면 열에 의해 분해되면서 유독성 가스가 발생하는데, 이 연기에는 아크롤레인(acrolein)이라는 매우 자극적인 화학 물질이 함유되어 있다. 계속해서 과열되면 이러한 연기는 불꽃으로 변한다. 그럴 경우 절대 물을 부어서 불을 끄려고 해서는 안 된다. 지방이나 기름으로 인한 불을 신속히 끌 수 있는 가장 간단한 방법은 팬을 덮어서 공기를 차단하는 것이다.

배기 장치

음식을 조리할 때 발생하는 연기에는 수증기와 미세한 기름방울이 포함되어 있다. 미세한 기름방울 입자는 공기 중에 떠 있다가 공기 흐름

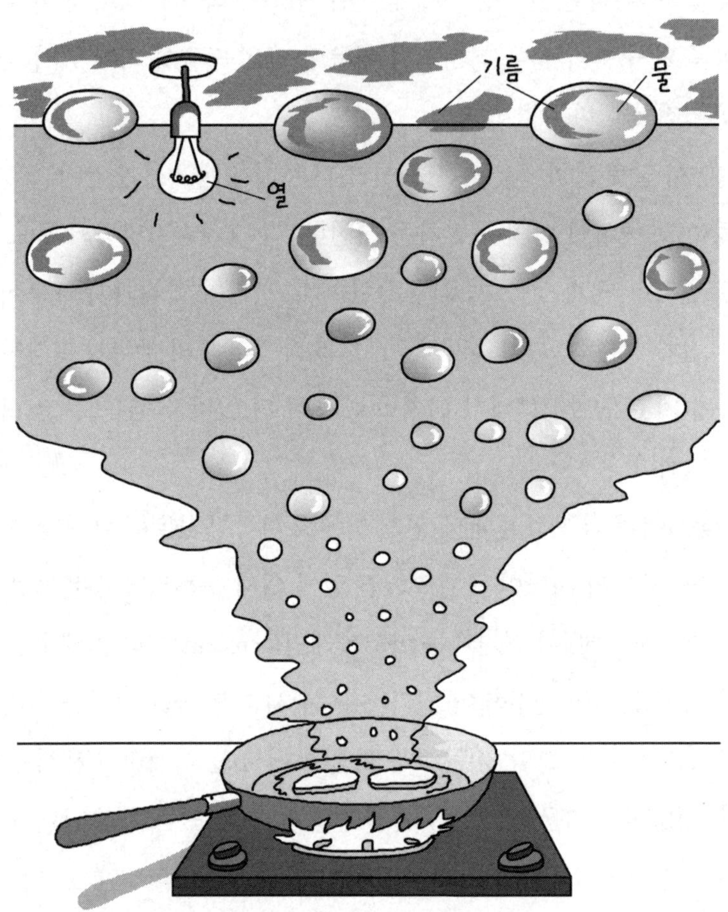

기름
물
열

을 타고 흐르면서 벽, 천장, 창문, 선반 등에 달라붙는다. 표면에 충돌하고 난 뒤 기름방울 입자들은 끈적끈적한 얇은 막을 형성한다.

파란색 벽면에 이러한 노란색 얇은 막이 형성되어도 그냥 푸른색으로 보일 뿐 눈에 잘 보이지 않지만, 냉장고 위나 창문틀 같은 수평 평면 위에 낀 기름 막은 그 위에 집안의 먼지가 내려앉기 때문에 눈에 잘 띈다.

기름방울은 부엌에 인접한 다른 방에도 달라붙을 수 있다. 내가 아는 한 가정의 식당에는 천장에 다섯 개의 백열등으로 된 조명이 설치되어 있었다. 그리고 조명등 바로 위 천장에는 백열등의 숫자만큼 5개의 노란색 얼룩이 져 있었다. 조명이 켜지면 백열등에 의해 덥혀진 따뜻한 공기가 천장에 부딪혀 공기 중에 있던 기름방울을 천장에 달라붙게 만들었기 때문이다.

새로 집을 산 어떤 사람은 난방을 할 때마다 카레 냄새가 진동을 하는 바람에 괴로워했다. 알고 보니 예전에 그 집에 살던 사람이 카레 가루가 들어간 튀긴 음식을 무척 좋아했다고 한다. 카레 소스 냄새를 담고 있는 기름방울이 공기의 흐름을 타고 이동하여 라디에이터 위에 달라붙었고, 난방을 할 때마다 그 위에 달라붙어 있던 기름입자들이 다시 방향성을 갖게 되었다. 그리고 따뜻하게 덥혀진 공기는 순환하면서 집안 전체로 흘러 다닌 것이다.

내 조언에 따라 세제와 트리나트륨인산염(trisodium phosphate, 세척 작용제)으로 라디에이터를 닦아낸 다음부터 카레 냄새는 사라졌다.

음식 조리 중에 발생하는 연기와 증기는 실내 공기의 질을 악화시킬 수 있기 때문에 나는 항상 배기용 환풍기를 사용할 것을 권한다. 반드시 다람쥐 통 모양의 환풍기를 장만하는 것이 좋다. 선풍기로는 턱없이 부족하다(선풍기는 배기 능력이 떨어진다). 또한 송풍기 뒷면을 외부에 노출한 상태에서 사용하는 것이 중요하다. 그렇지 않으면 음식을 조리할 때 나오는 연기가 다시 실내로 돌아서 들어갈 것이다.

환풍기가 제대로 작동하는지 확인하기 위해서는 환풍기가 작동 중일 때 외부 통풍구가 열리는지 확인한다. 가끔 외부 통풍구가 기름 먼지로 달라붙어서 열리지 않거나, 새 둥지 또는 벌집 때문에 막혀 있는 경우도 있다.

2. 식품 저장실에 존재하는 해충

식품을 저장해 놓은 곳에 쥐, 바퀴벌레, 개미, 밀가루 나방, 저장 딱정벌레, 진드기 등 반갑지 않은 생명체들이 숨어 있을지도 모른다. 이들의 몸 조각과 배설물은 식품을 오염시킨다. 또한 이렇게 오염된 식품을 오랫동안 먹으면 그 동안에는 없던 알레르기성 증세도 생겨날 가능성이 있다.

밀가루 나방은 느리게 나는 작은(약 10밀리미터) 몸집의 회갈색 나방으로 애벌레는 밀가루, 시리얼이나 쿠키, 크래커, 비스킷 같은 구운 과자, 그리고 땅콩과 건포도가 들어 있는 스낵에 산다. 밀가루 나방에 감염되는 경우는 흔히 발견된다. 밀가루 나방에 감염된 집이나 수퍼마켓에서 크래커 상자를 가져오거나 곡물 혹은 애완동물 사료를 사오면 밀가루 나방의 알과 애벌레가 따라온다. 알에서 깨어난 애벌레는 왕성한 식욕을 보이며, 어느 정도 성장하고 나면 나방으로 변하기 위해 번데기로 존재하는 동안 숨을 장소를 찾는다.

밀가루 나방을 우리 집에서 처음 발견한 것은 식품 저장실 근처에서 커다란 원을 그리며 날고 있는 모습을 보았을 때다. 하지만 한동안 아무런 조치도 취하지 않았다. 그러던 어느 날 식료품 저장실에 가보았더니 수많은 밀가루 나방 애벌레들이 천장에서부터 실로 매달려 공중에서 꼼지락거리고 있는 모습이 보이는 게 아닌가! 마치 앨프레드 히치콕이 만든 공포 영화의 한 장면 같았다.

크래커 상자를 열어 보았더니 안에 과자 가루와 함께 가느다란 실이 온통 뒤엉켜 있었다. 밀가루 봉투 안에도 하얀 밀가루와 함께 애벌레에서 나온 가느다란 실이 뒤엉킨 것이 보였다. 나는 결국 통조림을 제외한 모든 것을 폐기했으며 통조림에 붙은 종이 라벨 뒷면에도 애벌레들이 침투해 있을 것으로 생각하여 캔을 깨끗이 씻었다. 하지만 애벌레들은 선반과 벽면 사이의 틈에도 숨어 있었기에, 이들을 모조리 죽이기는 힘들다는 사실을 깨달았다.

나는 식료품 저장실을 2주 동안 폐쇄하고 사용하지 않았다. 그리고 매일 식료품 저장실을 확인하여 새로 부화한 나방들을 모두 죽일 수 있었다. 이들이 느릿느릿 날고 있었기 때문에 가능한 일이었다. 몇 주가 지나자 더 이상 새로 나방들이 발견되는 일은 없었고, 나는 비로소 악몽이 끝났음을 깨달았다. 만일 집에서 나방을 발견한다면 재빨리

살충제를 사용하기보다는 좀더 인내심을 갖고 조심스럽게 접근할 필
요가 있다.

3. 냉장고 : 곰팡이 핀 음식도 보관한다

냉장고 누수

스토브에는 불이 있기 때문에 사람들이 주의를 기울이며 조심스럽게
다루지만 냉장고에는 아무래도 주의를 덜 기울인다. 고객 중 한 사람
이 한밤중에 뭔가 우지끈하는 소리를 듣고 잠에서 깨어났다. 그는 불
을 켜고 소리가 난 곳을 찾아 두리번거리다가 잠에서 덜 깬 몽롱한 상
태로 부엌에 가서는 뭔가 사라지고 없는 것을 느꼈다. 세상에, 냉장고
가 있던 자리에 냉장고는 사라지고 바닥에 커다란 구멍이 떡 하니 입
을 벌리고 있는 게 아닌가!

구멍을 통해 내려다보니 냉장고가 지하실 바닥에 떨어져 있었다.
냉장고 밑에 있던 마룻바닥이 썩어서 마침내 무너져 내렸던 것이다.
그동안 냉동실 배수관의 누수로 인해 수년 간 마룻바닥이 썩었기 때문
이었다.

조사를 맡았던 다른 집에서는 냉장고에서 새어 나온 물이 마루와
그 밑의 바닥마루(바닥 밑에 깐 거친 마루) 사이로 흘렀다. 합판을 따라
물이 흘러서 부엌과 식당 바닥이 썩었기 때문에 결국 바닥을 모두 교
체해야 했다. 냉장고에서 흘러나오는 물은 흔히 그 양이 매우 미미해

서 눈에 잘 보이지 않는다.

　간혹 냉장고 앞면 바닥이 뒤틀려 있는 모습도 발견할 때가 있는데, 이는 뭔가 문제가 있다는 명백한 신호다. 트라멕스 습기 감지기를 이용하면 미미한 누수까지 잡아낼 수 있다. 이런 탐지기가 없다면, 손전등으로 냉장고 밑과 제빙기로 연결된 수도관 부분을 살펴서 누수의 흔적이 없는지 확인해 봐야 한다.

　수도관이 연결되어 있지 않은 냉장고라도 곰팡이의 서식지가 될 수 있다. 성에 제거 장치가 달린 냉장고 중에는 바닥에 물을 수집하는 물받이가 달려 있는 것이 있다. 따라서 성에를 제거하는 동안, 냉동실에서 물방울이 나오거나 냉장고 내부에서 액체가 엎질러져 물이 떨어질 수 있다. 대부분의 집에 있는 냉장고 물받이에는 상당히 많은 집 먼지와 음식 부스러기들이 모여 있을 것이다.

　나는 우리 집 부엌에만 가면 간헐적으로 기침이 나왔다. 그 이유를 알지 못하다가 어느 날 냉장고가 돌아가기 시작하면 얼마 안 돼 기침이 나온다는 사실을 알게 되었다. 나는 냉장고 바닥의 그릴을 열고 안을 들여다보았다. 어떻게 떨어졌는지는 몰라도 양파 조각이 바닥으로 굴러들어와 물받이 판에 떨어진 것이 보였다. 양파에는 당연히도 청록색 푸른곰팡이가 솜털처럼 두텁게 자라고 있었다.

　냉장고 응축기가 돌아갈 때마다 코일을 통해 들어온 실내 공기는 냉장고 안에서 나온 열을 발산하게 되어 있다. 또한 이러한 공기는 구조적으로 물받이에 모여 있는 물을 증발시킨다. 냉장고가 돌아갈 때마다 곰팡이가 잔뜩 핀 양파를 거쳐 간 공기가 곰팡이 포자를 방 안으로 내뿜은 것이다.

그 이후부터 나는 물받이가 깨끗한 상태를 유지하도록 신경을 쓰고 있는데, 천식이나 알레르기가 있는 사람은 특히 유의하는 것이 좋다. 덧붙여 소금을 찻숟갈로 하나만 물받이에 넣어 두면(소금이 금속을 부식시킬 수 있으므로 물받이 판이 플라스틱일 경우에만 사용한다) 곰팡이와 박테리아의 번식을 최소화하는 데 도움이 된다.

냉장고 코일도 깨끗하게 유지해야 할 대상이다. 만약 애완동물에 대해 알레르기가 있거나 전에 살던 사람이 애완동물을 길렀다면, 냉장고 코일을 청소하는 일이 특히 중요하다. 냉장고 코일이나 냉장고 주변에 쌓인 먼지는 수년 간 알레르기를 유발할 수 있기 때문이다.

곰팡이가 핀 음식

냉장고 문의 패킹이 부실하거나 찢어진데다 그 사이로 음식물이 떨어지면 곰팡이와 냄새의 원인이 될 수 있다. 습기가 많은 날에는 차가운 냉장고 패킹 표면에 습기가 응결된다. 자양분과 습기가 있으니 그야말로 곰팡이의 천국이 아니겠는가! 냉장고 패킹은 청결하게 유지해야 하고 만약 파손되었다면 새것으로 갈아 주어야 한다. 어떤 집 냉장고 패킹에는 습기가 너무 많이 응결되어 곰팡이로 가득했고, 진드기들이 마음껏 먹잇감을 구하고 있었다.

냉장고 내부에 곰팡이가 핀 음식물이 없도록 하는 것은 상식이지만, 치즈 같은 음식들은 그 자체에 식용 곰팡이를 함유하고 있다. 예를 들어 브리(Brie)치즈와 카망베르(Camembert)치즈 위의 하얀 막은 주

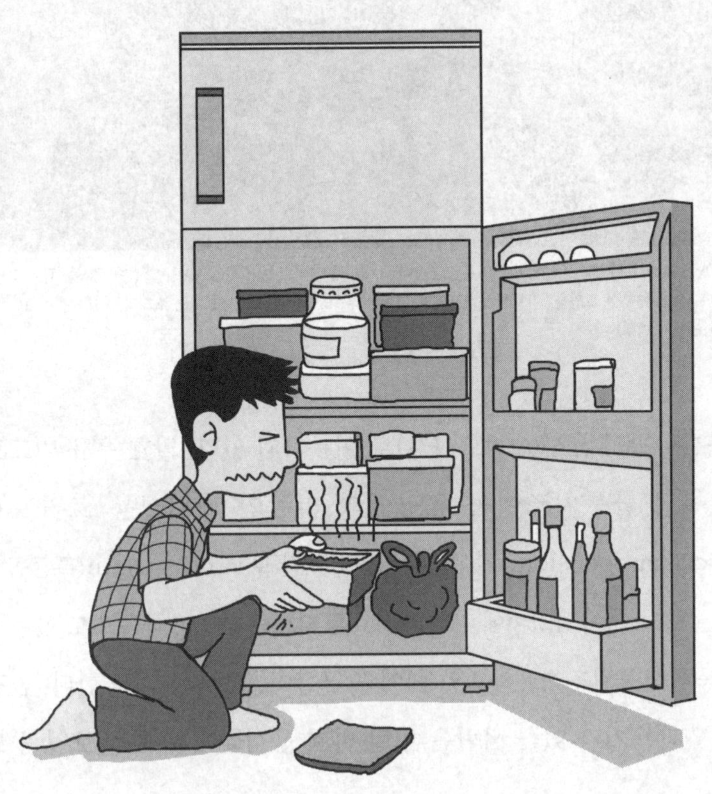

제6장 ●부엌과 식당 : 가족이 먹는 음식까지 오염될 수 있다

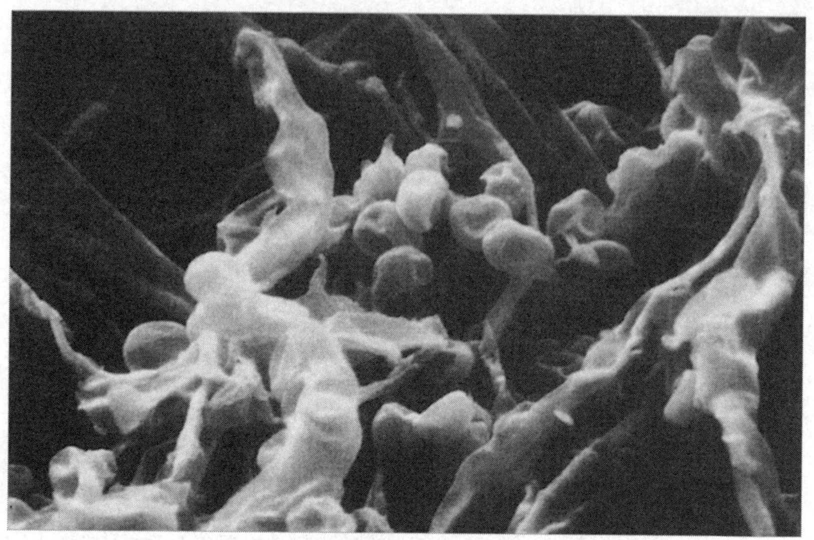

● 〈사진 6.2〉 ● ● 브리치즈 표면에서 나온 푸른곰팡이 포자와 균사의 모습. 푸른곰팡이는 타원형, 균사는 튜브 모양을 띠고 있다. 전자 현미경 조사를 위해 샘플기로 빨아들여 채취하였기 때문에 사진에는 오그라든 모습을 하고 있다. (2,500배, 전자 현미경)

로 푸른곰팡이 균사(그리고 포자)로 이루어져 있다. 발효 우유 커드로 만들어진 블루치즈에는 곰팡이의 일종인 페니실륨 로커포르 (Penicillium roqueforti)가 들어 있는데, 간혹 P. crustosum(푸른곰팡이의 일종으로, 이 곰팡이에 감염된 사료를 먹으면 동물이 죽을 수도 있는 신경계통 독성 물질을 함유하고 있음)이란 곰팡이를 포함하기도 한다. 곰팡이에 알레르기가 있는 사람은 이런 발효 음식물에 반응을 보일 수도 있다.

사실 음식 알레르기가 있는 사람은 매우 민감해서 호두나 견과류 같은 음식을 먹는 사람과 같은 방에만 있어도 몸에 이상을 느끼기도 한다. 견과류에서 떨어져 나온 미립자가 공기 중에 떠오른 뒤 호흡을 통해 몸으로 들어가기 때문이다.

　알레르기를 가진 사람은 곰팡이가 핀 음식(과일, 빵, 변색된 치즈 등)을 먹어서는 절대 안 되며, 곰팡이가 핀 음식을 버린다고 하더라도 쓰레기통으로 가는 도중이나 쓰레기통 안에서 곰팡이 포자가 날린다는 점에 유의하기 바란다. 곰팡이가 많이 핀 음식은 조심스럽게 봉지에 넣고 봉한 뒤 부엌에서 제거해야 한다.

　음식 알레르기를 가지고 있든 아니든, 냉장고의 플러그를 뽑은 상태에서는 반드시 냉장고 문을 열어 두어야 한다. 어떤 음식이든 꺼진 냉장고 안에 음식을 두는 것은 곰팡이와 박테리아에게 먹이를 주는 것과 마찬가지다(눈에 잘 보이지는 않겠지만 냉장고 내벽에 음식물이 튀어 묻어 있는 경우도 마찬가지다).

　어떤 사람들은 부패한 음식 냄새를 맡기만 해도 머리가 아프거나 몸에 이상을 느끼기 때문에, 쓰레기는 오랫동안 실내에 두어서는 안 된다. 싱크대에 부착된 음식물 쓰레기통도 안에 있는 음식물 쓰레기가 박테리아와 곰팡이로 인해 부패하면서, 특히 더운 날씨에는 악취를 풍긴다. 음식물 쓰레기는 땅에 묻거나 별도로 처리한다.

　음식물 쓰레기통의 악취를 제거하기 위해서는 희석한 살균 표백제를 붓는 것도 좋다. 표백제를 붓고 나서는 다시 사용하기 전에 반드시 물로 헹구어 준다. 그렇지 않으면 표백제가 다른 곳에 묻을 수도 있다.

4. 기타 악취를 내는 요인들

싱크대 누수와 오염된 행주

부엌 싱크대가 오랫동안 새고 있다면(수도꼭지 주변, 개수대 뒤편, 아래쪽 파이프 등) 상판이나 서랍 등이 썩어 악취가 날 수 있다. 지금껏 본 싱크대 물뿌리개들은 대부분 손잡이 중간 연결 부위에서 물이 조금씩 샜다. 그렇게 되면 새어 나온 물이 호스를 타고 흘러서 아래쪽 캐비닛에 떨어진다. 싱크대 아래쪽 캐비닛에 쌓아 두었던 물건들을 치우고 주기적으로 물이 새고 있지나 않은지 점검해 보는 것이 좋다.

싱크대를 닦을 때에도 조리대에 물기가 스며들어 불었다가 갈라지지 않도록 되도록이면 물을 적게 사용하는 것이 좋다.(합판은 흔히 톱밥으로 만든다.) 싱크대의 갈라진 홈과 틈 사이에 음식물 조각이 끼고 습기가 차면 해충과 전염 병균의 천국이 될 것이다. 또한 스펀지는 물을 머금기 쉬우며 다공질 구조여서 음식물 조각도 함께 빨아들이기 때문에 박테리아와 냄새의 원인이 된다. 스펀지에서 흔히 자라는 박테리아 가운데 하나는 녹동균(pseudomonas)으로, 이것은 사람과 동물에게 질병을 유발한다.

원인 모를 냄새의 원인을 조사하다가 더러운 스펀지가 냄새의 주범임이 드러난 사례도 적지 않았다. 어떤 법률 회사는 변호사들이 회의실에서 만날 때마다 두통과 메스꺼움을 느껴서 회의실을 오랫동안 사용하지 않은 채 버려두고 있었다.

조사를 의뢰받아 그 방에 들어가는 순간 불쾌한 냄새가 풍겼다.

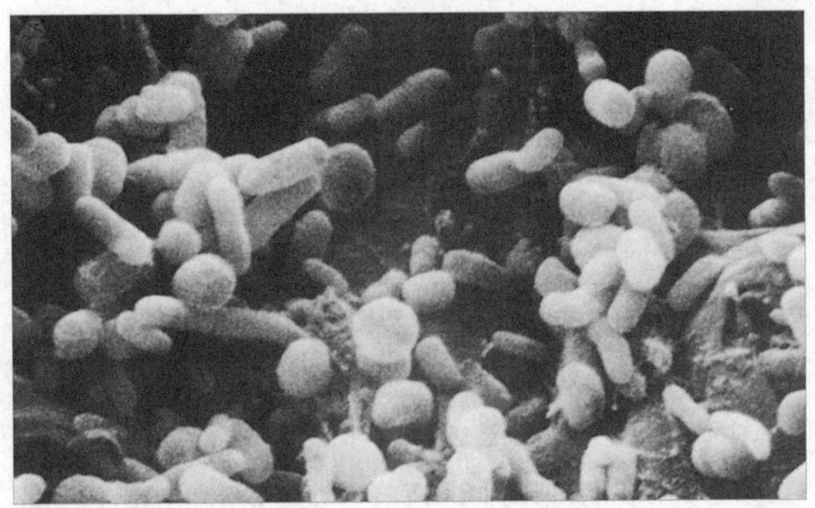

● 〈사진 6.3〉 ● ● 스펀지 위의 박테리아 모습. 누군가 이 스펀지로 우유를 닦은 뒤 헹구어 놓지 않았더니, 박테리아가 우유를 영양소로 하여 번식을 했고 악취가 풍겼다. 이 전자 현미경 사진에는 막대 모양의 박테리아와 둥근 모양의 박테리아가 섞여 있다. 가운데가 쪼그라든 것처럼 보이는 막대 모양의 박테리아는 분열 과정에 있는 것이다. (10,000배, 전자 현미경)

일단 공기 샘플을 채취하고 회의실 구석구석을 관찰했지만 냄새의 진원지를 찾지 못했다. 마지막 확인 대상은 커다란 타원형으로 생긴 마호가니 회의 테이블이었다. 테이블 위에 놓여진 것은 전화번호부뿐이어서, 나는 전화번호부를 들어 겉표지에 코를 대고 냄새를 맡아 보았다. 전혀 냄새가 나지 않았다. 그러나 탁자 상단에 맞닿아 있던 전화번호부 뒷면에서는 더러운 스펀지 냄새가 심하게 났다.

나는 변호사 중 한 명을 불러 이를 확인해 보았다. 우선 전화번호부 상단에서는 그녀 또한 아무런 냄새를 맡지 못했지만, 그러나 뒷면의 냄새를 맡게 하자 그녀는 자기도 모르게 외쳤다. "바로 이 냄새야!"

그 회사의 변호사들은 종종 회의실에 모여 점심을 먹었는데, 점심을 먹고 나면 항상 누군가가 구석에 비치되어 있던 스펀지로 탁자를 닦았다. 박테리아로 가득한 스펀지로 탁자를 닦는 바람에 더럽고 냄새 나는 얇은 막이 탁자 위에 형성된 것이다. 이러한 막은 마르고 난 후에 도 냄새가 남는다.

그 회의실에서 맡았던 냄새는 낙산(酪酸 : butyric acid)이라고 불리는 화학 물질(박테리아의 번식으로 인한 부산물)에서 풍기는 것이다.(위장에서 지방 소화 효소가 지방을 낙산으로 바꾸기 때문에 토하면 더러운 스펀지에서 나는 것과 비슷한 냄새가 난다.)

낙산은 산성이기 때문에 염기로 중화될 수 있다.(산과 염기는 적절한 비율로 혼합되면 산도 염기도 아닌 중성 물질이 된다.) 내가 세 차례에 걸쳐 암모니아(염기)가 함유된 윈도우 클리너를 탁자에 뿌리고 닦아내고서야 냄새는 사라졌다. 다음날 점심시간에 변호사들이 모여 점심을 먹고 있는 회의실을 다시 방문했다. 나는 그들에게 앞으로는 테이블을 닦을 때 깨끗한 스펀지를 이용하라고 조언했다!(냄새 나는 스펀지는 희석된 암모니아수에 담그면 냄새가 사라지고 살균된다.)

암모니아 냄새에 거부감을 느끼는 사람이라면 소량의 베이킹소다를 물에 타서 사용해도 역시 낙산을 중화시킬 수 있다. 베이킹소다를 이용할 때는 사용 후에 깨끗이 헹구고 표면을 완전히 건조시켜야 한다. 암모니아는 물에 녹아 있는 가스이기 때문에 물이 증발하면 암모니아도 함께 증발한다. 반면 베이킹소다는 고체이므로 물이 증발하고 나면 결정으로 남는다.

악취 나는 회의용 탁자를 경험하고 난 뒤 나는 특히 실내 공간 전체에서 악취가 날 때 악취의 원인을 알아내기 위한 간단한 방법을 개발했다. 만약 어떤 표면에서 무슨 냄새가 난다고 의심이 들면 2장 말미에서 소개한 바 있는 '호일 테스트'를 해보기 바란다.

식기 세척기

식기 세척기를 새로 사고 난 후 집에 불이 날 뻔한 적이 있었다. 식기 세척기가 처음 설치되었을 때부터 자극적인 플라스틱 냄새가 났다. 그 냄새는 식기 세척기가 작동 중일 때, 특히 건조 과정에 있을 때 더욱 심했다. 나는 새 제품이라 그러려니 생각하고 곧 냄새가 빠질 것을 기대했지만 냄새는 사라지지 않고 몇 달 동안이나 지속됐다.

그러던 어느 날 식기 세척기가 건조 과정에 있다가 멈춰서 버렸다. 수리공은 앞면 패널을 분리해 내고 전기회로 박스 커버를 벗겨낸 뒤, 전선 접촉이 불량한 것을 발견했다. 전기 연결이 제대로 되지 않아서 열이 발생하고 있었던 것이다. 플라스틱 전선 너트가 육안으로도 보일 정도로 녹아 있었다. 그러니 만약 식기 세척기에서 이상한 냄새가 난다면 즉시 수리를 요청하는 것이 좋겠다.

식기 세척기가 제대로 작동하고 있을 때는 세척에 사용되는 물이 기계 내부에 온통 튀게 된다. 그리고 식기 세척기 문에는 내부와 연결되는 공기 통풍구가 있어서, 세척 중에 기계 안에서 물이 사방으로 튀면서 만들어진 작은 물방울들은 공기 흐름을 타고 밖으로 새어 나오게 된다. 이 미세한 물방울에는 세제가 섞여 있기 때문에 민감한 사람에게는 자극이 될 수 있다. 이러한 미세한 물방울에 자극을 받는 사람은 식기 세척기가 작동하는 동안에는 부엌에서 나가 있거나 세제를 다른 것으로 바꾸어 보기를 권한다. (식기 세척기 전용으로 만들어진, 거품이 안 나는 세제가 좋다.)

또한 여름철에는 세척기에 그릇을 넣은 뒤 즉시 작동하지 않을 것이라면 그릇을 넣기 전에 충분히 헹구거나 '헹굼 보관' 과정을 거치라고 권하고 싶다. 식기 세척기 내부에 물기가 남아 있지 않도록 하는 것도 중요하다. 식기 세척기에 음식물 찌꺼기와 습기가 남아 있으면 세균이 번식하여 썩은 냄새가 나기 시작한다.

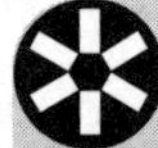 이 . 렇 . 게 . 바 . 꿔 . 라 !

음식 조리

- 가스 스토브를 사용하고 있다면 가스가 새는 곳이 없는지 늘 확인한다.
- 가스 버너를 틀 때는 점화가 되었는지 항상 확인한다.
- 가스 오븐으로 요리할 때는 일산화탄소 탐지기로 새는 곳이 없는지 가끔씩 확인한다.
- 스토브가 셀프 클린 과정에서 작동 중일 때는 창문을 열어 두도록 한다.
- 집안에서는 절대 숯불로 요리하지 않는다.
- 오븐과 스토브 위에 충분한 용량의 배기 장치(다람쥐 통 모양의 환풍기)를 마련한다.
- 부엌과 기타 집안 여러 곳에서 음식 냄새가 나는 것을 최소화하려면 벽과 기타 표면에 기름이 끼지 않도록 해야 한다.

음식물 저장소

- 곡류는 플라스틱 통에 담아 완전히 밀봉한다.
- 수퍼마켓에서 밀가루 나방을 보았다면 그곳에서는 곡물을 사지 않는 것이 좋다.

냉장고

- 냉수와 얼음을 제공하는 기능이 있는 냉장고라면, 냉장고 뒷면에 손전등을 비춰 보아 수도 연결 파이프에서 물이 새는지 확인해 본다.
- 냉장고에 플라스틱 물받이가 있다면 소금을 찻숟갈로 두 개 정도 넣어 둔다. 물받이를 깨끗이 유지하고 냉장고 밑과 주변에 먼지가 없도록 관리한다.
- 찢어진 냉장고 패킹은 교체한다.
- 냉장고 코일에 붙은 먼지를 제거한다. 코일 부분의 먼지는 진공청소기를 이용해서 주기적으로 청소한다.

냄 새

- 쓰레기통은 자주 비운다.
- 싱크대에 붙어 있는 음식물 쓰레기통은 희석한 살균 표백제를 뿌리면 냄새가 제거된다.
- 암모니아 희석액은 썩은 스펀지 표면에서 풍기는 냄새를 없애 준다.
- 악취가 나는 스펀지는 암모니아를 탄 물에 담가 냄새를 없앤다. 하지만 암모니아와 살균 표백제를 함께 섞어서는 안 된다. 그렇게 되면 클로라민(chloramine)이라는 독성 가스가 발생한다.

기 타

- 음식을 조리하고 식사를 하는 공간은 바닥을 깨끗하고 건조하도록 유지하고 카펫이나 깔개는 사용하지 않는 것이 좋다.

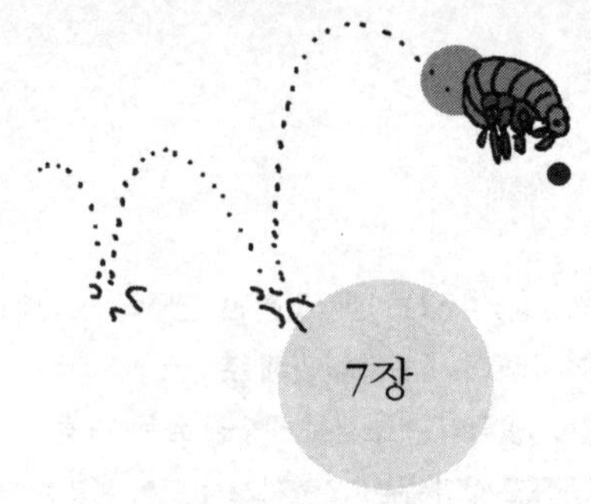

세탁실

빨랫감을 오랫동안 방치해 두지 마라

집안에서 세탁기와 건조기를 사용하면 매우 편리하지만, 이 기계들을
주의해서 사용하지 않으면 옷이 깨끗해지는 만큼 실내 공기가 더러워
진다는 사실을 기억하라.

I. 빨래 때문에 생기는 병

폐질환 전문의로부터 소개를 받았다면서 한 노년 여성이 나에게 전화를 걸어왔다. 그녀는 폐에서 누룩곰팡이가 자라는, 치료하기 퍽 까다로운 질병을 앓고 있었으며 세 번째 대수술을 앞둔 상태였다. 그녀의 집 1층은 지하실과 연결되어 있었는데 그녀는 지하실에서 하루에 몇 시간씩 취미 생활을 했다. 특히 업소용 진공청소기로 지하실을 청소했다는데, 그런 청소기는 미세한 입자를 공기 중에 무수히 흩뿌리는 것으로 악명이 높다.

그녀는 또 지하실에서 빨래도 했다. 세탁기와 건조기 뒤편에는 커다란 합판이 붙어 있었는데 아랫부분에 검은 얼룩이 져 있었다. 세탁기로 연결된 수도 파이프에서는 조금씩 물이 새고 있었고, 그 새어 나온 물이 합판을 적셨기 때문인 듯했다. 건조기 호스는 연결이 불량해서 건조기에서 나온 바람이 합판을 향해 불고 있었다.

얼룩진 합판에서 먼지 샘플을 채취하여 현미경으로 관찰했더니 거의 대부분이 누룩곰팡이로 뒤덮여 있었다. 증기 파이프를 둘러싸고 있는 석면 단열재 위의 먼지에서도 누룩곰팡이가 발견되었다. 건조기에서 배출된 공기가 곰팡이 포자를 공기 중으로 날리고 그중 일부는 호흡을 통해 그녀의 폐로 들어갔던 것이다.

원인이 밝혀지고 문제가 해결되자 그녀의 병도 차차 나아지기 시작했다. 그녀의 주치의는 수술을 취소한 대신 스테로이드제를 처방했고, 그 후 건강을 되찾은 그녀는 세계 일주 여행을 떠났다.

또 다른 어떤 집을 조사할 때의 일이다. 나는 그 집 들보 위에서 많은 버섯이 자라고 있는 것을 발견했다. 나무는 심하게 변색되어 썩는 중이었다. 변색된 들보를 따라 역 추적해 보니 세탁기 바로 밑에 있는 마루 들보 중 하나와 연결되어 있었다. 손전등과 거울을 이용하여 세탁기 뒤편을 보자 새까맣게 변해 버린 수도 연결 호스에서 물방울이 맺혀 반짝거리는 게 보였다. 호스 연결 부위에 녹이 슬어 몇 년 동안 물이 조금씩 새어 나오고 있었던 것이다.

어떤 사람은 자신의 집 2층 복도 한쪽에 마련된 세탁실 근처에만 가면 알레르기 증상이 나타난다고 했다. 복도에 깔려 있는 카펫은 세탁기와 건조기 밑에까지 연결되어 있었다. 그 집 곳곳에서 버카드 공기 샘플을 채취해 비교해 본 결과, 집안의 다른 곳보다 그 복도 근처에 있는 공기에 곰팡이 포자가 더 많음을 알 수 있었다.

눈에 보이지 않지만 세탁기에서 물이 새고 있었으며 이로 인해 축축한 카펫에서 곰팡이가 자랐던 것이다. 세탁기를 고치고 카펫을 걷어낸 뒤 세탁기 주변 바닥을 비닐로 바꾸자 그 남자의 증상은 깨끗이 사라졌다.

언젠가 한번은 사전 주택 검사를 하면서 차고에 있는 세탁기 호스가 마치 포도송이처럼 터질 것같이 부풀어 있는 것을 발견했다. 주택을 조사할 때 집에 있는 가전제품은 검사하지 않지만, 다른 매수 희망자가 세탁기를 작동해 본 뒤 수도 밸브 잠그는 것을 잊었던 것이다. 결국 아무도 없던 주말에 세탁기 호스가 빠지면서 그 집은 온통 물바다가 되고 말았다.

그러므로 세탁기에 연결하는 호스 이음새 부위는 스테인리스 스틸로 씌워야 하며 세탁기를 사용하지 않을 때는 수도꼭지를 잠가야 한다.

세제와 섬유 유연제

세제와 섬유 유연제에는 일부 사람들에게 호흡 곤란을 유발할 수 있는 화학 물질(방향 물질 포함)이 들어 있다. 세탁기가 작동할 때는 이러한 화학 물질 중 소량이 공기 중으로 떠오른다. 즉 세제가 들어 있는 물이 휘저어지면 거품이 액체보다 밀도가 작기 때문에 수면 위로 떠오른다. 거품이 수면 위에 떠오르고 난 뒤, 거품(기포) 상단의 얇은 막이 터지면서 그 밑에 있던 물이 솟구쳐 비눗물의 미세한 방울을 방출시키는 것이다.

세탁기 뚜껑이 닫혀 있더라도 이러한 미세한 방울 중 일부는 공기 중에 떠올라 집안에 부유한다. 그리고 이들 미세 방울들에 포함되어 있는 자극성을 띠는 화학 물질도 호흡을 통해 우리 몸 안으로 들어온다. 그러한 이유 때문에 알레르기와 천식이 있는 사람은 방향 물질이 함유된 세제와 액체 섬유 유연제의 사용을 피하는 것이 좋다.

고객 중 한 사람은 아이들 침실 밖 복도에 세탁기를 두었다. 그 아이는 천식이 있었는데 특히 세탁기를 돌리는 날에는 증상이 악화되었다. 세탁기에서 방출된 미세 방울들은 공중에 부유하는 시간이 짧기 때문에 아이가 학교에 가 있을 때만 세탁기를 돌리라고 고객에게 조언했다. 이러한 미세 물방울들은 안정된 공기 중에서 빨리 가라앉히든지,

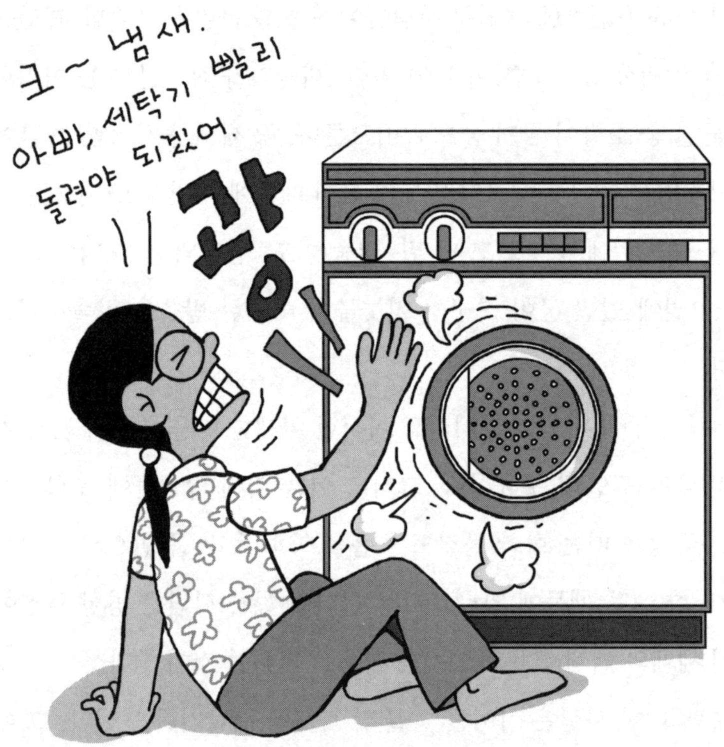
크~ 냄새.
아빠, 세탁기 빨리 돌려야 되겠어.
광!

아니면 창문을 열어서 공기의 흐름을 타고 바깥으로 내보내든지 해야
한다.

2. 세탁물 관리 : 젖은 상태로 두지 말 것

옷을 세탁 전과 세탁 후에 어떻게 다루느냐 하는 것도 실내 공기의 질
에 영향을 미친다. 사람들은 흔히 더러운 옷을 빨래 바구니에 넣어 둔
다. 지하실에 세탁기가 있는 집은 그곳에다 빨랫감을 모아 두기도 한
다. 어떤 경우든 세탁을 위해 벗어 놓은 옷이 축축하다면, 특히 더운 여
름철에는 몇 시간 만에 피부 조각이나 면 섬유 위에서 세균이 번식하
기 시작한다. 빨랫감을 오랜 시간 방치하면 그 위에서 곰팡이가 피어
나는 것이다.

언젠가 평범하지 않았던 집을 조사한 적이 있다. 그 집 지하실은
조명이 신통치 않았지만 바닥에 빨랫감이 산더미처럼 쌓여 있는 것은
쉽게 눈에 띄었다. 공기가 신선하지 못하다는 사실만 제외한다면 마치
거대한 산이 연상될 정도였다. 가까이 다가가서 살펴보니 더러운 옷이
몇 달 간 그곳에 방치되어 있었던 듯했고, 빨래 더미에서는 버섯까지
자라고 있었다. 그 옷을 다시 입을 수 있으리라고는 도저히 상상하기
가 어려웠다!

옷을 세탁하고 난 후에도 역시 젖은 상태로 여러 시간 동안 방치하
지 않도록 한다. 세균이 다시 번식할 수 있기 때문이다. 만약 그렇게 되

었다면 암모니아를 물에 타서 옷을 다시 헹구어 주도록 한다. 이때 암모니아와 표백제를 섞어서는 안 된다.

간혹 세탁기 자체에서 강한 신 냄새가 나기도 한다. 보기에는 세탁조가 깨끗한 것 같지만 봉세탁기의 경우 봉과 회전축 둘레에 세균과 곰팡이가 자랄 수 있는 젖은 섬유 조각들이 찰 수가 있다. 이 부위를 청소하기 위해서는 봉을 들어내고 회전축의 내부와 외부를 청소한다. 만약 회전축 상단에 보푸라기를 잡는 바스켓이 설치되어 있다면 이것도 주기적으로 청소해야 한다.

3. 건조 : 안전한 곳에서 말려라

빨래를 집안이나 집 밖에 널 때도 주의할 점이 있다. 알레르기가 있는 가정에서는 공기 중에 알레르겐이 없는 곳에서 빨래를 말려야 한다. 곰팡이가 있는 지하실이나 꽃가루가 있는 나무 곁에서 빨래를 말리지 않도록 주의한다. 한 가지 주의 사항을 덧붙인다면 난로, 보일러, 라디에이터 등이 있는 곳에서 1미터 이내에 빨래를 널었다가는 불이 날 위험이 있다. 어떤 빨래든 말리기 위해 보일러나 난로의 배기 파이프를 이용해서는 안 된다.

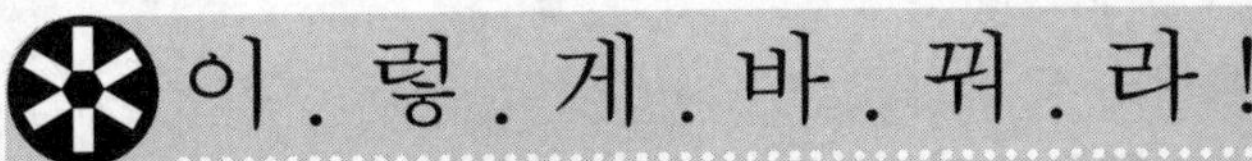

세 탁 기

- 세탁기에 물이 새는 곳은 없는지 주기적으로 확인하고, 수리가 필요한 곳을 발견하면 즉시 고친다.
- 세탁기를 사용하지 않을 때는 수도 밸브를 잠가 놓는다.
- 수도 호스는 스테인리스로 감싼다.
- 세탁기가 놓인 바닥에는 카펫을 깔지 않는다.
- 섬유 유연제, 방향제, 효소가 포함된 세제를 피한다.
- 축축한 빨래를 오래 방치하지 않는다.
- 세탁기에서 냄새가 난다면 봉세탁기의 경우 봉의 아래쪽 둘레에 쌓인 섬유 조각이나 상단 바스켓을 청소한다.

건 조

- 공기 중에 알레르겐이 있는 곳에서는 빨래를 걸어 말리지 않는다.
- 불이 있는 곳 가까이에선 빨래를 널지 않는다.

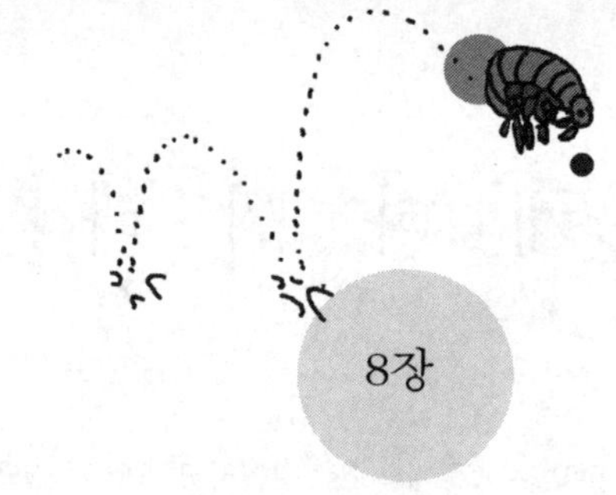

8장

집 수리

집을 새로 짓거나 뜯어고칠 때

아이들이 자라면서 집이 좁다는 생각이 들거나 취미 생활을 위해 새로운 공간이 필요하다고 느낄 때, 혹은 집에서 일하기로 결정했을 때 사람들은 대개 집을 옮기든지 확장할 계획을 세운다. 당신이라면 집을 개조하겠는가, 아니면 이사를 하겠는가? 기꺼이 짐을 싸서 새로운 집으로 옮기는 사람도 있겠지만 대부분의 사람들은 마지막 수단으로 이사를 선택할 것이다. 이사는 새롭고 흥미로운 일이긴 하지만 어쩌면 악몽이 될 수도 있기 때문이다.

이사를 결정한 많은 사람이 새로 집을 사기 전에 나에게 사전 조사를 의뢰한다. 이들은 집 구매에 따르는 세세한 걱정과 구매(알맞은 집을 찾고, 가격을 제시하고, 절충하고, 집을 검사하고, 은행에서 융자를 얻고, 계약을 체결하는 전 과정) 시한에 쫓기면서 점점 지치고, 처음에 가졌던 의욕마저 상실한다. 특히 알레르기, 천식, 그리고 화학 물질에 민감한

188

체질인 사람의 경우에는 새집을 구하는 것이 더욱 힘들다.

집을 사는 일이 이렇다면 집을 파는 것은 또 어떤가. 집을 청소하고 사람들에게 보여줄 준비를 해야 한다. 낯선 사람이 집안 이곳저곳을 돌아다니면서 가구가 어떻고, 실내 장식이 어떻고 하는 소리를 모두 들어야 한다. 개 알레르기가 있다면 더욱 곤혹스러운 일을 겪을 수도 있다. 집을 보러온 사람이 강아지를 데리고 왔다가 소파에 비듬을 떨어뜨리고 간다면 어떻게 될까?

이처럼 복잡하고 귀찮은 부동산 거래가 실내 공기 오염 문제를 일으킬 수도 있지만, 사람들은 여전히 집을 사고, 팔고, 이사를 다닌다. 또한 현재 살고 있는 집에 계속 살든, 새집으로 이사를 가든, 살면서 한두 번쯤은 집 수리를 하게 된다.

이 장의 목적은 건축에 대한 일반적인 조언을 하려는 게 아니라, 알레르기, 천식, 그리고 화학 물질에 민감한 체질인 사람들이 집을 수리하거나 새로 지을 때 특히 어떤 점에 유의해야 하는지를 알아보는 데 있다.

l. 공사 중에 발생하는 먼지

페인트칠을 하거나 집을 수리할 때는 먼지가 많이 나므로, 알레르기나 천식이 있는 사람은 되도록 공사 현장에 가까이 가지 않는 것이 상책이다. 벽을 허물고, 창문을 달고, 바닥을 깔고, 방을 덧붙이는 등의 대규모 공사를 할 때는 아예 집에 머무르지 않는 것이 더 낫다. 하지만 집을 떠나 있는 게 불가능하거나 공사가 그리 강도 높게 진행되지 않는다면, 공사 현장을 집안의 다른 공간과 물리적으로 격리시키는 방법도 생각해 볼 수 있다.

일단 가재도구를 치우고 출입구에서부터 공사 현장까지 커다란 비닐로 덮은 후, 현장에 있는 창문에 환풍기를 설치하여 작동시킨다. (환풍기는 설치된 방의 기압을 다른 방보다 낮추어 준다. 따라서 공사 현장에서 다른 방으로 공기가 나가는 것을 막고, 반대로 다른 방에서 현장으로 공기가 들어오게 만든다.)

작업자들이 가져오는 페인트받이 천에는 다른 공사장이나 보관 장소로부터 각종 자극성 물질들(비듬, 곰팡이, 회반죽이나 납 페인트에서 나온 먼지 등)을 묻혀올 가능성이 크므로 이런 천은 스스로 준비해 두는 것이 좋다.

만약 온풍 난방 시스템이나 중앙 냉방 시스템이 설치된 집이라면, 공사 현장에 있는 레지스터와 송풍구를 완전히 덮어 두어야 한다. 그리고 공사하는 곳에서는 고성능 필터를 끼워서 냉난방기를 작동해야 한다.

공사 현장을 격리하였다고 해도 작업자들이 집을 드나들 때는 주의를 해야 한다. 특히 그 집에 심한 알레르기 환자가 있을 경우는 더욱 조심해야 한다. 작업자들의 옷과 신발 혹은 건축 자재에 묻어 들어오고 나가는 먼지들이 바닥 깔개나 가구 등에 쉽게 내려앉을 수 있기 때문이다.

만약 작업자들이 집안의 다른 방을 거쳐 이동해야 한다면 두꺼운 건축용 판지를 깔아 길을 만드는 게 좋다. 가능하면 흙이 묻어 있는 재료는 창문이나 지하실 문을 통해 이동시킨다. 해체시킨 벽과 바닥에는 먼지와 곰팡이가 묻어 있을 확률이 높으므로, 철거한 구조물 표면에 가볍게 물을 뿌려야만 먼지 발생을 많이 줄일 수 있다.

공사가 끝나고 난 뒤에는 인부들이 가지고 온 청소기로 청소를 하게 만들어서는 안 된다. 지금까지의 조심스런 모든 행동이 수포로 돌아가게 할 수 있기 때문이다. 나는 지금껏 작업 인부들이 가지고 다니는 청소기 중에서 제대로 된 필터를 장착한 청소기를 본 적이 없다. 이런 청소기는 오히려 먼지를 공중에 날리게 한다. 가능하면 HEPA 필터 청소기를 사용하고, 청소하는 동안 현장을 완전히 격리시키고, 청소기를 모두 돌리고 난 후에는 젖은 걸레로 모든 표면을 닦는다.

그림을 걸고, 전기 제품을 전기 콘센트에 꽂고, 전화 라인을 설치하는 등의 사소한 작업도 먼지를 일으킨다. 예를 들어 벽에 그림을 걸기 위해 구멍을 뚫을 때도, 회반죽을 한 벽에서 먼지가 날려 공기 중에 떠오르거나 카펫에 내려앉을 수 있다. 만약 벽을 말총 브러시로 칠했는데, 당신이 말총 알레르기가 있다면 심각한 문제를 일으킬 수 있다.

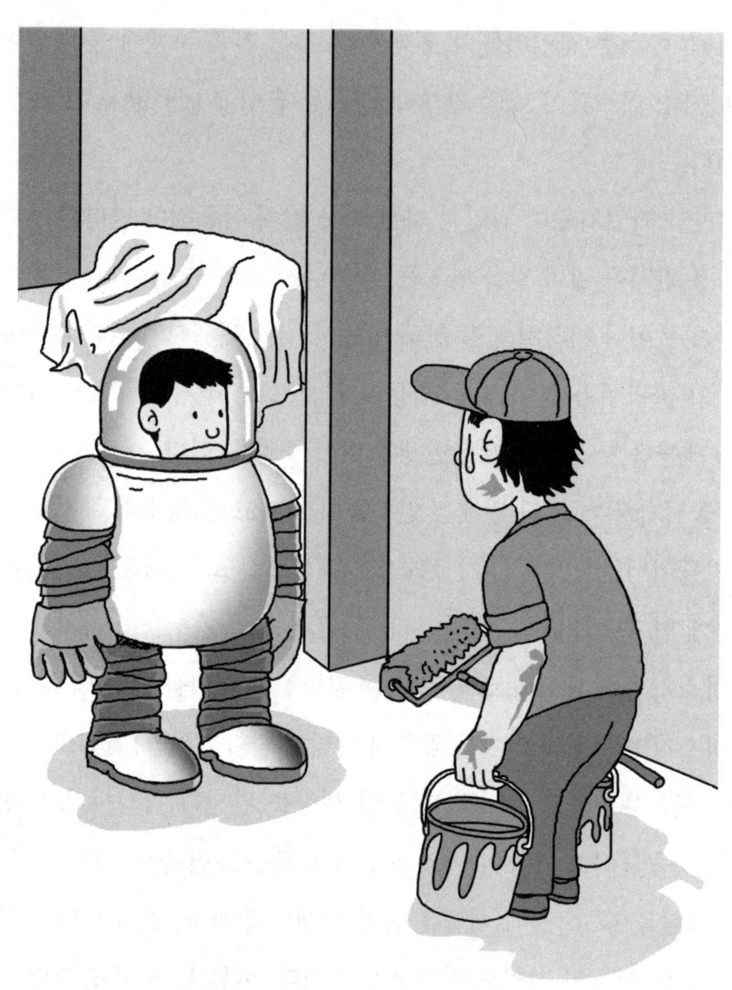

나는 오래된 집에서 회반죽 벽을 건드려야 하는 작업이 생기면, 일하는 동안 다른 사람을 시켜 HEPA 필터 청소기를 돌리게 한다. 구식 이중 창문을 교체하는 작업 등은 그리 큰 수리는 아니지만 역시 먼지를 발생시킬 가능성이 있으므로 조심스럽게 해야 한다.

만약 천식이 있거나 먼지에 예민하다면 사소한 수리 작업을 할 때도 미국산업안전보건원(NIOSH)에서 인증한 N95 방진 마스크를 착용하는 것이 좋다. 그리고 마스크는 작업복을 벗기 전에 먼저 벗지 말고 작업복을 벗고 난 후에 벗도록 한다.

2. 페인트 : 벗기고 칠할 때 특히 조심!

납 성분 페인트

요즘은 많은 사람이 납 성분이 든 페인트의 위험성에 대해 알고 있지만, 막상 집에 직접 페인트를 칠하게 될 때는 충분히 주의를 기울이지 않는다. 페인트를 다시 칠할 때는 흔히 전에 칠해진 페인트를 사포로 벗겨내는데, 이 페인트에는 납 성분이 포함되어 있는 경우가 많으므로 주의해야 한다.

한 젊은 부부는 둘째 아이가 태어나면서 좀더 큰 집으로 이사하기 위하여 살던 집을 내놓았다. 부동산 중개인은 집을 빨리 팔고 싶으면 내부에 페인트를 새로 칠해서 내놓으라고 조언했다.

이들은 그 집에 계속 머물면서 벽과 나무 부위에 페인트를 새로 칠할 준비를 했다. 부지런한 그 부부는 집안 곳곳에 칠해져 있던 오래된 페인트를 모두 사포로 벗겨냈다. 그런데 페인트를 미처 다 칠하기도 전에 예상보다 빨리 매력적인 제안을 하는 구매자가 나타났다.

그 구매자가 내게 사전 조사를 의뢰해 왔는데, 납 성분 페인트에 대한 조사 항목은 의뢰 내용에 포함되어 있지 않았다. 알고 보니 사전 조사를 효율적으로 빨리 진행하기 위해서 납 성분 페인트를 검사하는 전문가를 별도로 고용했던 것이다.

그런데 새로 태어난 아기 방의 전기 콘센트를 검사하던 페인트 조사 전문가의 얼굴에 크게 근심이 어렸다. 몇 분 뒤 그는 상의할 것이 있다며 구매자와 나를 밖으로 데리고 나갔다. 그러고는 집안의 납 성분 수치가 자신이 지금껏 보아온 것 중에 가장 높다면서, 심지어 아기 담요와 곰 인형도 납 오염 정도가 심각하다고 말했다. 집주인에게 당장 가족들을 데리고 다른 곳으로 피신하라는 경고도 잊지 않았다.

납 성분 페인트는 안료, 아마유, 용매로 이루어진 유성 페인트로, 미세한 흰색 가루인 안료에 납 성분이 들어 있다. 안료의 주된 목적은 페인트의 색깔을 내기 위한 것이지만, 그보다 더 중요한 역할은 페인트 밑에 있던 색상을 은폐하는 데 있다. 과거에 납 성분 안료가 광범위하게 사용되었던 이유도 이런 강한 은폐력 때문이다.

아마유는 가루 형태의 안료를 서로 이어주는 결합제 역할을 하며, 용매는 안료와 결합제를 묽게 만들어서 붓으로 칠할 수 있는 상태로 만들어 준다. 유성 페인트가 분무되고 나면 용매는 증발하고 안료와 결합제가 섞인 점성이 높은 코팅 막이 남는다. 그리고 대기 중의 산소가 코팅 막 속의 아마유와 결합하여 두껍게 마르면서 딱딱한 플라스틱 막을 형성한다. 건조 시간을 단축하기 위해서는 단맛을 가진 아주 소량의 아세테이트가 페인트에 첨가되기도 한다.

표면에서 떨어져 나온 페인트 조각이 어린아이들 입으로 들어가 납 중독을 일으키는 경우도 가끔 발생한다. 또는 아이들이 페인트 가루가 섞인 먼지를 흡입하여 납 중독에 걸리는 수도 있다. 페인트를 긁어내거나 사포로 문질러 벗겨내면 미세한 안료 입자나 눈에 거의 보이지 않는 먼지 입자가 발생하는데, 이러한 입자들이 카펫 위에 내려앉아 다른 먼지들과 섞여 있는 상태에서, 아이들이 바닥에 손을 댔다가 그 손을 빨면 유해 입자들이 몸 안으로 쉽게 들어간다.

낡은 집에 페인트를 칠해 새로 단장하고 싶다면 사포로 표면을 벗겨내기 전에(혹은 사람을 고용하여 일을 시키기 전에), 우선 기존 페인트에 납 성분이 있는지부터 잘 확인해야 한다. 집 수리 용품을 파는 가게에서 페인트의 납 성분을 테스트할 수 있는 실험 기구를 저렴하게 구입할 수 있으며, 납 성분 페인트 조사 전문가를 따로 고용해도 된다. 기존 페인트에서 납 성분이 발견된다면 주 법률 및 연방 법률에 따라 전문가를 불러 이를 벗겨내야 한다.

그리고 납 성분 페인트 제거 작업을 하고 난 후에는 언제나 집안(냉난방 송풍관 포함)을 철저하게 청소해야 한다. 어린 자녀 때문에 새 집이 환경상 어떤 위험이 있는지 걱정이 많았던 한 여성은, 이사하기 전에 새집이 최대한 안전하고 깨끗한지부터 확인하고 싶어했다. 그 집은 이미 납 성분 페인트가 모두 벗겨졌으므로, 그녀는 실내 공기가 깨끗한지 확인해 달라고 요청했다.

우선 공기를 빨아들이는 바닥 근처의 환풍구를 열어 보았다. 환풍구 내부는 깨끗이 청소되어 있었지만, 손전등과 거울을 이용하여 더 깊은 곳을 살펴보았더니 2~3센티미터 두께의 먼지가 쌓여 있는 것이 보였다.

그곳 샘플을 채취해서 납 성분이 있는지 실험실에 조사를 의뢰했는데, 실험실에서는 1,100ppm의 납 성분이 검출되었다고 통보해 왔다. 나는 전문가를 시켜 통풍관을 깨끗하게 청소하고, 집안을 모두 HEPA 필터 청소기로 철저히 청소할 때까지 입주를 잠시 보류하라고 그녀에게 말했다.

납 성분 페인트로 칠한 외벽을 수차례 벗겨내고 다시 칠한 집은 집 인근 토양에 납 성분이 꽤 많이 축적되어 있을 수 있다. 물론 납이 함유된 휘발유에서 나온 찌꺼기도 흙 속에 많이 축적될 수 있다.(EPS 연방 가이드라인에 의하면 놀이터에서 400ppm 이상의 납 성분이 검출되면 위험하다고 한다.)

집이 오래됐고, 어린 자녀가 있으며, 정원에 꽃이나 채소를 심으려는 사람은 집 인근 토양의 납 성분 테스트를 받아 보는 것이 좋다. 오래된 집에서는 안전을 위해서 아이들이 집 외벽 1미터 이내에 있는 흙을 가지고 놀지 못하도록 해야 한다.

아이들이 오염이 심한 곳에서 놀면 신발에 오염 물질을 붙여 집안에 들여온다. 특히 운동화 밑면이 격자무늬 모양일 경우 더욱 많이 묻혀 온다. 납 성분이 함유된 먼지가 깔개나 카펫에 퍼지면 실내에서 놀

때조차도 납 중독에 노출된다. 아무리 카펫을 자주 청소하고 세탁한다고 하더라도 오염된 흙, 얼룩진 옷, 사포질한 표면을 통해 카펫 위에 떨어진 납 먼지를 완전히 제거하기란 거의 불가능하다.

납 먼지로 오염된 카펫은 오랜 기간 동안 어린이들에게 해를 미칠 수 있다. 앞에서도 말했듯이 카펫보다는 비닐 장판이나 나무로 된 밋밋한 마룻바닥이 먼지를 쉽게 제거할 수 있기 때문에 환경상으로는 더 낫다.

만일 카펫이 납으로 오염되어 있다는 의심이 들면 진공청소기의 먼지 샘플을 채취하여 조사 기관에 테스트를 의뢰해 보라. 납이 많이 농축되어 있어 건강에 위험하다는 결과가 나오면 가능한 한 빨리 카펫을 걷어내는 것이 좋다. 카펫뿐만 아니라 납에 오염된 것은 무엇이든 빨리 집에서 없애야 한다.

유성 페인트와 라텍스 페인트

오늘날 판매되는 유성 페인트는 안료에 납 성분이 없다는 점을 제외하고는 기존의 납 페인트와 성분이 거의 같다. 깡통에 들어 있는 유성 페인트의 약 절반 가량은 휘발성 시너이기 때문에, 페인트를 칠한 실내 공간은 시너가 증발하면서 용매 냄새로 가득 찬다. 그래서 미국의 어떤 주에서는 아예 유성 페인트 사용도 금지하였다.

오늘날 대부분의 페인트는 수용성(라텍스)이며 아마유나 용매가 그리 많이 들어 있지는 않다. 이런 라텍스 페인트에는 안료와 결합제가 들어 있기는 하지만 물과 균일하게 섞이지 않고, 유지방이 크림 속에 퍼지듯이 물속에 떠 있다. 그렇게 섞여 있는 형태를 '에멀션'이라고 부른다.

라텍스 페인트에는 기름방울이 압착되는 것을 방지하고 캔에 저장되는 동안 미생물에 의해 부패되는 것을 막기 위한 화학 물질이 첨가된다.(오래된 라텍스 페인트에서 시큼한 냄새가 난다면 미생물이 자라고 있다는 증거이므로 사용하지 말아야 한다.) 그 밖에 페인트가 흘러내리는 것을 막기 위한(점성 유지) 기타 첨가제도 들어간다.

일단 라텍스 페인트를 칠하고 난 뒤에는 물과 기타 몇 가지 휘발성 첨가제가 증발한다. 수분이 증발하고 나면 기름방울들이 압착되어 페인트 막을 형성하고, 물에 떠 있던 안료 입자가 페인트 막에 달라붙게 된다.

붓에 묻은 라텍스 페인트나 칠한 지 얼마 되지 않은 페인트 막은 아직 입자들이 물에 퍼질 수 있기 때문에 물로 지울 수 있다. 하지만 일단 물이 증발해서 기름방울들이 압착되면, 더 이상 물로는 페인트를 지울 수 없다. 물과 기름은 섞이지 않기 때문이다.

라텍스 페인트에 있던 물과 화학 첨가제가 증발하는 동안에 방 안 공기는 자극성을 띤다. 유성 페인트에 비해 위험성은 아주 적지만, 화학 물질에 민감한 사람이라면 페인트를 칠한 지 얼마 되지 않은 곳에 들어갈 때 특히 조심해야 한다. 유성 페인트나 라텍스 페인트에서 나오는 가스가 본인에게 자극을 일으킨다면 페인트 가게에 가서 환경적으로 가장 안전한 페인트가 어떤 것인지 알아보는 것도 방법이다. 존 바우어(John Bower)는 《건강한 집》(The Healthy House)이라는 책에서 환경적으로 안전한 페인트 목록을 제시하고 있다.

수성 페인트가 시장에 처음 나왔을 때 라텍스라 불려진 이유는 하얀색 결합제 에멀션이 라텍스 수액처럼 보였기 때문이다. 라텍스는 단풍나무에서 시럽을 만드는 수액이 나오듯이 고무나무에서 나오는 고무의 원료를 말하는데, 실제로 라텍스 페인트에 라텍스가 들어 있지는 않다.

오늘날 '라텍스 페인트'는 수성 페인트를 통칭하는 단어가 되었다. 수성 페인트는 순전히 합성 물질이며, 결합제로는 일반적으로 아크릴이나 비닐이 사용된다. 라텍스 알레르기가 있는 사람은 물론 라텍스 에멀션을 피해야 하겠지만, 수성 페인트가 칠해져 있는 곳에서 알레르기를 일으키는 사람은 아직까지 거의 본 적이 없다.

페인트 벗겨내기와 페인트 칠하기

보통 집 수리를 하면서 비연(鉛)성 페인트는 따로 인부를 고용하지 않고 직접 벗겨내는 경우가 많다. 하지만 천식이 있는 사람은 의사의 허락 없이 페인트를 벗겨내서는 안 되며, 알레르기가 없는 사람도 호흡 보호구를 착용하고 작업을 해야 한다. 어떤 방법을 사용하든 페인트를 벗겨내는 작업을 하다 보면 먼지와 독기(毒氣)에 노출될 수밖에 없다. 페인트를 벗겨내는 동안 공기 중에 먼지가 가득 차고 화학 물질이 공기 중으로 흩어져 날리는 것이다.

밀폐된 계단 바닥에 칠해져 있는 페인트를 지우기 위해 화학 물질을 사용하던 사람의 기사를 신문에서 읽은 적이 있다. 페인트 제거제에서 증발하는 증기는 공기보다 무거운데다가 그가 작업하던 공간은 좁고 밀폐된 공간이었기 때문에 증기가 가득 찬 것이 틀림없다. 페인트 제거제에서 발생하는 가스에는 사람을 몽롱하고 졸리게 만드는 염화메틸렌 용매가 다량 함유되어 있었다. 아마 그 남자는 몽롱한 상태가 되었을 것이며 뉴스 기사에 의하면 결국 질식사했다고 한다.

페인트를 벗겨내기 위해 유독성 용매를 사용하는 이유는 무엇일까? 페인트를 제대로 칠하면 접착제처럼 단단히 달라붙는다. 나무 표면은 매끈하지 않기 때문에 특히 나무 위에 형성된 페인트 막은 좀처럼 떨어지지 않는다. 목재 표면의 미시적 모습이 어떤지 상상하려면 빨대 다발의 단면을 상상하면 된다(1장 참조).

페인트가 나무의 관상 조직으로 흘러 굳어 버리면 바위처럼 단단해진다. 염화메틸렌 용매는 독특한 특성을 갖고 있는데, 페인트 막에 흡수되어 마치 마른 스펀지가 물을 머금듯이 페인트 막을 부풀리는 것이다. 일단 페인트 막이 부풀어 오르면 유연해지고 나무와의 접착력도 약해진다. 그렇게 되면 페인트를 표면에서 더욱 쉽게 벗겨낼 수 있다.

일부 용감한 사람들은 일명 '불총'(heat gun)을 이용하여 페인트를 벗겨내기도 하지만, 열을 이용해 페인트를 제거할 때에는 유독성 연기가 발생한다. 온도가 올라가면 페인트 막의 점성이 낮아지고 부드러워진다. 따라서 페인트 막을 과열시켜서 쉽게 제거하고 싶은 유혹에 빠질 수 있다. 불행히도 이러한 방법은 연기를 많이 발생시키고, 화재의 위험까지 증가시킨다. 실제로 역사적인 건물을 포함해서 많은 건물에서 불총을 부주의하게 사용하다가 화재로 건물을 소실하고 만 경우

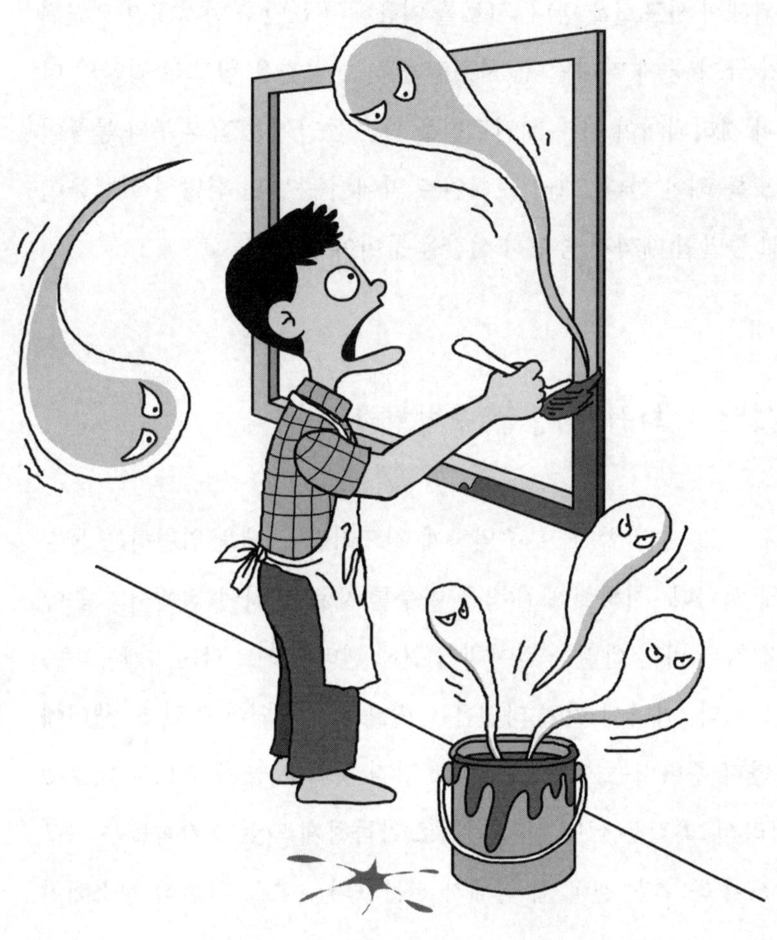

제8장 ● 집 수리 : 집을 새로 짓거나 뜯어고칠 때

가 종종 있었다.

　대부분의 사람들은 기존의 페인트를 벗겨내고 새로 페인트를 칠하기 위해서 사포질을 한다. 사포를 이용해서 표면을 벗겨내면 오염된 먼지가 공기 중에 떠다닌다. 사포질을 하는 공간은 반드시 집안의 다른 곳과 격리되어야 하며 페인트칠을 하는 동안에는 집 외부와 통풍이 잘 되도록 해야 한다. 그리고 페인트 막에서 증발된 휘발성 화합물이 완전히 증발할 때까지 충분히 시간을 두어야 한다.

3. 석면 : 희귀한 암을 유발한다

석면도, 집을 수리할 때 부주의하게 건드리면 건강을 위협하는 물질 가운데 하나다. 지하실에 내장을 마루를 새로 깔려던 집에서 기존에 있던 접착된 바닥 타일을 걷어내기 위해 샌더(모래로 닦는 기계 – 역주)를 이용했다. 바닥에 깔린 타일은 석면으로 오염되어 있었고, 샌더에 달린 먼지 주머니는 오염된 먼지를 잡지 못하고 공기 중으로 내보냈다. 따라서 그 집은 석면 섬유 먼지로 가득하게 되었고 가족들은 피부에 발진이 돋았다. 결국 집 전체가 전문가의 손으로 완전히 청소해야 할 지경에 이르렀다.

　석면은 나름대로 가진 장점 때문에 건축업계에서 수년 간 흔히 사용되었던 광물성 섬유다. 불연성이어서 주로 방화재로 많이 사용되었다. 석면에 압력을 가해 실린더 모양으로 만든 석면 섬유는 파이프 단열재로 사용되기도 했으며, 강화 바닥 타일, 이음매 마감재, 지붕과 외벽 재료로도 많이 사용되었다.

석면은 또한 경도를 강화하는 동시에 구조성을 부여하기 위하여 플라스터(석회, 물, 모래 등으로 만들어 마르면 경화하는 성질을 이용해 벽, 천장 등을 도장하는 데 사용됨 - 역주)에 첨가되기도 했다.

석면이 함유된 플라스터는 둘 이상의 물질이 섞인 혼합물로, 각각의 성분이 단독으로 있을 때보다 훨씬 우수한 성질을 갖는다. 예를 들어 낱장의 종이는 물에 젖으면 찢어지기 쉽고 얇은 왁스 층이 부서지기 쉽지만, 왁스를 칠한 여러 겹의 종이는 우유 같은 액체를 담을 수 있는 훌륭한 용기가 되며 쉽게 찢어지거나 부서지지 않는 것과 마찬가지다.

파티클보드 역시 톱밥과 접착제로 만든 화합물인 것처럼, 콘크리트와 석면도 섞어서 화합물을 만든다. 3~4센티미터 이하의 얇은 콘크리트는 쉽게 부서지지만, 석면 섬유가 충분히 첨가되면 얇더라도 충분히 강한 화합물이 되어 지붕 타일이나 지붕널로 사용될 수 있다.

집을 구매하려는 사람 하나가 대형 부지 위에 새로 보수한 집을 조사해 달라고 내게 의뢰한 적이 있었다. 그녀는 50년 된 지붕널이 석면-시멘트 화합물로 만들어졌다는 사실을 집주인이 숨겼다고 귀띔해 줬다. 마당에서 쌍안경으로 지붕을 보았을 때는 지붕널이 양호해 보였다. 그러나 다락방 침실에 올라가 지붕창으로 지붕 표면을 보니, 지붕널이 많이 닳아 있었으며, 콘크리트가 닳은 곳에 하얀 석면 표층이 드러나 있는 것이 보였다.

아무래도 지붕 표면에서 침식된 석면 가루가 홈통으로 들어가 집

둘레 흙 위로 떨어지고 있을 것이란 생각이 들었다. 나는 집 앞면에 있는 현관 홈통 근처에 사다리를 걸쳐 놓고 올라가 보았다. 역시나 홈통에 떨어져 있는 낙엽들이 하얀 가루를 뒤집어쓰고 있었다.

홈통에서 샘플을 채취하여 연구실에 분석을 의뢰한 결과, 석면이 25퍼센트 가량 섞여 있었다. 홈통에서 물이 넘쳐 떨어지는 곳에서는 땅이 파여 벽면으로 튄 흔적이 보였다. 딱딱하게 굳어 있는 침전물에서 샘플을 채취해서 역시 분석을 의뢰했더니, 그 샘플에도 석면이 약 10퍼센트 섞여 있었다. 결국 그 집은 지붕을 교체하고 아래쪽 흙도 모두 처리해야 하는 값비싼 대가를 치러야 했다.

석면의 발견

수년 간 석면에 노출되어 석면 섬유를 지속적으로 흡입하면 '중피종'(mesothelioma)이라고 불리는 희귀한 흉부암에 걸릴 수 있다. 광물성 섬유인 석면의 종류에는 황석면(amosite), 백석면(chrysotile), 청석면(crocidolite)이 있다. 이들은 모두 발암성 물질이지만 다행히 미국에서 가장 널리 사용되었던 백석면은 그중에서도 가장 덜 위험한 것으로 알려져 있다. 하지만 어떤 종류든 석면은 위험한 물질임이 틀림없으므로 조심해서 다루어야 하고, 적당한 시기에 교육받은 전문가의 손으로 잘 제거해야 한다.

만약 지금 살고 있는 집에 석면 지붕널이 있거나 과거에 있었다면 집 주변의 땅에도 석면이 많이 남아 있을 것으로 생각된다. 석면-시멘트로 된 벽널은 비에 의해 침식되지 않으므로 지붕널보다는 덜 걱정스

럽다. 또한 벽체에 칠해진 페인트도 석면 섬유가 밖으로 드러나는 것
을 막는 역할을 한다.

그렇다 해도 석면이 함유된 벽널을 제거하려면 지붕널에 있는 석
면을 제거할 때처럼 신중을 기해야 한다. 언젠가 한 집의 외부를 조사
하다가 반짝거리는 조각들이 수없이 땅에 떨어져 있는 것을 목격했다.
이것이야말로 석면-시멘트 널에서 떨어져 나온 파편이었던 것이다.
집주인은 이웃을 시켜 단돈 500달러에 벽널을 제거했다고 자랑스레
얘기했지만, 불행히도 그 이웃은 석면 제거 작업을 할 수 있는 자격을
갖추고 있지 않았다.

집 내부나 외부에 석면이 붙어 있다는 의심이 들면 의심이 드는 곳
이나 외벽 주위의 흙을 검사해 보면 된다. 만약 지붕이나 온수 파이프
등에 석면이 설치되어 있는 것을 발견했더라도 스스로 이를 제거하려
해서는 안 된다. 석면은 반드시 전문가가 제거해야 한다. 그렇지 않으
면 당신과 가족들이 수년 동안 석면을 들이마시게 된다.

집안 어디에 석면이 있는지 알아보기 위해서는 가장 먼저 지하실
부터 살펴보자. 대개 온풍 난방 시스템이 설치된 낡은 집에서 보일러
와 송풍관이 석면 단열재로 싸여 있는 광경을 많이 보았다. 내가 빅토
리아풍의 집을 처음 샀을 때도 석면 파이프 단열재가 있었는데, 계약
다음날 바로 전문가를 고용하여 이를 모두 제거했다.

나는 석면 단열재가 손상되어 있는 부분을 완벽하게 보수하는 대
신에 완전히 제거하는 길을 선택했다. 왜냐하면 모두 제거하는 비용이
나 보수하여 다시 쓰는 비용이나 비슷했기 때문이며, 더욱 중요한 이

유는 만약 난방 시스템이나 파이프에 문제가 생겨 보수해야 할 경우에
는 다시 한 번 석면 단열재를 뜯어야 하기 때문이었다.

석면에 대한 내 경험을 하나 더 소개하고자 한다. 집을 조사하는
일을 직업으로 삼기 전의 일로, 그 당시 내 딸은 교회 지하실에서 학부
모들이 운영하는 유치원에 다니고 있었다. 한 달에 한 번씩 학부모 모
임을 가졌는데, 어느 날 모임이 끝날 무렵, 사회자가 마지막으로 학부
모들에게 뭔가 다른 걱정은 없는지 물어보았다.

순조롭게 모임이 끝나려는 순간 나는 의자를 뒤로 젖혀서 우연히
천장을 바라보았는데, 증기 파이프 단열재의 곳곳이 뜯어져 내린 것을
발견하였다. 곧바로 장난감이 올려져 있는 선반으로 다가가서 단열재
가 뜯어져 내린 곳을 보았더니 무시무시하게도 석면 같은 물질이 장난
감을 덮고 있었다.

나는 고개를 돌려 이렇게 말하였다.

"네, 걱정거리가 있습니다."

다음날, 석면 제거 회사에서 와서 조사를 벌일 때까지 유치원 수
업은 중단되었다. 석면 제거 회사에서는 교실을 폐쇄하고 전 구역의
석면을 모두 제거하였다. 장난감을 깨끗이 닦아 내거나 폐기했고, 카
펫은 모두 걷어냈다. 그 후 2주가 지나서야 아이들은 다시 교실로 돌아
갈 수 있었다.

석면은 지하실 이외의 곳에서도 발견할 수 있다. 한번은 저당권이
설정되어 오랫동안 방치되었던 집을 조사한 적이 있었다. 지붕이 새는
바람에 습기가 가득 차서, 지붕에서부터 벽에 이르기까지 집안 곳곳이

망가져 있었는데, 원래는 아름다운 건축물이었음을 짐작할 수 있어서 아쉬움이 더했다. 오크와 단풍나무 바닥은 벽에서 떨어져 나온 회반죽 가루로 어질러져 있었다. 이 집은 지을 때 벽면을 돌처럼 보이게 하기 위하여 회반죽에 석면을 섞어 질감을 주었던 것 같았다.

석면의 존재 여부를 판단하는 것이 사전 검사 항목에 포함되어 있지는 않았지만 나는 조그만 조각 끝부분에서 문제가 될 만한 점을 발견하였다. 구매 희망자는 벽체 조각 샘플을 실험실에 조사 의뢰한 결과 석면이 다량 함유되어 있음을 알게 되었다. 결국 그 집을 매각하려던 은행은 비싼 비용을 치르고 석면을 모두 제거해야 했다.

4. 요소-포름알데히드 폼 단열재

오래 전에 지은 집에는 벽면에 단열재가 없었는데, 1970년대 에너지 위기가 닥치자 그때부터 많은 사람이 단열 공사를 하기 시작했다. 어떤 사람들은 단열 재료를 벽면에 붙이기도 했지만 흔히 단열 물질을 내부에서, 혹은 외부에서 벽 사이 공간에 불어넣는 경우가 많았다.

유리(遊離)된 형태의 섬유유리, 셀룰로오스, 요소-포름알데히드 폼 단열재(Urea Formaldehyde Foam Insulation, UFFI) 등 몇 가지 종류의 단열재가 이런 방식으로 시공되었다. 다른 재료들은 아직 사용하고 있지만 UFFI는 이제 더 이상 사용하지 않는다. 여기서 '폼'(포말)이란 액체 혹은 고체와 기체가 혼합되어 있는 합성물을 말한다. 흔히 볼 수 있는 생크림 거품, 면도 크림, 폼 베개, 컴퓨터 마우스 패드 등이 모두 폼 형태다.

　단열재는 겨울철에는 실내의 열 손실을 막는 역할을 하고, 여름철에는 외부의 열이 실내로 들어오는 것을 막는 역할을 한다. 열은 대류, 전도, 복사 세 가지 방법으로 이동한다. 그중 대류는 밀도의 차이에 의해 유동체(기체 혹은 액체)가 대량으로 움직이면서 열이 이동하는 것을 말한다. 예를 들어 찬물이 담겨 있는 잔에 손가락을 넣으면 손가락 주위의 물이 더워져서 위로 오른다(기체나 액체 같은 유동체가 따뜻해지면 밀도가 낮아져서 위로 올라간다는 점을 기억하기 바란다).

　전도에 의한 열 손실이란 입자와 입자 간의 충돌에 의해서 에너지가 옮겨 가는 것을 말한다. 예를 들어 금속 막대의 한쪽 끝을 잡고 다른 쪽 끝을 불 속에 넣는다면 이내 뜨거워져서 놓치고 만다. 열이 전도에 의해 막대를 타고 이동했기 때문이다. 금속에 따라 열전도에 차이가 나는데, 구리는 철에 비해 열전도율이 좋다. 따라서 스테인리스 강철 주전자는 열을 좀더 고르게 퍼지도록 하기 위하여 밑바닥을 구리로 만들어 놓았다.

　마찬가지로 돌은 나무보다 열전도율이 높다. 우리가 화강암을 만지면 차갑다고 느끼고(전도에 의해 손에서 열이 빠져나가기 때문), 울을 만지면 따뜻하다고 느끼는(손에서 빠져나가는 열이 적으므로 자신의 손의 온도를 느끼는 것이다) 이유도 바로 전도율의 차이 때문이다. 비어 있는 폼 재질의 컵을 집었을 때 따뜻하다고 느끼는 이유도 그 재질이 열을 잘 전도하지 않기 때문이다.

복사를 통한 열의 손실은 적외선 에너지(열의 한 형태)가 열원으로 부터 공간으로 빠져나가는 것을 말한다. 이것은 램프에서 나온 가시광 선이 공간으로 퍼져 나가는 것과 마찬가지다. 만약 빨갛게 달아올라 있는 물체가 방 안에 놓여 있다면, 이 물체는 빛과 열을 동시에 발산하 고 있는 셈이다. 열과 빛은 직선으로 날아가며 거울에 의해 반사될 수 있다.

만약 당신이 불이 있는 곳 앞에 서 있으면 불에서 나오는 열을 느 낄 수 있다. 하지만 당신 앞에 누군가가 서 있다면 앞 사람이 복사열을 다 흡수하기 때문에 당신은 열을 잘 느낄 수가 없다. 당신은 그 사람의 '적외선 그림자' 안에 서 있는 것이다.

도심의 무더운 여름날 오후를 생각해 보자. 저녁이 가까워지면서 대기는 점차 차가워진다고 하더라도, 낮 시간 동안 태양으로부터 열에 너지를 흡수해 놓았던 아스팔트와 빌딩들은 표면에서 열에너지를 다 시 방사하기 때문에 우리는 여전히 더위를 느끼는 것이다.

UFFI와 다른 단열 재료들은 대부분 전도와 복사에 의한 열 손실 을 줄여준다. 전도에 의한 열 손실률은 물질의 밀도와 정해진 공간 안 에 얼마나 많은 물질이 채워져 있느냐에 좌우된다. 밀도가 높을수록 전도에 의한 열 손실은 빨리 진행된다.

폼은 밀도가 그리 높지 않으므로 열을 잘 전도시키지 않는다. 기 체 또한 밀도가 매우 낮다. 그렇다면 벽 사이의 공간에는 기체 이외에 어떤 것을 넣어도 전도에 의한 열전도를 증가시킬 뿐이지 않겠느냐는 의심이 든다.

물론 벽 사이의 공간에 단열재를 채워 넣으면 전도에 의한 열 손실은 어느 정도 늘어날 것이다. 하지만 대류에 의한 열 손실은 최소한으로 줄일 수 있다. 왜냐하면 단열재가 들어가면 기체가 더 이상 자유롭게 움직일 수 없기 때문이다. 그리고 대류에 의한 열 손실은 절연재를 넣음으로써 늘어나는 전도에 의한 열 손실보다 훨씬 크다. 어떤 재료이든 단열재를 벽 사이의 공간에 넣으면 공기가 바깥에서 침투하는 것이나 안에서 바깥으로 침투하는 것을 모두 막아 주기 때문이다.

그렇다면 UFFI의 문제점은 과연 무엇일까? 미국에서 1970년부터 1979년까지만 사용이 허가되었던 이 단열 폼은 공사 현장(집)에서 두 가지 액체를 섞어서 사용했다. 이 두 가지 액체가 적절한 비율로 섞이지 않았을 경우에는 포름알데히드가 폼에서 발산되어 집안으로 퍼지게 된다.

공기 중에 포름알데히드의 농도가 높아질 경우는 일부 사람들에게 질병을 일으킬 정도로 위험하지만, 현재 시공되어 있는 집에서는 이미 가스 방출이 끝났으므로 안전한 것으로 여겨진다. 만약 집에 UFFI가 시공되어 있다면 공기 중의 포름알데히드 농도를 측정해 볼 수 있는 실험 세트를 사서 테스트해 보기 바란다.(UFFI는 건조한 공기 속에서는 포름알데히드를 그리 많이 방출하지 않으므로 테스트를 정확히 하기 위해서는 상대습도가 50퍼센트를 넘는 날에 실시하는 것이 좋다. 그리고 테스트를 할 때는 외부에서 들어오는 바람이 포름알데히드 농도를 희석시키지 않도록 창문을 모두 닫는다.)

포름알데히드의 농도가 그리 높지 않을 때는 UFFI에 대해 그리 걱정하지 않아도 된다. 하지만 집을 판매할 때는 이를 구매자에게 알려야 한다. 예를 들어 매사추세츠 주에서는 집을 팔 때 UFFI 단열재가 시공되어 있다는 사실을 구매자에게 반드시 알리도록 규정하고 있다. 1980년대에는 UFFI로 단열 시공이 되어 있는 집의 가격이 30퍼센트 가량 떨어지기도 했었다.

만약 집에서 폼 형태의 단열재를 발견했다고 해서 반드시 이것이 UFFI라고 단정지을 수는 없다. 많은 집주인이 작은 벽 사이 공간에 에어로졸 캔에 담겨 있는 폼을 사용하고 있기 때문이다. 이러한 단열 재료는 흔히 단단하면서도 신축성 있는 고체를 이루고 있다. 이와는 반대로 UFFI는 만지면 가루가 되어 부서지는데, 그 가루는 공기처럼 아주 가볍다.(UFFI 가루를 들이마시지 않도록 주의해야 한다. 이를 흡입하여 예민한 반응을 일으켰던 사례를 익히 들어 알고 있기 때문이다.)

5. 홈 오피스 : 환기 시설을 늘려라

집에 사무 공간을 만들기 위해 개조 공사를 하는 사람들이 많다. 요사이 집에서 일을 하는 사람들의 숫자가 점점 더 늘어나고 있으며, 과거에 서재로 이용하던 공간에 책상, 회전의자, 복사기, 팩스, 컴퓨터 등이 설치되면서 더욱더 전문적인 사무 공간으로 바뀌어 가고 있다. 하지만 알레르기, 천식, 그리고 화학 물질에 민감한 체질을 가진 사람들은 홈 오피스에서 일할 때 주의해야 한다. 각종 가구와 사무 기계들이 문제를 일으킬 수 있기 때문이다.

나는 홈 오피스에서 일하는 사람들에게 환기 시설을 늘리라는 주문을 많이 한다. 사무 기계에서 나오는 화학 물질을 배출할 수 있는 환기 시설을 설치하든지, 아니면 이 기계들을 환기가 잘되는 공간에 놓아두라고 말한다.

복사기에서는 소량의 오존(잠재적인 자극성 물질)과 스티렌(자극적인 휘발성 유기 화합물인 동시에 잠재적인 발암성 물질)이 발산된다. 복사기에는 전선을 통해 강한 전압이 흐른다. 만약 햇볕 좋은 야외에 널어 놓은 셔츠가 마를 때 나는 냄새가 실내에서 난다면 이는 오존 냄새가 분명하다. 이 냄새는 마치 신선한 공기 속에 서 있는 듯한 느낌을 줄지는 몰라도, 오존 농도가 너무 높으면 이 역시 공기 오염의 일종이라고 할 수 있다.

플라스틱이 과열되면 복사기에서 또 다른 냄새가 발생한다. 원본의 이미지는 검은색 잉크 분말로 복사지에 그려지는데 이러한 잉크 분말에는 탄소, 플라스틱, 철 입자, 소량의 용매가 섞여 있다. 잉크 분말이 칠해지고 난 후 복사 용지는 유리관에 뜨거운 철사가 들어 있는 퓨즈를 통과한다.

잉크가 퓨즈에서 나오는 복사열을 흡수하게 되면 플라스틱이 종이에 달라붙는다. 열받은 플라스틱 중 일부는 열에 의해 분해되고, 자극성을 띤 부산물을 만들어내게 된다. 컴퓨터, 비디오 모니터, 케이블 역시 자극성을 띤 가스나 곰팡이 냄새를 발산한다.

홈 오피스로 인해 몸에 이상을 느낀다거나 화학적으로 민감해진다면 금속제 사무 가구를 구입하고 천이 붙어 있는 의자를 피할 것을 권한다(2장 참조). 사무 의자에 붙어 있는 쿠션에는 먼지진드기 알레르겐이 축적될 수 있다는 사실을 기억하기 바란다. 천보다는 가죽으로 만든 의자가 좋은 대안이 될 수 있다.

6. 그 밖에 집 수리를 할 때 유의할 점

남이 살던 집보다는 새집을 더 선호한다고 말하는 사람을 본 적이 있다. 아마 새로 지은 집을 구입하면 알레르겐을 피할 수 있을 것이라 생각하는 것 같다. 하지만 반드시 그렇지는 않다. 천식이나 알레르기가 있는 사람들은 집의 연수와 상관없이 늘 조심해야 한다. 자신이 스스로를 잘 돌보지 않는다면 누가 돌봐주겠는가?

기존의 집을 새로 증축하거나, 새로 지은 집을 구입하거나, 혹은 아무것도 없는 땅위에 새로 집을 지으려 할 때 참고할 만한 조언을 몇 가지 소개하고자 한다.

측면에 뚫은 구멍을 통해 단열재를 벽 사이 공간에 불어넣을 때는 일정한 공기압을 유지하여 한번에 불어넣어야 한다. 하지만 일부 공기는 전기 배선, 스위치, 창문 틈새 등을 통해 거실로 들어올 수 있다. 만약 먼지 알레르기가 있음에도 불구하고 단열재를 불어넣고자 한다면, 실내 벽체에 있는 모든 틈새를 잘 막고, 공사 중에는 집 밖에 머물러야 한다. 단열 공사가 끝나고 나면 HEPA 필터 청소기로 집안을 청소하고 환기를 시킨다.

알레르기나 천식이 있는 사람에게는 카펫을 깔지 말라고 조언한다. 새집에 깔린 카펫에서 나는 냄새가 너무 강해서 잠시도 머물 수 없었던 적이 있었다. 대부분의 카펫 제조업체들조차 새 카펫을 깔고 난 뒤에는 철저히 집안 전체를 환기하라고 권한다.

이 책의 앞부분에서 새집과 관련된 여러 문제들과 집안 전반에 깔린 카펫이 지닌 문제점에 대해 자세히 설명한 바 있다. 여기서 다시 반복하는 대신 온풍 난방 시스템과 중앙 냉방 시스템을 갖춘 새집에 관해서 이야기하고자 한다.

새집을 조사할 때마다 거울과 손전등을 이용하여 환풍구를 살펴보는데, 그곳에서 톱밥, 건식벽체 부스러기, 나뭇조각, 심지어 공사용 도구에 이르기까지 온갖 종류의 이물질들을 발견하곤 한다. 한번은 환풍구 내부에 톱밥과 회반죽 먼지가 가득하고 심지어 도넛이 들어 있는 봉투와 종이컵까지 들어 있는 것을 본 적이 있다. 나는 집을 사려던 사람에게, 계약하기 전에 난방 시스템과 환풍구를 전문가의 손으로 깨끗이 청소(비용이 많이 드는 선택)해 줄 것을 요구하라고 말했다.

며칠 뒤 청소가 다 끝났다며 그 집을 다시 조사해 달라는 요청이 들어왔다. 나는 도넛을 발견했던 환풍구를 다시 들여다보았다. 송풍구 안은 깨끗해 보였지만 레지스터를 옮겨 놓고 다시 거울과 손전등을 사용해 들여다보니, 전문가를 시켜 청소한 것이 아니라 누군가가 진공청소기로 송풍관 입구만 살짝 청소했음을 알 수 있었다. 이제 예전의 도넛은 더욱더 안쪽으로 밀려들어가서 테이프에 둘둘 말려진 상태였다.

단순히 바닥에 사포질만 할 때도 항상 온풍식 난방 시스템과 송풍
관을 완전히 밀봉하거나, 가능하다면 필터로 보호해야 한다. 또한 작
업이 끝난 후에는 전문가의 손을 빌려 철저히 청소하라고 권한다.

물에 잠겼던 집을 수리해서 쓰려면 눈에 보이지 않게 부식된 곳을
모두 찾아 고쳐야 한다. 어떤 가족이, 홍수로 물에 잠긴 뒤 대대적인 수
리를 한 집을 구매했다. 천장과 벽은 대부분 교체되었고, 화장실과 부
엌도 새로 단장되었다. 하지만 불행히도 뒤틀린 단풍나무 바닥과 그
위에 깔린 카펫은 그대로 남아 있었다.

그러던 어느 날 지하실에서 일을 하던 남편이 호흡 곤란을 일으키
기 시작했다. 그는 천식과 함께 심한 곰팡이 알레르기가 있다는 진단
을 받았으며, 그 증상은 쉽게 호전되지 않았다. 민감한 체질을 갖고 있

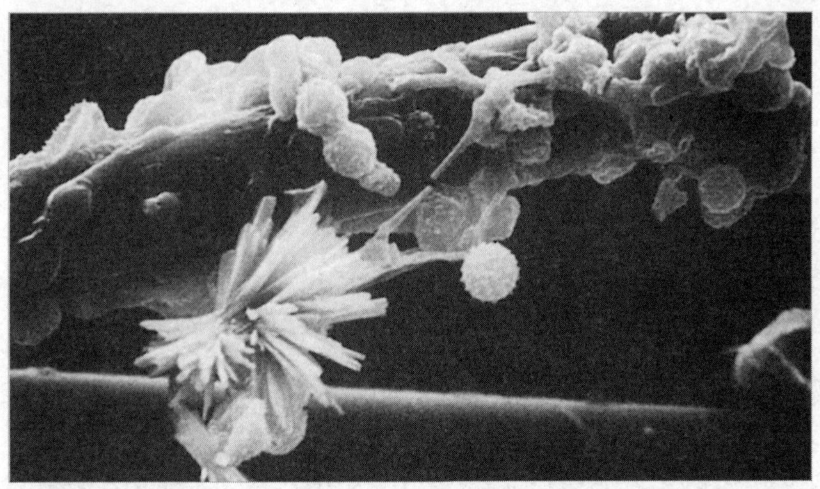

● 〈사진 8.1〉 ●● 두 개의 섬유 유리 섬유의 모습. 그중 하나는 곰팡이 균사와 포자로 덮여 있다. 두 개의 섬유 사이에
있는 바늘 바퀴 모양의 것은 섬유 위에 내려앉은 먼지를 먹이로 하여 곰팡이가 만들어낸 것으로 보인다. 지하실 천장에
있는 오염된 단열재 섬유 유리는 미세한 충격에도 수천 개의 포자를 공기 중으로 날려 보낸다. (2,000배, 전자 현미경)

는 사람들은 오염된 것으로 의심되는 먼지들을 다룰 때 극히 조심해야 한다. 그리고 천식이나 알레르기가 있는 사람은 새로 수리한 집을 구입하고자 할 때, 혹시 그 집이 과거에 물에 잠겼던 적은 없는지 알아봐야 한다.

일부 건축 자재들도 민감한 사람에게 문제를 일으킬 수 있다. 페인트와 기타 건축 자재를 공급하는 사람들은 자신들의 제품이 다른 제품들보다 자극이 덜하다고 주장하지만, 화학 물질에 민감한 사람들은 어떠한 자재에도 강한 자극을 받을 수 있다.

실제로 해당 자재를 집에 설치하기 전에 샘플을 조금 얻어서 몸의 반응을 확인해 보는 것도 좋은 방법이다. 앞에서도 언급했듯이 존 바우어의 《건강한 집》을 보면 건축 자재에 대한 훌륭한 정보를 얻을 수 있다.

목재도 집에 설치하기 전에 미리 확인해 봐야 하는 건축 자재 중 하나다. 새집의 지하실 들보가 곰팡이로 뒤덮인 광경을 발견한 적도 있다. 곰팡이와 곤충으로 인해 부패가 생기지 않도록 압축 처리한 목재의 표면에서도 곰팡이는 자랄 수 있다.

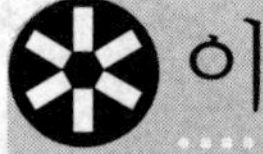

집 수리
● 집 수리를 하는 동안에는 작업 현장을 집안의 다른 곳과 격리하고, 가재도구는 치워 놓거나 잘 덮어 놓는다. 또한 환풍기를 이용하여 작업 현장의 기압을 다른 곳보

다 낮게 유지한다.

- 페인트받이 천은 깨끗한 것을 사용한다.
- 가능하면 공사 중에는 온풍 난방기나 에어컨을 틀지 않는다.
- 작업 현장을 청소할 때는 HEPA 필터 진공청소기를 사용한다.
- 작업 현장에는 가급적 가까이 가지 않는다. 꼭 들어가야 할 일이 있으면 미세 입자 마스크를 착용한다.
- 단열재를 벽체 안에 불어넣는 작업을 할 때는 외벽의 모든 틈새를 잘 밀봉하고 집 밖에 머물도록 한다. 공사가 끝난 후에는 역시 HEPA 필터 진공청소기로 깨끗이 청소한다.

위험한 환경

- 집에 칠해져 있는 페인트와 집 주변의 토양에 납 성분이 들어 있지는 않은지 확인해 본다. 만약 집 주변의 토양에 납이 들어 있다는 것을 알게 되었거나 그렇게 추정된다면, 환경 전문가에게 자문을 구한다.
- 페인트를 사포로 벗겨내지 않도록 한다.
- 납 성분이 섞인 페인트와 석면은 항상 전문가를 고용해서 제거해야 한다.
- UFFI나 그 밖에 포름알데히드를 함유하고 있는 재료가 집에 설치되어 있다는 의심이 들면 실험 도구를 구입하여 확인해 본다.

기 타

- 알레르기가 있는 사람은 집을 팔려고 할 때 부동산 중개인을 통해, 집을 보러 오는 사람들이 개를 데리고 오지 않도록 미리 조치해야 한다.
- 화학 물질에 민감한 체질이라면 복사기, 프린터 같은 홈 오피스 기계들이 있는 곳에 배기 시스템을 갖추어야 한다. 아니면 환기가 잘되는 장소에 기계들을 설치하도록 한다.

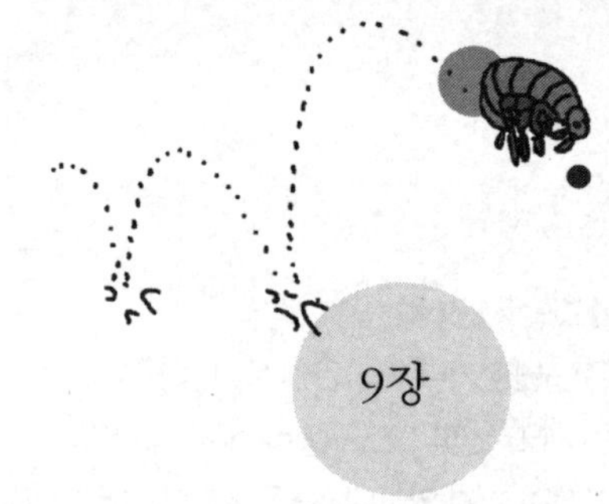

청소

원인이 무엇인지부터 철저하게 파악하라

지금까지 살펴본 여러 가지 사례에서 알 수 있듯이, 각 가정의 집안 내부는 대부분 티끌 없이 깨끗해 보였지만 사실은 한결같이 실내 공기 오염이라는 문제를 안고 있었다. 현미경을 자주 들여다보는 직업을 가진 나는 깨끗해 보이는 집에서 채취한 먼지에서도 알레르기를 유발하는 물질이 있음을 종종 목격하곤 놀라고 만다.

민감한 체질인 사람들이 자신의 환경을 '진정으로' 깨끗이 하기 위해서는 무엇부터 해야 할까? 지금까지 집안 각 구역별로 오염 정도를 살펴보았다면, 이제부터는 실내 공기를 깨끗이 유지하기 위해서는 어떻게 청소해야 하는지 알아보자.

1. 진공청소기 : 헤파 필터가 장착된 것

아파트에 세 들어 살고 있던 한 여성은 수년 간 아무 일 없이 잘 살다가, 2년 전부터 기침이 계속되고 눈이 자주 충혈되는 증상을 겪고 있다고 호소했다. 그녀는 자신이 살고 있는 아파트에 그런 증상을 유발하는 뭔가가 있다고 생각하고 있었다.

진공청소기로 가능한 한 꼼꼼히 청소를 하고, 심지어 정신과 상담(이는 내가 권하지 않는 방식이다!)도 받아보았지만 아무 소용이 없었다. 여러 가지 방법을 모두 사용해 보아도 효과가 없자, 그녀는 결국 같은 아파트에 빈 집이 생기면 거처를 옮기리라 마음먹었다.

마지막 결정을 하기 전, 그녀는 새로 옮길 텅 빈 아파트에서 며칠 간 자보고 나서 기침이 사라졌음을 확인했다. 그러나 새 아파트를 계약하고 카펫을 새로 깔고 냉장고를 새로 교체했지만, 새집으로 이사를 하고 난 지 얼마 안 되어 다시 기침이 시작됐다. 그녀는 결국 모든 걸 포기한 채 원인이 밝혀지기 전까지 부모님의 집에서 머무르기로 했다.

알레르기 전문 의사로부터 자신이 먼지진드기와 기타 흔한 알레르겐에 대해 알레르기 증상을 보인다는 소리를 들은 그녀는 알레르겐의 진원지를 찾을 수 있겠는지 내게 물었다. 우리는 우선 소파에 있는 먼지진드기 알레르겐의 수치부터 확인해 보기로 했다. 그녀는 먼지 샘플을 얻기 위해 자신의 진공청소기를 사용했다. 먼지를 수집한 지 3분 후부터 기침을 심하게 하기 시작하더니 그녀는 결국 욕실로 달려가 구토까지 했다.

진공청소기 배기관에 있는 공기가 의심스러워 버카드 샘플을 채취하여 조사해 보았더니, 곰팡이 포자와 먼지진드기 배변 알갱이가 가득했다. 또한 소파에 있는 먼지진드기 알레르겐의 농도는 먼지 1그램당 거의 25마이크로그램에 육박했다(10마이크로그램 이상일 경우 천식에 걸릴 위험이 있는 것으로 간주된다). 그녀의 진공청소기는 소파 표면의 먼지를 제거하기는 했지만 진드기 알레르겐을 빨아들인 뒤 이를 공기 중으로 다시 내뿜고 있었던 것이다.

우리는 보통 진공청소기가 먼지를 빨아들인다고 생각하지만, 엄밀히 말하면 먼지가 섞인 공기를 빨아들이는 것이다. 또한 청소기 안으로 들어온 공기는 밖으로 배출되고 오물과 먼지는 청소기 먼지 봉투 안에 그대로 남아 있을 것이라 흔히 생각한다.

그러나 미세한 먼지 입자의 경우에는 그렇지 않다. 대부분의 청소기들은 미세한 입자를 잡아내지 못하기 때문에, 청소기의 여러 틈새와 먼지 봉투로부터 다시 새어 나온다. 쉽게 말하자면 청소기로 카펫을 청소하는 것은 오염 입자들을 공기 중에 풀어놓는 것과 같다.

어떤 진공청소기는 특수 필터를 가지고 있다. 나는 0.3마이클론 이상의 입자를 99.97퍼센트 이상 걸러낼 수 있는 HEPA 필터가 장착된 청소기를 선호한다. 알레르기로 고생하는 가족이 있는 집에서는 반드시 HEPA(고성능 입자 여과) 필터 청소기를 사용하라고 권한다. 청소기를 구입하기 전에는 미리 정보를 수집해 최신 모델이 어떤 것인지 확인해 보도록 한다.

우리 고객 중 한 사람은 800달러를 주고 HEPA 필터를 옵션으로

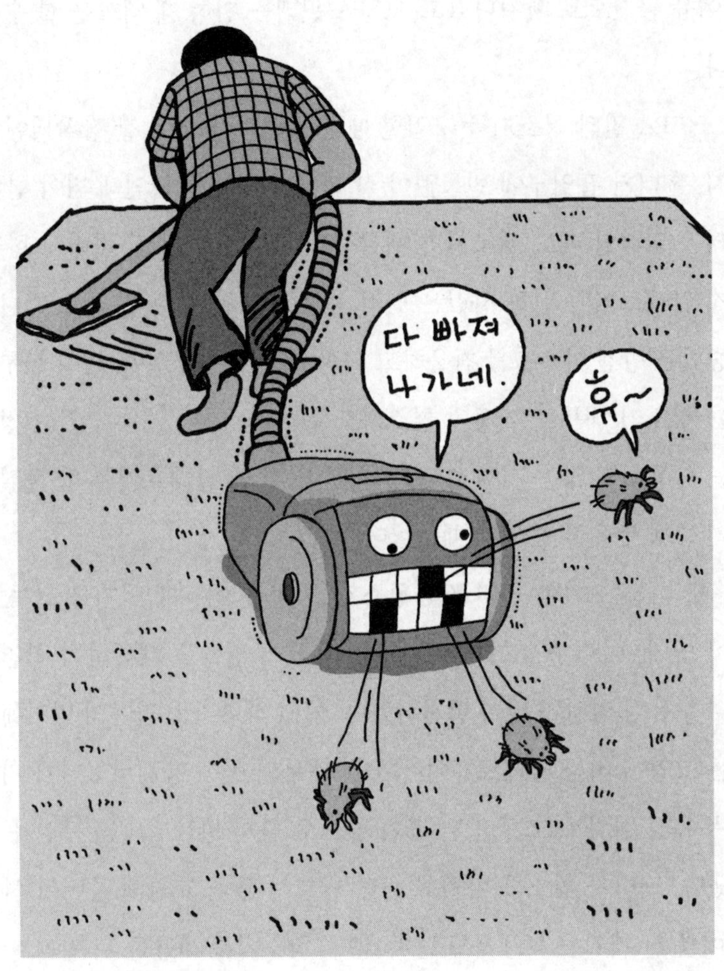

제9장 ● 청소 : 원인이 무엇인지부터 철저하게 파악하라

장착할 수 있는 저급 청소기를 구매했다. HEPA 필터를 끼운 홀더는 두 개의 플라스틱 탭으로 고정되어 있었는데 구멍이 탭보다 크기가 더 컸다. 때문에 대부분의 배출 공기는 필터를 거치지 않은 채 탭 주위의 여유 공간으로 빠져나갔고, HEPA 필터는 전혀 제 역할을 할 수 없었다.

HEPA 필터 청소기를 구입할 때는 필터가 홀더에 잘 장착되어 있는지, 홀더가 흡입구에 빈틈없이 잘 끼워져 있는지 확인해 봐야 한다. 필터를 교환할 때도 제조사가 제시하는 교환 요령에 잘 따라야 한다. 먼지 알레르기가 심한 사람은 먼지 봉투를 교환할 때 집 밖으로 나가 인증받은 방진 마스크를 착용하고 교환하는 것이 좋으며, 먼지 봉투를 담는 청소기 내부도 깨끗이 청소하도록 한다. 먼지 봉투가 없는 청소기는 사용하지 않는 것이 좋다. 먼지를 버릴 때 알레르기 유발 물질이 공기 중에 부유할 수 있기 때문이다.

또 다른 고가형 필터 진공청소기로, 물을 이용해 먼지를 잡는 제품이 있다. 이런 청소기의 배기구에서 공기 샘플을 채취하여 확인해 보니 부유성 입자가 많이 발견되었다. 어떤 과학자는 집안의 먼지에서 나온 고양이 비듬 알레르겐이 청소기 내부의 물에 용해되었다가 미세한 부유성 입자로 쪼개진 뒤 공기 중으로 다시 방출된다는 사실을 밝혀냈다. 게다가 청소를 마치고 나면 반드시 물을 교환해 주어야 하는데 이를 잘 지키는 사용자도 많지 않다. 청소기를 사용한 뒤 먼지가 담긴 물을 갈지 않고 벽장 속에 그대로 보관해 두면 어떤 일이 벌어질지는 여러분의 상상에 맡기겠다!

이동용 진공청소기보다도 중앙 진공청소 시스템을 선호하는 사람들도 있다. 만약 중앙 진공청소 시스템을 가지고 있다면 반드시 배기관 배출구는 외부에 설치해야지, 차고나 지하실로 연결되어서는 안된다. (외부로 이어지는 배기관은 가능한 한 모터에 가까이 있어야 한다. 배기관에서 너무 멀면 역으로 부는 공기압으로 인해 공기 흐름이 줄어들 수 있다.) 먼지가 기계 주위에 모인다면 어디에선가 공기가 새고 있기 때문이다.

당신은 얼마나 자주 진공청소기를 돌리는가? 최소한 일주일에 한 번씩 HEPA 필터 청소기를 이용해서 바닥과 가구를 청소하는 게 좋다. 알레르기가 있지만 일반 청소기를 사용할 수밖에 없다면 인증받은 방진 마스크를 착용한 채 청소를 한 뒤에 문을 열어 환기를 시키도록 한다. 집에서는 상점용 진공청소기를 사용하지 말고, 곰팡이가 핀 먼지라면 일반 청소기로 청소해서도 절대 안 된다.

그리고 청소기로는 카펫 속에 있는 비듬과 진드기 같은 알레르겐을 완전히 없앨 수 없다는 사실을 기억해야 한다. 알레르겐 증상이 심하다면 카펫을 완전히 교체해야 하는 수도 있다. 만약 카펫에 납 페인트 가루나 석면 섬유가 있다면 전문가를 불러 카펫을 완전히 제거해야 한다. 납과 석면의 존재 여부를 테스트하는 것은 그리 비싸지 않으므로 의심이 든다면 먼지 샘플을 채취한다. (카펫을 교체할 경우에는 패드를 교체한 뒤 HEPA 청소기로 바닥부터 먼저 청소해야 한다.)

2. 카펫 세탁 : 전문가에게 의뢰하라

일부 카펫 옹호론자들은 청소기를 돌리기 전까지 카펫이 먼지를 붙잡아두는 '먼지 필터' 역할을 한다고 주장한다. 카펫이 깔려 있는 방이, 딱딱한 바닥으로 된 방보다 공기 중의 먼지 입자가 적다는 것이다. 이들의 주장대로라면 카펫이 먼지를 붙잡고 있는 필터의 역할을 하고 있다고 볼 수도 있지만, 다른 모든 필터가 그렇듯이 언제든지 표면을 휘저으면 붙어 있던 먼지 입자는 떨어져 나갈 수 있다. 그리고 필터는 더러워지면 교체할 수 있지만 카펫은 웬만해서는 교체하기 어렵지 않은가.

수백 군데의 집을 조사해 본 바로는 카펫이 깔려 있는 방은 나무, 비닐, 세라믹 같은 재료로 된 딱딱한 바닥의 방보다 먼지 밀도가 높았다. 심지어 같은 집 내에서도 카펫이나 융단이 깔려 있지 않은 방이 깔려 있는 방보다 공기 중의 먼지 입자 수가 적었다. (방 두 개에서 실험을 해보았는데, 같은 분량의 먼지를 놓고 조그마한 선풍기를 작동시키면 카펫이 깔려 있는 방에서 공기 부유 입자가 적게 나타나는 것은 사실이었다. 카펫의 섬유가 일부 먼지들을 붙잡고 있기 때문이다. 하지만 이 같은 실험은 실제 집안 환경을 재현한다고 보기 어렵다. 실제 집안에서는 공기의 흐름만으로 먼지가 날리는 것이 아니라 주로 물리적인 요인으로 인해 카펫 섬유 자체가 휘저어지기 때문이다.)

일주일에 두 번씩 HEPA 필터 청소기로 청소를 해서 카펫에 축적된 먼지를 줄일 수는 있겠지만, 아무리 청소기로 열심히 청소를 해도 카펫에서 먼지를 완벽히 제거하는 것은 불가능하다. (이 말이 진실인지 알아보고 싶으면 직접 실험을 해볼 수도 있다. 단 알레르기가 있는 사람은 꼭 마스크를 착용하길 바란다. 어두운 방에서 손전등 불빛을 비춘 채 카펫을 손으로 훑어 본다. 다음엔 청소기로 평소처럼 청소를 한 후에 다시 한 번 손으로 훑어 본다.) 카펫이 두꺼울수록 먼지를 더 많이 모아 둔다.

세탁을 해야 할 정도로 카펫이 더러워지면 반드시 전문가에게 의뢰해야 한다. 세탁 장비를 빌려 자신이 직접 세탁을 하면 물을 너무 많이 사용하거나 물기를 충분히 제거하지 못하는 수가 생긴다. 카펫이 축축한 상태가 되면 세균과 곰팡이가 번식하기 시작할 것이다.

카펫을 세탁한 뒤에 하루 이상 축축한 상태로 놔두었더니 오랫동안 카펫에서 냄새가 났다고 말하는 사람들이 많다. 비록 냄새는 사라질지 모르지만 일단 미생물들이 번식하고 나면 그들이 만들어낸 부산물은 언제든 사람들이 밟고 지나칠 때마다 공기 중으로 떠오를 것이다.

3. 먼지떨이와 손걸레 : 물을 많이 사용하지 마라

오염된 카펫 위를 사람들이 걸어다니면 자극성 물질들이 공기 중에 떠오르듯이, 먼지떨이로 여기저기 털어대면 가라앉았던 먼지가 다시 공중으로 떠오르게 된다. 먼지는 HEPA 진공청소기로 빨아들이거나 가볍게 물을 묻힌 깨끗한 헝겊으로 닦아내는 것이 바람직하다.

여러분은 아마 6장에서 소개한 바 있는 회의실 탁자와 더러운 스편지 이야기를 기억할 것이다. 수분이 과다할 경우 여러 가지 문제가 발생한다는 점을 나는 이 책의 여러 곳에서 누누이 강조해 왔다. 더러운 걸레를 사용하거나 표면을 흥건히 적실 정도로 물을 많이 사용하지 말라는 점을 다시 한 번 강조하고자 한다.

최근 연구에 의하면 정기적으로 살균제를 뿌려 주면 표면의 곰팡이 포자와 세균을 현저히 줄일 수 있다고 한다. 그러나 대부분의 경우 이러한 살균제 살포는 불필요하다. 사실 살균제를 뿌리면 살균제 자체가 가지고 있는 자극적인 냄새와 화학 물질이 실내를 오염시킨다.

아무튼 표면에 정착한 미생물의 기본적인 숫자를 줄여 보고자 하는 시도는 사실상 의미가 없다. 왜냐하면 어느 곳이든 사람이 있는 곳에는 무한한 양의 피부 조각이 공급되게 마련이며, 피부 조각이 있는 곳에는 항상 박테리아와 효모가 있기 때문이다. 그리고 공기 중에는 어느 곳이나 곰팡이 포자가 퍼져 있으며, 외부로부터 집안으로 들어오는 공기를 따라 침투하고 있다는 사실도 고려하지 않을 수 없다.

미생물들이 이용 가능한 영양소를 최소화하기 위해서는 정기적으로 먼지를 제거해 주는 수밖에 없다. 만약 먼지 속에 있는 특정 물질(먼지진드기 배설물이나 곰팡이 포자 등)에 대해 민감한 사람은 자극원의 원천 또한 제거해야 한다. 원천을 제거하지 않으면 알레르겐은 결코 줄어들지 않을 것이다.

같은 집안에 있는 먼지라도 어디에 쌓여 있느냐에 따라 중요한 영향을 더 많이 미치게 되는 경우가 있다. 침대 밑에 쌓여 있는 먼지 덩어리는 일상 생활에 그다지 큰 영향을 미치지 않을지도 모른다. 그러나

온풍기, 컴퓨터 팬, 냉장고 근처에 있는 먼지는 공기 중으로 날려 당신의 폐 속으로 들어갈 수 있다.

4. 같이 사용하면 위험한 제품들

암모니아와 염소계 표백제는 절대로 같이 사용해서는 안 된다. 이들이 섞일 경우 클로라민(Chloramine)이라는 이름의 암을 유발하는 유독 가스가 생성된다. 암모니아나 염소계 표백제가 함유된 제품 라벨에는 이를 경고하는 문구가 씌어져 있기는 하지만, 다른 세제에도 역시 암모니아나 표백제가 함유되어 있을 가능성을 명심해야 한다.

예를 들어 어떤 세정제 가루에는 염소계 표백제가 들어 있고 또 어떤 액체 식기 세제에는 암모니아 계열 성분이 들어 있기도 하다. 따라서 섞어 쓸 때에는 이를 조심해야 한다. 가정용 세제는 보통 안전하다고 생각하지만 가정용이라도 역시 강력한 화학 물질임이 틀림없다. 라벨에 적힌 사용 설명을 잘 따라야 하고, 주의 사항을 믿어야 하며, 필요한 만큼 환기를 잘 시켜야 한다.

주의할 사항이 한 가지 더 있다. 만약 집에 수영장이 있다면 브롬 계열 또는 염소 계열 살충제를 집안에 두거나 다른 화학 물질과 가까이 두어서는 안 된다. 이러한 화학 물질에서 풍겨 나오는 냄새는 퍽 자극적일 뿐만 아니라 서로 혼합될 경우 너무나 위험하기 때문이다. 예를 들어 염소가 함유된 살충제가 수영장에서 사용하는 일부 이끼 방지

제(수영장에 사용)나 다른 가정용 화학 물질과 섞일 경우 폭발할 수도
있다.

5. 청소 용역 회사를 이용할 경우

만일 사람을 고용하여 청소를 할 때는 집에 있는 청소기만 사용하게
해야 한다. 청소 회사 사람들이 가져온 청소기를 사용하면, 최근에 이
들이 청소를 했던 다른 집에서 모은 알레르기 유발 물질들을 당신의
집으로 옮겨올 수 있기 때문이다.

내게 도움을 요청했던 어떤 가정은 집 청소를 하고 나면 특히 알레
르기 증상이 심해졌다고 한다. 그 집에서 버카드 공기 샘플을 채취해
조사해 보니 카펫 안에 고양이 비듬이 섞여 있는 게 분명했다.

내 말을 들은 부부는 매우 놀라워했다. 왜냐하면 그 집에서는 한
번도 고양이를 키워 본 적이 없을 뿐 아니라 카펫도 비교적 새것이었
기 때문이다. 어떤 종류의 청소기를 사용하느냐고 물었더니 그들은 청
소 회사에 의뢰하여 청소를 한다고 대답했다. 그 회사는 고양이가 비
듬을 펄펄 날리고 있는 이웃집을 청소한 다음 이 고객의 집 카펫 이곳
저곳에 고양이 비듬을 비 오듯 쏟아냈던 것이다.

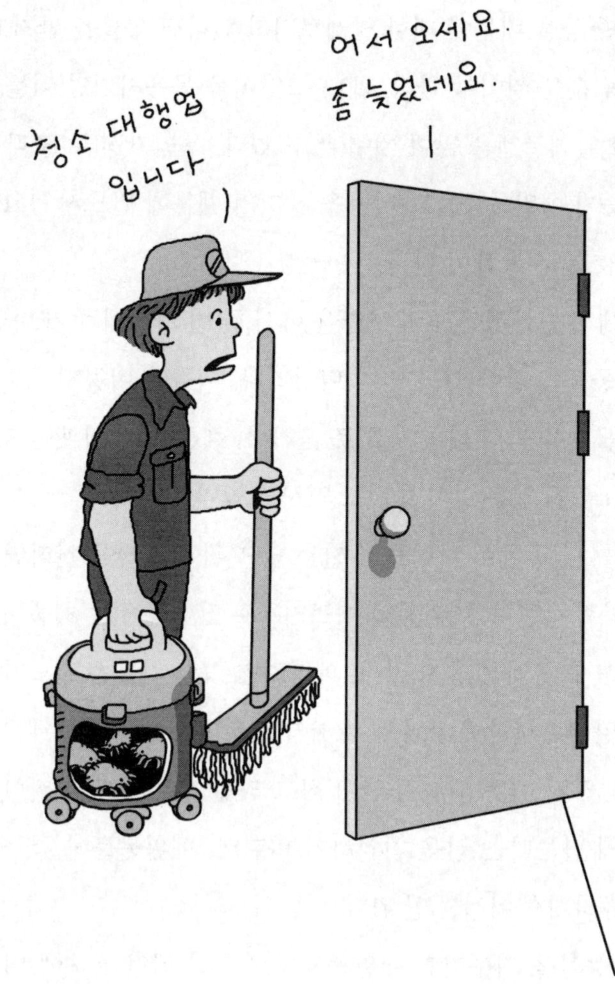
청소 대행업
입니다

어서 오세요.
좀 늦었네요.

6. 애완동물을 키울 때 주의할 점

애완동물은 사랑스럽다. 그래서 우리는 애완동물들을 껴안고 토닥인다. 하지만 동물 비듬에 대한 알레르기가 있다면 동물을 만지고 난 다음에는 꼭 손을 씻어야 한다. 개나 고양이를 목욕시키면 이들의 피부 분비물과 알레르겐을 많이 씻어낼 수 있다. 우리가 피부 조각을 흘리고 다니듯이 애완동물들도 비듬을 흘리기 때문에 반드시 HEPA 필터 진공청소기를 사용해야 한다.

3장에서 언급했던 주의 사항을 다시 한 번 기억해 주기 바란다. 네 발 달린 동물은 살아 있는 먼지 덩어리다. 이들은 이곳저곳 돌아다니며 오염 물질을 묻혀 다른 곳으로 옮긴다. 예를 들어 카펫이 오염되어 있다면 그 위에 앉은 강아지 털도 역시 오염될 것이다.

만약 애완동물이 자신들의 전용 담요 위에서 잠을 잔다면 담요를 자주 빨아줘야 한다. 애완동물 매트리스로 값비싼 퀼트 제품이나 두꺼운 베개를 주는 것은 좋지 않다. 왜냐하면 그런 것들은 진드기를 비롯한 각종 알레르겐의 온상이 될 소지가 많은데다 완벽하게 세탁하는 것도 불가능하기 때문이다. 쿠션이 적고 양털 같은 소재를 피할수록 비듬이 적게 남는다는 점을 기억하기 바란다. 애완동물이 침구에 누워 비듬을 흘리게 두어서는 안 된다.

애완동물을 키우려면 애완동물의 비듬이 집안 전체에 퍼질 것을 각오해야 한다. 하지만 개나 고양이를 침실에 들여놓지만 않아도 알레르기 유발 물질의 확산을 많이 줄일 수 있다. 애완동물을 다른 사람에게 췄거나 애완동물이 죽었더라도 그들의 비듬은 여전히 침대, 가구, 깔개, 라디에이터, 통풍구, 냉장고를 포함해 집안 곳곳에 쌓인 먼지 속에 남아 있다는 점을 기억해야 한다. 모든 집안 먼지가 제거되지 않는한 알레르기 증상이 누그러들기를 기대할 수는 없다.

7. 해충과의 전쟁에서 승리하려면

사람들은 벌레와 해충들이 집 주위에 돌아다니는 모습을 보면 언짢은 심정을 억누르지 못한다. 쥐가 부엌 찬장 밑에서 달아나고, 개미가 식품 저장실에서 기어다니거나 벌이 방 안에서 급강하하며 날아다니는 모습을 보면 전율마저 느낀다. 그리곤 흔히 가장 먼저 취하는 행동이 살충제를 뿌리는 것이다.

하지만 나는 이러한 충동을 자제하라고 말하고 싶다. 왜냐하면 이러한 독성 화학 물질은 벌레들에게도 해롭지만 뿌리는 사람에게도 역시 해롭기 때문이다. 게다가 쥐가 벽 안에서 죽기라도 한다면 악취가 풍길 수도 있다. 그보다는 개미 미끼(미끼형 제품은 화학 물질을 비교적 안전하게 함유하고 있다)를 사용하거나, 신문지를 말아 벌레를 잡거나, 쥐덫을 놓는 편이 낫다.

사람들은 벌레와의 싸움에서 흔히 이성을 잃는 경우가 있다. 먼지 진드기와의 싸움에서도 마치 한 명의 적군을 잡기 위하여 마을 전체를 폭격하는 듯한 행동을 한다. 커튼, 셰이드, 카펫, 솜이불 등을 모조리

치워 버린 뒤 매트리스와 베개를 새로 장만하고, 천 제품마다 살비제(acaricide : 응애류를 선택적으로 살생하는 약제 - 역주)를 뿌려댄다. 이는 너무 마구잡이식 조치들이다.

그러는 대신 알레르겐의 진원지가 무엇인지 알아내어 이를 완전히 제거하고 알레르겐 차단 매트리스 커버와 베개 커버를 사용하는 것이 좋다(3장 말미에 있는 '이렇게 바꿔라!' 참조). 예를 들어 매트리스와 베개가 먼지진드기 알레르겐의 온상이라면 여기서 나온 알레르겐은 커튼 먼지로도 옮겨 간다. 매트리스와 베개를 알레르겐 차단 섬유로 감싸서 알레르겐의 진원지를 완전히 차단한 뒤 커튼을 빨아 다시 걸도록 한다.

살비제 가루에는 두 가지 종류가 있다. 하나는 먼지진드기에만 작용하는 벤질 벤조에이트(benzyl benzoate)고, 다른 하나는 대부분의 곤충에게 작용하는 붕산염이다. 둘 다 비교적 독성이 적고 안전하지만 값이 비싸며, 게다가 벤조에이트 제품에서는 거슬리는 냄새가 난다.

가장 중요한 것은 붕산염이나 벤조에이트나 모두 이미 존재하는 진드기 알레르겐에는 큰 영향을 미치지 못한다는 점이다. 다시 말해 이러한 화학 물질들은 오직 살아 있는 진드기만 죽일 수 있을 뿐, 진드기 배변 알갱이에 있는 자극 물질에는 영향을 미칠 수 없다. 그러므로 이러한 진드기 살충제를 사용하고 나서도 증상이 개선되지 않을 수 있다.

우선 집안이 먼지진드기로 얼마나 오염되어 있는지를 확인해 보는 것이 첫 번째 순서다. 나는 먼지진드기 알레르기 증상을 보이는 사람에게는 샘플 채집 봉투를 사서 자신의 매트리스, 베개, 카펫에 있는 먼지 샘플을 채취한 뒤 실험실에 분석을 의뢰하라고 권한다. 이러한 분석은 살비제 파우더를 사는 것보다 비용이 더 들지 모르겠지만, 집의 크기, 가족 수, 카펫이 깔려 있는 정도, 집안에 양털 같은 제품이 얼마나 있느냐에 따라 최소한의 테스트를 받아보는 것조차 그만한 값어치가 있다고 믿는다. 해충과의 전쟁에서 성공하기 위해서는 알레르겐의 근원이 무엇인지부터 밝혀내는 것이 가장 핵심이기 때문이다.

예를 들어 침대가 하나뿐인 혼자 사는 사람의 경우라면, 테스트 없이도 알레르겐 차단 매트리스 커버와 베개 커버를 사서 씌우는 것만으로 충분할지 모른다. 그러나 가족 수가 많고 침구류나 속에 쿠션이 차 있는 천제품이 집안에 많다면 그러한 테스트를 통해 과연 집안에 진드기들이 있는지, 주로 어디에 있는지, 알레르겐의 농도는 어떠한지를 알 수 있을 것이다. 많이 알수록 해충과의 싸움에 더 잘 무장하고 대처할 수 있을 것이다.

8. 공기 정화기는 얼마나 효과가 있을까?

공기 오염은 크게 먼지와 가스(혹은 증기) 두 가지로 나누어 생각해 볼 수 있다. HEPA 필터를 장착한 공기 정화기는 먼지 입자(미립자)를 걸러내기 위한 것이다. 숯을 이용한 공기 정화기는 공기 중에 있는 포름알데히드와 각종 유기 용매, 그리고 그 밖의 증기들을 걸러내기 위한 것이다.

하지만 숯의 여과 기능은 그리 오래가지 못한다는 단점이 있다. 언젠가 HEPA 필터와 숯 필터가 함께 장착된 '중고' 공기 정화기를 빌린 적이 있었다. 그런데 사무실에서 그 공기 정화기를 작동시키자 온통 담배 냄새가 가득 차기 시작했다. 숯의 여과 능력이 이미 초과되었기 때문이다!

천식이 있는 사람이나 그 가족들은 공기 정화기가 공기를 깨끗이 할 수 있다고 믿고 (내 생각으로는) 불필요한 돈을 공기 정화기에 낭비한다. 하지만 알레르겐이나 자극 유발 물질의 근원을 제거하지 않는 이상 공기 정화기는 소용이 없다. 달리 말하면 깔개, 베개, 매트리스, 각종 누비 천제품 등에서 발생하는 먼지가 계속해서 오염을 일으키고 있다면 공기를 정화한다는 것 자체가 불가능하기 때문이다. 거꾸로 말해 집안의 먼지 안에 알레르겐이 없거나 적다면 먼지 자체는 그리 우려할 만한 것이 못된다.

나는 방마다 400달러짜리 공기 정화기를 설치한 사람도 보았다. 이 중 일부 제품에는 송풍기가 달려 있어서 바닥에다 빠른 속도로 공기를 배출하고 있었다. 카펫이 오염되어 있는 집에서는 이렇게 공기를 바닥에 불어대면 오히려 카펫에 있는 자극성 물질들이 흩어져서 공기 중에 부유하게 된다.

나는 송풍기를 끄고 공기 샘플을 채취한 뒤 다시 송풍기를 틀고 공기 샘플을 채취해 보았다. 여러 집에서 실험해 보았지만 항상 송풍기를 틀었을 때 공기 중에 먼지 입자의 밀도가 높았다.

어떤 집을 방문하던 중에 있었던 일이다. 천식이 있던 아이의 침실에 들어가자마자 기침이 나왔다. 그곳에는 공기 정화기가 작동 중이었으므로, 스위치를 끄고 방에서 나왔다. 그러고는 20분 후에 다시 방에 들어가 보았는데 그때는 숨쉬는 데 아무런 어려움이 없었다. 카펫 위에서 채취한 샘플에서 20마이크로그램의 진드기 알레르겐이 발견되었다는 사실은 그리 놀랄 일이 못된다.

공기 정화기 제조업체에서 어떤 주장을 하든, 실내에서 발생하는 알레르겐을 줄이지 않는 한 값비싼 공기 정화기에 돈을 쓰는 것은 낭비일 뿐이다. 만약 당신이 공기 정화기를 고려하고 있다면, 우선 알레르겐의 근원을 없애는 일부터 하기 바란다. 그러고 나서 공기 정화기를 구입한다면 되도록 HEPA 필터만 있는 공기 정화기를 사기 바란다.

9. 우리 몸의 청결 상태

심한 알레르기 증상이 있는 내 고객 중 일부는 특히 어떤 사람 근처에만 가면 증상이 심해진다고 한다. 예를 들어 애완동물을 기르는 사람은 옷과 머리카락에 애완동물의 비듬이 묻어 있다. 먼지진드기 알레르겐으로 오염된 베개를 베고 자는 사람은 머리카락에 진드기 배변 알갱이를 묻히고 있을지도 모른다.

1장에서 나는 습진과 비듬을 일으킬 수 있는 효모에 대하여 이야기한 적이 있다. 재래식 비누는 훌륭한 살균 능력을 갖고 있기 때문에 비누로 몸을 씻는 시간이 길수록 더 효과적으로 박테리아와 효모를 죽일 수 있다. 샤워할 때 몸에 비누칠을 철저히 하고 1분 정도 기다렸다가 몸을 씻어내면 비누의 이러한 능력을 충분히 이용하는 것이다(미끄러지지 않도록 발바닥에는 비누칠을 하지 말고 기다린다).

우리 몸이 알레르겐에 장시간 노출될 경우, 특히 머리카락에는 알레르겐이 잘 달라붙어서 우리 몸에 자극을 주는 물질들의 온상이 될 수 있다. 예를 들어 겨울철을 제외하고는 공기 중에 대부분 곰팡이 포자와 꽃가루가 떠다니게 마련이다. 바깥에서 생활할 때 이러한 입자들은 당신 머리카락에 축적되고, 머리를 긁거나 털 때마다 머리카락에 있던 알레르기 유발 입자들이 공기 중에 부유하게 된다. 특히 민감한 사람이라면 이에 영향을 받아 알레르기 증상이 악화되기도 한다.

베개에 머리를 대고 있을 때는 머리카락이 얼굴에 더 가까이 간다. 그러니 꽃가루가 날리는 계절이나 곰팡이가 많은 계절(낙엽이 지는 시기가 곰팡이가 많은 계절이다)에 외출했다 돌아왔거나, 곰팡이가 핀 장소에 있었거나, 애완동물과 시간을 보낸 다음에는 꼭 머리를 감는 것이 좋다.

하지만 머리가 젖은 상태에서 잠을 자면 안 된다. 축축한 베개에서 곰팡이가 자랄 수 있기 때문이다. 머리를 자주 감는 것을 싫어한다면, 알레르기를 일으킬 만한 곳에 갈 때는 모자를 쓰는 것도 좋다.

❋ 이.렇.게.바.꿔.라!

청소

- 침구, 깔개, 카펫이 오염되었을지 모른다고 생각되면 실험실에서 샘플 봉투를 구입해다가 샘플을 채취한 후 분석을 의뢰한다.
- HEPA 필터가 장착된 진공청소기를 사용한다. 먼지 봉투는 외부에 나가서 교체하고, 청소기 내부까지 깨끗이 청소한다.
- 중앙 집진 시스템을 가지고 있다면 배기관은 반드시 외부로 연결시켜야 한다.
- 청소하거나 먼지를 털 때는 인증된 방진 마스크를 착용한다.

청소용 화학 용품

- 방향 물질이 함유된 제품은 가급적 이용하지 않는다.
- 화학 물질에 예민한 체질이라면 세탁소나 드라이클리닝 시설이 있는 곳 근처에 사는 것은 좋지 않다.
- 세제 용기에 표시된 주의 사항을 잘 확인하여 서로 부작용을 일으킬 수 있는 화학 물질은 섞어 쓰지 않도록 주의한다. 암모니아 계열 제품과 표백제는 절대로 섞으면 안 된다.
- 수영장에 사용하는 화학 용품은 안전하게 보관해야 한다. 웬만하면 집에 두지 않는 것이 좋다.
- 집안에서 살충제는 가급적 사용하지 않도록 한다.

기 타

- 다른 사람을 시켜 집안을 청소할 때는 그 사람들이 가지고 온 청소기를 쓰지 말고 집에 있는 청소기를 사용하게 한다.
- 카펫과 깔개는 전문가를 불러 세척하는 것이 좋다.
- 다른 사람에게 집을 빌려줄 경우에는 애완동물과 흡연을 엄격히 금지해야 한다.
- 비누가 가진 살균 효과를 충분히 이용하도록 한다.

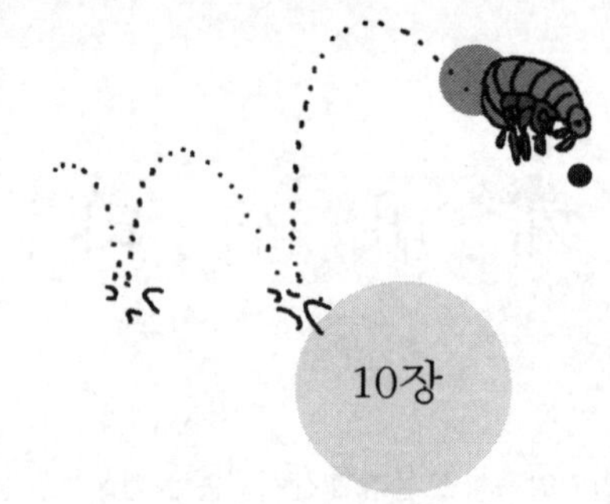

바깥 공간

집 밖에도 위험은 도사리고 있다

현대인들은 인생의 90퍼센트를 실내에서 보낸다. 대도시 지하에 있는 쇼핑 광장은 서로 떨어져 있는 빌딩들을 지하 공간으로 연결시키고 있다. 사람들은 대부분 이런 지하나 실내에서 시간을 보내다가, 이동할 때는 창문을 꼭 닫고 에어컨이나 히터를 튼 채 자동차를 타고 간다. 차에서 내리는 곳 또한 보통 지하 주차장이다. 실내 헬스클럽에서 운동하고, 실내 수영장에서 수영을 하며, 실내 트랙에서 달리기를 한다. 테니스도 돔형 체육관에서 즐긴다.

이제 실내 공기의 질 문제는 가정뿐 아니라 우리가 대부분의 시간을 보내는 모든 실내 공간과 관련된 문제로 부각되었다. 많은 건물이 공기 중에 부유하는 미생물 문제를 갖고 있다. 그러니 예민한 사람이라면 알레르기 증상이 나타나지 않도록 되도록 실내에서 보내는 시간을 줄여야 한다.

　　이들은 세탁소, 옷 가게, 건축 자재 판매점, 침구와 카펫 전시장, 신발 가게, 자동차 영업소 등에서도 분명 어려움을 느낄 것이다. 주로 유기 화합물에서 나오는 휘발성 가스와 방향 물질, 그리고 살충제 따위 때문이다. 이번 장에서는 사람들이 집뿐만 아니라 차량, 학교, 사무실, 상점, 호텔 등에서 겪는 문제에 대해 알아보기로 하겠다.

l. 자동차 : 에어컨 안에서 곰팡이가 자란다

집에서 여러 가지 문제가 발생할 수 있는 것과 마찬가지로 자동차도 연소 장치에서 이산화탄소가 발생할 수 있고, 연료 저장 탱크와 연료 공급 장치에서 연료가 샐 수 있으며, 카펫과 플라스틱 표면에서 가스가 방출될 가능성이 있다. 만일 창문을 닫은 채 히터나 에어컨을 틀면 자동차 안은 건물의 실내 환경과 다를 바 없게 된다. 차량용 방향제와 담배 연기는 실내 공기를 더욱 악화시킨다.

　집과 마찬가지로 자동차에도 곰팡이가 자랄 수 있다. 로터리 엔진이 장착된 스포츠카를 애지중지하던 한 젊은이가 어느 날 낙담해서 나를 찾아왔다. 차에서 히터만 틀면 알레르기 증상이 나타난다는 거였다. 일단 자동차의 히터를 끈 채 공기 샘플을 채취한 뒤, 히터를 켜고 샘플을 다시 채취해 보았다. 불행하게도 히터가 켜져 있을 때는 차 안이 곰팡이 포자로 가득 찼다. 이유는 계기판 아래에 있는 축축한 카펫 안에서 자라던 곰팡이가 히터에서 나온 바람에 의해 포자를 공기 중으로 날리고 있기 때문이었다.

　또 다른 어떤 차는 에어컨 냉각 코일 위와 그 주변이 곰팡이의 서식지였다. 코일 자체가 곰팡이로 덮여 있다면 여름철에는 코일이 냉방을 위해 사용되어 축축하기 때문에 곰팡이 포자가 쉽사리 날리지 않을지도 모른다. 그러나 에어컨 코일이 말라 있는 겨울철이 되면 곰팡이 포자는 쉽게 공중으로 퍼지게 된다.

　냉난방 장치에서 나는 젖은 양말 냄새 같은 것은 박테리아나 효모로 오염되어 있다는 것을 암시하며, 흙 냄새 같은 것은 곰팡이에 오염되었음을 암시한다. 만약 차에서 의심스런 냄새가 난다면 에어컨 수리소에 가서 전체를 분리하여 깨끗이 청소하는 것이 좋다. 하지만 정비공들이 냄새가 계속 나는 틈 막이 재료를 사용하지 않도록 조심하라. 그렇지 않으면 내가 전에 경험했던 것처럼 또 다른 문제로 고생을 하게 된다. 만약 코일 근처에 섬유질 절연물이 있다면 가급적 클로즈드-셀 발포(closed-cell form) 소재 같은 비섬유질 절연물로 교체해 주는 것이 좋다.

만약 자동차 냉난방 장치에 40퍼센트의 유효성을 가진 필터가 장착되어 있다면, 그만큼 미생물의 영양소가 줄어들고 결국 미생물의 번식도 줄어든다. 하지만 불행히도 내가 아는 한 현재 여과 시스템을 부착시키는 자동차 제조업체는 그리 많지 않다.

언젠가 버지니아에 사는 한 여성이 내게 전화를 걸어, 곰팡이에 관한 기괴한 이야기를 들려주었다. 신호등 앞에서 정차해 있다가 다른 자동차로부터 후미를 들이받히는 바람에 그녀의 자동차는 정비소에 가서 수리를 받아야 했다. 그런데 얼마 되지 않아서 차에서는 곰팡이 냄새가 심하게 나기 시작했다.

그녀는 곰팡이 알레르기를 앓고 있는 십대의 딸 때문에 걱정이 됐다. 학교에 등하교 할 때나 하교 후 다른 곳으로 이동하느라, 딸은 하루에도 수시간 동안 그 차 안에서 지내야 했기 때문이다. 전 과목 A를 받을 정도로 공부도 잘했을 뿐 아니라 촉망받는 운동선수였지만, 그 차를 수리한 뒤부터 딸은 기력도 없어지고 눈 주위도 검게 변하였다. 낮에도 잠을 오래 자고 학교에서도 활동적이지 못했다. 결국 그 차를 타지 말자고 딸을 설득하였으며 그 이후부터는 다시 생기를 회복하기 시작했다고 한다.

그녀가 자동차를 조사해 보니 뒷좌석 아래의 카펫이 축축하게 젖어 있고 트렁크에는 몇 센티미터 정도 물이 차 있었다고 한다. 그 차를 직접 보지는 못했지만, 추측컨대 차 사고가 난 후에 수리가 제대로 되지 않아서 빗물이 뒤 트렁크 안으로 흘러 들어간 게 아닌가 싶었다. 나는 뒤 트렁크에 방수 처리를 다시 하고, 차 내부에 있는 카펫을 모두 교체하고, 차 안의 실내 장식물을 모두 깨끗이 닦고, 전문가를 통해 냉난방 장치를 소독하라고 조언해 주었다. 히터와 에어컨을 작동하는 바람에 곰팡이가 내부에 침투하여 자라고 있을 테니 냉난방 장치가 분명히 오염되었을 것이 틀림없었다.

그녀는 곰팡이를 제거한 후에 결국 차를 팔았을 것이다. 그러므로 중고차를 살 때는, 특히 알 수 없는 냄새가 난다면 차가 물에 잠기거나 다른 물로 인해 피해를 입었던 적은 없는지 살펴보고 조심해야 한다.

또 다른 차에서도 비슷한 일이 있었다. 어떤 스테이션 왜건은 뒷문 손잡이 부분으로 빗물이 새어 들어가 차 내부의 문 밑바닥으로 떨어졌다. 떨어진 물방울은 차량 뒤쪽의 짐 싣는 공간으로 흘러들어가 그곳에 있는 카펫 밑 패드를 흠뻑 적셔 놓았다. 빗물은 은밀하게 카펫 패드 밑으로 흘러들어갔기 때문에 오랫동안 그 누구의 눈에도 뜨이지 않았다.

한편 트럭에서 나는 자극적인 냄새 때문에 고생하던 어떤 젊은이가 내게 전화를 걸어 고통을 호소한 적도 있다. 새 차였지만 차 내부에서 고무 타는 냄새가 나는 바람에 몸이 늘 좋지 않았던 그 젊은이는 결국 차를 팔아 버릴 참이었다. 냄새가 어디에서 나는지 찾을 수 없었던 그의 의뢰로 함께 차를 조사하던 중 마침내 예비 타이어가 그 범인임을 알아냈다. 타이어를 만들 때 고무에 경도를 높이기 위해 황(그리고 강한 냄새를 가진 황 화합물)이 사용되는데, 대부분의 고무 제품에서는 시간이 지나면 그 냄새가 사라지지만 어떤 경우에는 좀처럼 없어지지 않고 지속되는 경우도 있다. 두꺼운 알루미늄 호일로 예비 타이어를 통째로 잘 싸자 그 뒤로 냄새가 현저히 줄어들었다.

오존을 이용하면 부테닐 메르캅탄(butenyl mercaptan : 스컹크가 내뿜는 가스 성분 중 하나) 같은 고약한 냄새를 풍기는 많은 화합물들을 파괴할 수 있다. 그러나 사람이 있는 실내 공간에서 오존을 사용하는 것이 바람직한가에 대해서는 많은 논란이 있다. 오존은 번개로 인해 자연 중에서 만들어지는 물질이기는 하지만 그렇다고 반드시 안전하다고 볼 수만은 없기 때문이다. 사실 대부분의 연구기관들은 오존 발생기가 인체에 해를 줄 수 있다는 데 동의하며, 나 역시 악취를 제거하기 위해 집에 오존을 사용하는 것에는 반대한다. 하지만 그 젊은이와 나는 차에 남아 있는 냄새를 없애기 위해서 차에서 내린 뒤에 약 15분 동안 오존 발생기를 작동시켜 남아 있는 냄새를 제거했다. 그 젊은이는 차를 몰 때 더 이상 냄새가 나지 않는다고 즐거워했다. (물론 오존으로 냄새를 제거한 후에 수분 간 환기를 시켰다.)

사람들은 흔히 냄새나는 것을 비닐로 싸면 냄새를 막을 수 있다고 생각하지만 사실은 그렇지 않다. 대부분의 비닐 봉투는 폴리에틸렌으로 만드는데 커피 병의 플라스틱 뚜껑과 마찬가지 재질이다. 일단 커피 병을 개봉하고 나면 뚜껑을 통해 커피 냄새를 맡을 수 있는데, 그 이유는 커피 향 분자가 뚜껑의 폴리에틸렌 분자 사이로 빠져나와 증발하기 때문이다. 그러므로 악취가 나온다고 생각되는 것을 수고스럽게 비닐 봉투로 싸 봐야 별 효과가 없다. 대신 알루미늄 호일로 대상을 완벽히 감싸는 것이 좋다. 알루미늄 호일은 분자간의 밀도가 높은 금속이기 때문에 상대적으로 큰 증기 분자는 그 사이를 뚫고 나올 수 없다.

차에서 나는 악취 때문에 고생한 또 다른 사람의 이야기도 있다. 어떤 부부는 그날의 날씨, 창문의 개폐 여부, 차의 속도, 바람 등에 따라 자신들의 차에서 나는 악취가 어떻게 변화하는지 장황하게 설명했다. 처음에는 그토록 자세하게 이야기하는 부부가 좀 별스럽다고 느꼈지만, 그들은 나름대로 수주 간 데이터를 수집하여 냄새의 원인이 무엇인지 알아내려고 노력하는 중이었다. 나는 가까운 곳에 살고 있던 그 부부더러 차를 몰고 우리 집으로 오라고 했다.

우선 그 남편에게 차에 앉으라고 했다. 그 다음 창문 3개를 완전히 닫고 나머지 창문에는 진공청소기 호스를 넣은 뒤 호스가 있는 곳까지 창문을 올려 닫았다. 그러고는 창문이 벌어져 있는 틈을 테이프로 완전히 밀봉한 뒤 청소기를 작동시켰다. 청소기를 작동시킴으로써 실내 공기압이 낮아지자 정상적으로 공기가 유입되는 경로를 따라 외부 공기가 차 안으로 들어갔다. 청소기가 작동되는 동안 차 안에 있던 남편은 실내 이곳저곳의 냄새를 맡아 보다가, 결국 성에 제거용 통풍구를 통해 들어오는 공기에서 거슬리는 냄새가 난다는 사실을 발견했다. 결국 악취의 원인은 난방기 안에 있는 고무 개스킷이었음이 밝혀졌다.

예전에 내가 가르치던 학생 하나도 자동차 실내 공기 오염 문제를 겪고 있었다. 그는 자신의 차가 너무 낡은 탓에 아버지의 새 차를 빌려 장거리 여행을 떠났다. 아들이 여행을 떠난 사이에 아들의 차를 몰던 아버지는 메스꺼움을 느껴 그 차를 놔두고 버스로 출퇴근을 해야만 했다. 아들은 자신도 전에 그 차를 몰면서 몸이 좋지 않았던 것을 그제야 깨달았다.

그가 성에 제거를 위해 히터를 틀 때마다 창에 얇은 막이 생겨났고, 아버지와 아들은 이 얇은 막이 건강을 해치는 데 일조하는 물질일 것이라 추측했다. 내가 밝은 손전등을 비춰 살펴보니 성에 제거 통풍구에서 알 수 없는 액체의 증기가 뿜어져 나왔고, 또한 그 차의 히터에서 액체가 새어 나와 카펫 위로 떨어지는 것도 발견했다. 히터 코어(난방 장치 중 열 교환기)에서 새어 나오는 액체를 송풍기가 차 안으로 불어 넣고 있는 것으로 보였다. 결국 히터 코일을 교체하고 깨끗이 청소하고 난 후에야 문제가 해결되었다.

집에 대한 환경 검사 사업을 처음 시작했을 무렵, 나는 파란색 픽업 중고차를 사서 몰고 다녔다. 그 트럭은 나의 사무실인 동시에 먼 곳으로 출장을 갈 때는 내 집이나 마찬가지였다. 나는 핸드폰으로 예약 방문을 위한 약속을 잡고, 약속 사이에 시간이 남을 때는 앞좌석에서 낮잠을 잤다. 종종 운전석에서 약한 가솔린 냄새를 맡았지만 창문을 열고 달릴 때는 냄새를 별로 느끼지 못했다.

　　나는 건물의 이산화탄소 농도를 재기 위해서 유리 튜브를 사용하곤 했는데, 언젠가는 검사 후에 사용 안 한 검사용 튜브를 깜박 잊고 앞좌석에 그대로 놓아두었다. 그러다가 뭔가에 의해서 끝부분이 깨져 나가는 바람에 실험용 튜브가 본의 아니게 차 안의 공기를 테스트하게 되었다. 내가 발견하였을 때는 실험용 튜브의 색깔이 완전히 바뀌어 있었다. 분명 이산화탄소의 존재를 말해 주고 있었던 것이다.

　　결국 배기가스가 일부 새어 나오고 있으며 배기가스 정화 장치가 고장나 있다는 사실을 알게 되었다. 여러 달 동안 이산화탄소와 가솔린 배기가스가 차 안으로 새어 들어오고 있었다니! 차 안에 이산화탄소 경보 장치가 없다는 것은 정말 유감스런 일이 아닐 수 없다.

2. 학교 : 각종 화학 물질의 집합소

파란색 픽업을 몰고 다니는 동안 나는 화학 물질과 방향제에 매우 예민해졌다. 이산화탄소와 가솔린 배기가스에 노출되면서 더 민감해진 것으로 생각된다. 원래 화학을 전공한 나는 대학원 시절에는 조교로서 십여 군데의 유기 화학 실험실에서 학생들을 가르쳤는데, 실험실에서는 많은 학생이(어떤 경우에는 60명의 학생들이 동시에) 여러 가지 용매를 가열하며 실험을 하곤 했다. 용매에서 나온 증기는 자유롭게 공기 중으로 떠올랐으며, 에테르 용매를 다루는 날에는 모두가 얼큰히 취해 실험실을 나서기도 했다. 나는 항상 화학 물질을 다루는 일을 했고 화학 물질이 인체에 해를 미칠 수 있다는 사실을 알고는 있었지만, 당시에는 여기에 노출되는 것을 그리 걱정하지 않았다. 그러나 지금은 전혀 다르게 생각한다.

현재 대학 실험실은 내가 대학원을 다닐 때 하고는 매우 다르게 운영되고 있다. 실험실마다 후드가 설치되어 있어서 용매에서 발생한 증기를 모아 건물 지붕 위로 보내 방출시킨다. (하지만 불행하게도 실험실 증기 배출구가 지붕 위의 공기 흡입구와 너무 가까이 붙어 있어서 배출된 용매 증기가 다시 건물 안으로 들어온 사례가 있었다!)

한 가지 아이러니한 것은 최근 들어 실험실 운영이 좀더 엄격해지긴 했지만 실험실에서 사용하는 것과 똑같은 용매를 함유하고 있는 페인트와 세척제에 대해서는 사용상에 아무런 규제가 없는 곳이 많다는 점이다. 아직도 페인트를 칠하고 있는 곳이나 페인트를 벗겨내고 있는 곳의 환경은 내가 조교로 일할 때의 실험실 환경과 별다른 차이가 없다. 페인트와 세척 화합물은 그냥 저장만 해둔다고 해도 새는 경우에는 문제를 야기할 수 있다.

만약 학교에 목공소, 정비소, 용접소, 현상소, 사진 암실 등이 있다면 톱밥과 각종 화학 물질이 공기 중에 떠다닐 수 있다. 어떤 고등학교 도서관은 미술실 바로 위에 있었는데, 미술실에서는 학생들이 유화용 붓을 페인트 시너에 담가가면서 그림을 그리고 있었다. 그렇게 1~2년 동안 시너에 노출되었던 도서관 사서는 결국 병을 얻고 말았다. 환기가 잘 안 되는 사무실에서 복사기 같은 사무용 기기에서 발생하는 화학가스도 역시 문제를 일으킬 가능성이 있다. (8장 참조)

학교처럼 사람들이 오랜 시간 동안 모여 있는 실내에서는 사람들 자체가 많은 화학 물질을 내뿜는 공기 오염원이다. 흡연자들은 피부와 호흡을 통해서 담배 냄새를 방출하며, 와인 한 잔을 마신 사람도 이를 감추지 못한다. 혈액 속의 알코올은 폐로 스며들어 가 호흡을 통해 공기 중으로 배출되기 때문이다. 음주운전 단속시에 사용하는 음주 측정기는 바로 이러한 원리를 바탕으로 하고 있다.

하지만 술이나 담배를 하는 사람만 오염 물질을 배출하는 것은 아니다. 사람의 몸은 영양소를 소화하는 과정에서 아세톤과 낙산을 비롯한 여러 가지 화학 물질을 만들어낸다. 우리는 또한 호흡을 하면서, 이산화탄소는 물론 폐에서 증발되어 나오는 습기를 공기 중에 배출함으로써 실내 습도를 높이기도 한다. 우리 몸의 습하고 땀에 젖어 있는 부분에서는 박테리아가 번식한다. 인간이 발산하는 각종 증기(생물 노폐물)는 실내 공기를 텁텁하고 숨 막히게 만든다.

그러므로 사람이 많이 모이면서 통풍이 잘 안 되는 장소에 갈 때는 이를 염두에 두어야 한다. 실내 공기의 질을 연구하는 일부 학자들은 과다한 생물 노폐물이 빌딩 증후군의 원인 중 하나라고 주장한다. 큰 건물에서는 이러한 생물 노폐물을 희석하기 위해서 1인당 1분에 약 0.5평방미터(420리터)의 공기를 제공하도록 통풍 기준이 설정되어 있다.

한번은 어떤 학교 건물에 대해 검사를 해달라는 요청을 받은 적이 있다. 부모들이 자녀들의 건강과 행동에 이상이 생겼음을 발견했기 때문이다. 한 아빠는 자신의 딸이 방과 후에 집에 오면 잘 놀곤 했는데 이제는 하루 종일 잠만 잔다고 말했다. 그는 또 학교 아이들이 모두 겨울만 되면 감기에 너무 잘 걸린다고 불평하였다.

그 학교를 방문해서 살펴보니 에너지를 아끼기 위해 창문을 모두 닫고 통풍구도 비닐로 막아 놓고 있었다. 그래서 환기는 거의 이루어지지 않았고 실내에는 사람들로부터 나온 습기가 가득 찬 상태였다. 특히 비가 온 그날은 안과 밖이 모두 습기로 가득했다. 습기가 과다하면 곰팡이가 잘 번식할 수 있는 조건이 된다. 게다가 새로 증축된 학교 건물에는 콘크리트 바닥 위에 카펫이 깔린 상태였다. 내가 방문한 날에는 아이들이 빗물을 흘리며 여기저기 뛰어다녔고 신발에 묻은 진흙을 카펫 위에 떨어뜨리고 있었다. 버카드 공기 샘플을 채취해서 살펴보니 역시 곰팡이 균사가 가득했다.

신선한 야외 공기에 있는 이산화탄소의 기본 농도는 약 350ppm이고, 권장 실내 최대 농도는 약 800ppm이다. 그런데 이 학교 교실에서 측정해 보니 어떤 교실은 2,000ppm이 넘었고 심지어 3,000ppm이 넘는 교실도 있었다. 물론 농도가 높다고 해서 이산화탄소가 독성을 보이는 것은 아니지만 이렇게 높은 농도에 노출되면 졸음이 오게 마련이다.

바깥의 찬 공기가 실내로 들어오지 못하게 막았으므로 학교의 겨울철 난방비는 적게 나왔겠지만, 각 가정의 의료비는 증가했음이 틀림없다. 일단 통풍 장치를 재가동시키고 나자 상황은 많이 호전되었다. 나는 또한 콘크리트 바닥에 깔려 있는 카펫을 걷어내고 타일을 깔라고 학교측에 조언을 했지만, 그 후 내 조언대로 시공이 되었는지는 알 수 없다.

좀더 어린 아이들은 교실에서 또 다른 위험에 노출될 수 있다. 예를 들어 유치원에서 토끼나 햄스터를 보는 것은 이제 흔한 일이어서, 그런 보드라운 털을 가진 동물들을 좋아하는 아이들에게 가까이 하지 말라고 하기가 쉽지 않다. 그러나 자녀가 동물 알레르기를 가지고 있다면 더 이성적인 판단을 해야 한다. 학교측에 그런 동물들을 없애 달라고 요청하거나 아이를 다른 반에 편성해 달라고 요청해야 한다. 만일 아이가 학교에서 알레르기 증상을 보인다면 카펫의 먼지에 알레르겐이 있는지 테스트해 봐야 한다.

내가 가장 걱정하는 것 중의 하나는 최근에 우후죽순처럼 늘어가고 있는 지하 탁아소다. 교회, 마을 회관, 사무 빌딩, 심지어 가정집에 이르기까지 지하 탁아소가 많이 늘어나고 있다. 지하실은 곰팡이와 진드기로 오염되기 십상이며, 카펫이 깔려 있으면 특히 심하게 오염될 가능성이 높다. 만약 당신의 아들이나 딸이 알레르기가 있다면 진드기와 곰팡이가 있는 카펫 위에서 하루 종일 기어다니며 놀게 해서는 안된다.

학교 건물 안의 공기 오염은 일반적인 현상이지만 시간에 따라 오염 정도가 달라지기도 한다. 예를 들어 수업이 끝나는 종이 울리면 학생들과 선생들이 복도로 일시에 몰리면서 먼지의 농도가 급격히 올라간다. 어디서나 마찬가지겠지만 카펫이 깔려 있다면 더욱 심해진다. 탁아소에서도 아이들이 활발하게 노는 동안 카펫에 있던 곰팡이와 그 밖의 미립자들이 공중에 떠올라 아이들에게 해를 미친다. 카펫은 세탁 전문가에게 의뢰하여 세탁하지 않으면 세제 찌꺼기와 기타 화학 물질 찌꺼기가 남으며, 이런 찌꺼기가 붙은 먼지 입자들이 공중에 떠오르면 사람들에게 자극을 일으킨다. 물론 방음 효과 등 나름대로의 장점은 있지만 학교에서는 카펫을 깔지 않는 것이 건강에 좋다. 곰팡이를 들이마시는 것보다는 방음이 조금 떨어지는 것이 낫지 않겠는가. 그리고 음향 전문가들의 도움을 얻으면 카펫을 사용하지 않고도 소음을 줄일 수 있는 방법이 있을 것이라 확신한다.

그렇다면 학교 공기가 오염되어 아이들에게 해를 입히고 있는지 알아보려면 어떻게 해야 할까? 우선 아이의 몸 상태에 관심을 가지고 지켜봐야 한다. 만약 아이가 이유 없이 몸이 아프거나 자꾸 졸립다고 하면 학교 공기에 문제가 있을 가능성이 높다. 가족 중 알레르기가 있는 식구가 있다면 주저하지 말고 학교 교실에 애완동물을 두지 말라고 주장해야 한다(동물의 비듬이 옷에 묻어 집까지 온다는 사실을 기억하라).

학교에서 건물 개축 공사를 진행하고 있다면 공사 현장은 확실히 아이들로부터 차단되어야 한다. 세척용 화학 물질은 어디에 보관하는지, 학교 내 상점, 인쇄소, 사무실 등의 환기는 어떻게 하고 있는지 물어보라. 대다수의 교실은 벽을 따라 냉난방 통풍관이 설치되어 있으니, 벽을 꼼꼼하게 살펴라. 손전등으로 내부의 먼지를 확인해 보라. 그리고 당신이 우려하는 점에 대해 다른 부모들에게도 알리는 것을 잊지 않도록 한다.

특히 곰팡이 핀 카펫이 깔린 지하 교실은 피해야 한다. 언젠가 지하실에 도서관을 꾸민 학교에 가본 적이 있다. 내부를 정성스레 꾸며

놓아서 상태가 양호해 보였다. 벽은 밝은 색으로 칠해져 있었고 아이들 몸집에 맞는 편안한 의자가 조용히 책을 읽을 수 있게끔 이곳저곳에 놓여 있었지만, 아이들은 도서관 사서의 주의에도 불구하고 계속해서 기침을 해댔다.

만약 아이들이 다니는 교실의 카펫이 곰팡이로 오염되어 있다는 의심이 들면 6장에서 설명한 것처럼 알루미늄 호일로 냄새 테스트를 해보거나 먼지 샘플을 연구실에 보내 진드기와 곰팡이에 대한 검사를 해보도록 한다. 아이들과 선생님은 매일 학교 건물에서 오랜 시간을 보내므로, 학교 내의 공기를 청결히 유지하는 것은 집안의 공기를 청결히 유지하는 것만큼 매우 중요한 일이다.

3. 직장 : 빌딩 증후군을 일으키는 원인들

작은 빌딩

성인들이 근무하고 있는 사무 빌딩은 많은 면에서 홈 오피스(8장 참조)와 비슷한 문제를 안고 있으며, 흔치 않은 일이 발생하기도 한다. 15년간 지하 사무실에서 환자를 보던 한 정신과 의사는 최근 3년 전부터 몸에 이상이 생기기 시작했다. 사무실에 들어가기만 하면 몇 시간 이내에 목이 쉬고 두통이 생기는 것이다.

그녀의 사무실에 가보니 매우 강한 타르 냄새가 났다. 바닥에서도 냄새가 나는지 알아보려고 카펫을 들춰 보았더니, 예상대로 구식

리놀륨 밑의 루핑페이퍼가 검게 변한 상태였다. 나는 루핑페이퍼 샘플을 떼어다가 밖으로 가지고 나와서 그녀에게 냄새를 맡아 보라고 하였다. 그녀는 즉시 자신을 괴롭혔던 그 냄새라는 것을 확인했다. 문제는 하나 더 있었다. 버카드 샘플을 채취해 살펴보니 카펫 위에서 푸른곰팡이가 살고 있었다. 사무실 바닥에 세균과 박테리아가 무성히 번식하고 있는 게 확실했다.

그녀가 타르 페이퍼에서 발산된 석탄산 물질에 독성 반응을 보인 것인지, 곰팡이 포자에 알레르기 반응을 보인 것인지는 확인해 보지 못했다. 그러나 뭐가 문제였든 낡은 바닥재를 제거하고 새 카펫을 깔고 나자 그녀의 증상은 사라졌다.

큰 빌딩

언젠가 대기업으로부터 자신의 회사 전산실을 검사해 달라는 요청을 받은 적이 있다. 그곳에서 일하는 일부 직원들이 알레르기 증상을 보이고 있었기 때문이다. 잘 꾸며진 전산실 내부는 마치 공상 과학 영화의 한 장면을 연상시켰다. 바닥은 금속격자로 나뉘어져 있었고 바닥 안의 공간은 투명해서 다 들여다보였는데, 각종 케이블 다발이 기계들을 서로 연결시켜 주고 있었다. 창문은 없었고, 문 하나만 있는 전산실 내부는 자체 냉난방 시스템은 물론 커다란 가습기가 있어서 정전기 발생을 억제하기 위해 충분한 상대습도를 유지시켜 주었다. 가습기 상단에 있는 공기 흡입구에는 5센티미터 두께의 두꺼운 필터가 있었고, 내부에는 공기 중으로 습기를 증발시킬 물 탱크가 있었으며, 아래쪽에서 습기가 뿜어져 나왔다.

　　방 안은 번쩍이는 불빛의 벽과 칸막이로 가득해서 마치 전자 계곡에라도 온 것 같았다. 대기업의 많은 데이터를 처리하는 곳이었으므로 나는 무엇을 만지거나 옮겨 놓기도 신경이 쓰였다. 환풍기가 계속해서 작동하고 있었기 때문에 사방에서 공기가 흐르는 것이 느껴졌는데, 평소와 같이 공기 중의 버카드 샘플을 채취해 본 나는 깜짝 놀라고 말았다. 내가 지금껏 보았던 샘플 중에 가장 깨끗했기 때문이었다. 아마도 공간에 비해 일하는 사람이 극히 적은데다 계속해서 필터로 공기를 걸러내기 때문이라는 생각이 들었다.

　　현미경으로 샘플을 들여다보니 호흡을 통해 들이킬 수 있을 만한 크기(2.5마이크론 이하)의 녹 비슷한 결정만이 눈에 띄었는데, 눈으로만 봐서는 확실히 알 수 없었다. 끈끈한 테이프로 가습기 필터 위에서 채취한 먼지 샘플에서도 비슷한 입자들이 많이 검출되었다.

　　입자의 정체를 알아내기 위하여 테이프 샘플을 전자 현미경 관찰실로 보냈다. 그 결과 대부분이 녹이라는 게 밝혀졌다. 그 녹은 가습기 자체에서 나온 것으로, 가습기 안의 물로 인해 내부가 부식되었던 것이다. 내가 전산실에 처음 들어갔을 때 맡았던 냄새도 젖은 스펀지 냄새였다. 아마도 가습기 물 탱크 안에서 번식한 박테리아의 분비물이 녹에 붙은 뒤 강한 공기 흐름을 타고 공기 중에 부유하게 된 것으로 생각되었다. 만약 가습기 물 탱크 내벽이 플라스틱이었다면 부식되는 일은 없었을 것이다.

　　물 탱크를 주기적으로 청소하는 것은 물론 가습기 필터의 가장자

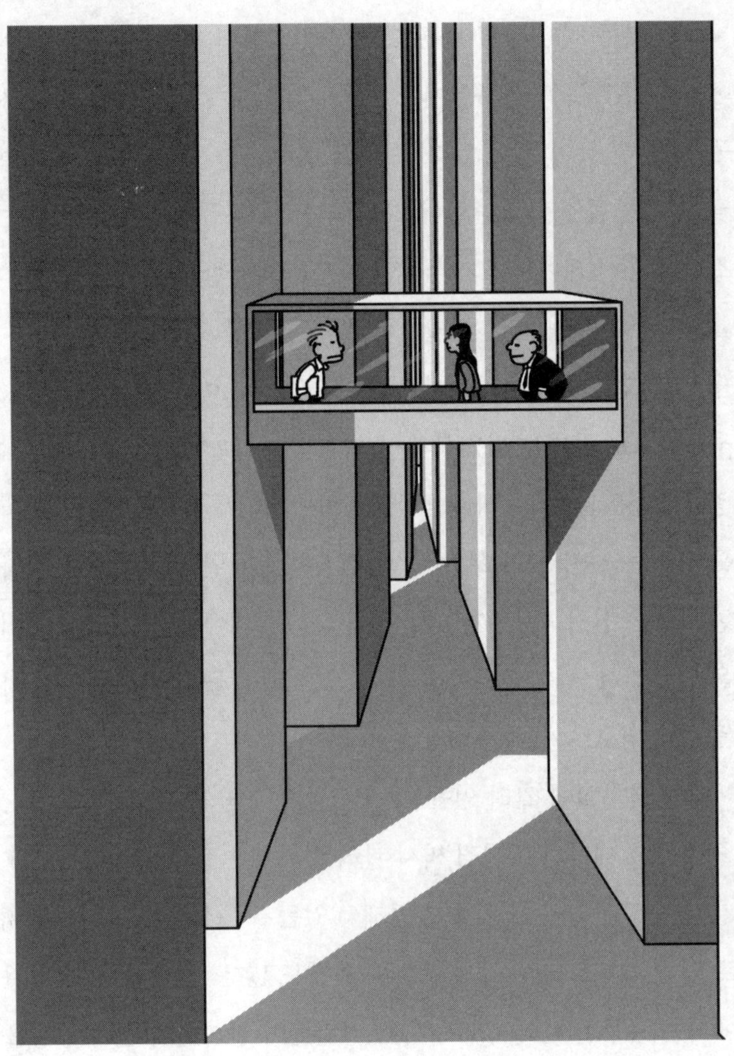

리를 빈틈없이 잘 밀착시켜 장착하고 자주 갈아줄 것을 권했다. 물속에 영양분이 들어가지 않는 한 미생물의 번식은 최소화시킬 수 있다.

대형 사무 빌딩의 또 다른 오염원에는 어떤 것이 있을까? 2장과 8장에서 다루었듯이 사무실에는 포름알데히드 가스를 발산하는 사무 가구, 파티션 등이 많이 있다. 사무실 복사기와 프린터도 사람들에게 자극을 주는 물질을 배출한다(8장 참조). 새 컴퓨터 모니터에 있는 플라스틱과 통신 케이블도 자극적인 물질을 발산할 수 있다.

눈, 피부, 폐에 자극을 일으키는 가장 흔한 사무용품 중의 하나로 청구서나 영수증 등에 쓰이는, 카본리스 페이퍼(carboness copy paper)라고도 불리는 감압복사지(먹지 없이 화학적 원리에 의해 밑에 있는 종이에 같은 글씨가 나타나게 만든 종이 – 역주)를 들 수 있다. 감압복사지를 다루는 사람 중 일부는 알레르기 반응을 일으키며 그중 특히 예민한 사람은 감압복사지가 많이 사용되는 실내에 있기만 해도 천식 증상을 일으킨다. 감압복사지에 묻어 있던 화학 물질 미세 입자들이 공기 중으로 떠오르기 때문이다.

대형 사무실에 깔려 있는 카펫도 공기 오염의 원인 중 하나다. 자주 청소하고 세탁하고 신경 써서 관리한 카펫은 문제를 별로 일으키지 않지만, 수도관 누수나 빗물로 인해 젖었든지 음식물과 부적절한 세탁으로 인해 제대로 관리하지 못하는 카펫도 많은 게 사실이다. 어떤 건물에서는 사무실 한쪽에서 일하는 직원들이 한꺼번에 천식 증상을 보였다. 알고 보니 한쪽 방수 공사가 부실하여 외벽의 물이 내부로 심각하게 새어 들어왔기 때문이었다. 카펫과 마른 벽이 누수로 인해 젖어 있었고 이로 인해 여러 종류의 곰팡이가 자랐던 것이다.

꺾이거나 부서진 울 섬유와 화학 배출 가스도 역시 문제가 될 수 있다(카펫에 관한 자세한 내용은 1, 5장 참조). 카펫에서 나오는 먼지 입자는 HEPA 필터가 장착된 진공청소기를 이용하여 최소화할 수 있으니, 만일 사무실 먼지로 인해 고통을 받고 있다면 청소기를 모두 HEPA 필터 청소기로 교체해 달라고 빌딩 관리팀 직원들에게 건의하는 것이 좋다.

물론 카펫에도 원인이 있지만 빌딩 증후군의 가장 큰 원인은 실내 공기 조절 장치의 오염에 있다고 생각한다. 빌딩 내에서 우리가 숨쉬는 공기는 냉난방 코일을 돌아 어떤 경우에는 수백 미터의 통풍관을 거쳐 우리 몸속으로 들어온다. 비록 전체 공기 전달 경로 중에서 매우 짧은 구간만이 미생물로 오염되어 있다고 하더라도 그 구간에 있던 미생물과 알레르겐이 공기 중에 부유한다. 나는 수백 개의 에어컨 코일과 그 주위의 유리섬유 라이닝을 조사해 보았지만 한번도 미생물(곰팡이, 박테리아, 효모)이 검출되지 않은 곳이 없었다. 특히 에어컨은 공기 온도를 낮추어 상대습도를 올리기 때문에 미생물이 살기 적당한 환경을 제공한다.

불행히도 미생물이 번식하는 환경은 너무나 일반적이어서 건물 내 기계 장비를 관리하는 대부분의 사람들이 이를 어쩔 수 없는 것으로 받아들이고 있는 실정이다. 어떤 건물은 미생물과 노폐물이 수년간 번식하고 겹겹이 축적되어 슬러지가 끼어 있는 경우도 있다. 하지만 민감한 사람들은 이러한 찌꺼기가 있는 환경에서는 잠시도 견디지 못한다.

만약 사무실 공기 순환 장치에서 땀에 젖은 양말 냄새나 곰팡이 냄새가 난다면 냄새의 원인을 제거해 달라고 회사측에 요청해야 한다. 이는 보통 값비싼 비용을 수반할 수도 있다. 열교환기 코일과 낙수받이를 꼼꼼히 청소하고 소독하며, 미생물이 번식하고 있다면 유리섬유 라이닝까지 교환해 주어야 하기 때문이다. 섬유질 라이닝은 널리 쓰이고는 있지만 내 생각으로는 냉각 코일 근처에는 사용하지 않는 것이 좋다. 또한 사람들이 빌딩 안의 기계 장치들이 어디에 위치하고 있는지 알기 쉽게 접근할 수 있도록 배려되어야 한다.

필터 교환 일자는 필터가 얼마나 오래되었는지 쉽게 알아보고 오래되었을 경우 누구라도 이를 지적할 수 있도록 눈에 잘 띄게 표시해 놓아야 한다. 필터는 일부 공기가 필터를 거치지 않고 옆으로 새어 들어가 코일에 직접 닿는 일이 없도록 잘 밀착하여 설치해야 한다. 소량의 공기라도 필터를 거치지 않은 채 새어들어 간다면 많은 양의 먼지가 코일 위에 축적되게 마련이다. 소형 통풍 장치에 흔히 쓰이는 유리섬유 필터는 그래서 사실상 별 소용이 없다.

어떤 빌딩은 한 층에 20개의 난방 펌프가 천장 타일 위에 매달려 설치되어 있었다. 각 펌프마다 유리섬유 필터가 장착되어 있어야 하지만 그나마 일부는 빠져 있고, 모든 열 교환 코일은 오염되어 있었다. 이처럼 많은 기기를 제대로 유지, 관리하기에는 일이 너무 많기 때문에 실내 공기 오염은 생길 수밖에 없다. 천장에 매달린 이러한 난방 펌프의 또 하나의 단점은 공기가 회귀하는 통풍관이 없다는 점이다. 거의 모든 경우에 천장 타일 위의 공간이 공기의 회귀 통로로 이용되고 있다. 그러므로 바닥과 천장 사이의 공간에 있는 오염 물질과 난방 펌프에 있는 자극성 물질이 사무실 전체로 흘러 다니게 된다.

에어컨으로 냉방을 할 때는 제습기를 같이 가동해야 한다. 대부분 에어컨의 가동과 정지는 대기 중의 상대습도는 고려하지 않고 설정된 온도에 따라 자동으로 결정된다. 그러므로 에어컨에는 제습 기능이 있음에도 불구하고 온도가 21도면 상대습도가 70퍼센트라고 해도 그냥 꺼지게 마련이다. 하지만 그러한 상대습도는 사람이 쾌적함을 느끼지 못할 뿐 아니라 곰팡이가 자라기에도 좋은 과다한 습도다. 만일 상대습도까지 고려하여 냉방 시스템이 작동한다면, 설정해 놓은 상대습도로 낮추어질 때까지 냉방 시스템은 계속 작동할 것이다. 상

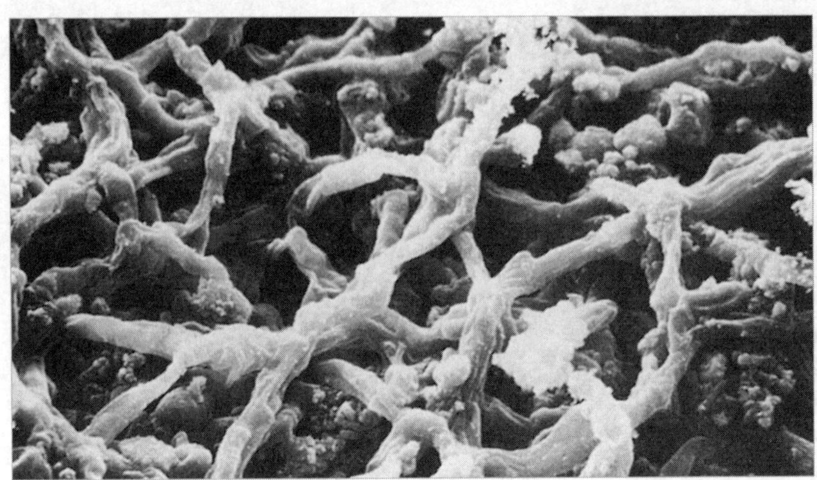

● 〈사진 10.1〉 ● ● 에어컨 코일 위에 있는 곰팡이 균사. 한 컴퓨터 회사의 사장이 자신의 사무실에서 알레르기 증상을 보였다. 그의 에어컨 코일 앞부분에서 채취한 먼지 샘플은 이처럼 곰팡이 균사의 거대한 그물 같은 모습을 하고 있었다. (1,500배, 전자 현미경)

대습도를 60퍼센트 이하로 유지한다면(50퍼센트에 가깝게 유지한다면 더욱 좋다), 냉방하는 동안 이슬점을 최대한 낮출 수 있다.

큰 빌딩의 경우 충분히 환기하는 것도 중요한 문제다. 환기 시스템은 각 층마다 신선한 공기를 공급하는 동시에 탁한 공기를 그만큼 건물 외부로 배출하는 역할을 한다. 사실 공기가 순환(신선한 공기는 들어오고, 탁한 공기는 배출하는)되지 못한다면 빌딩 안에서 숨쉬는 것이 비닐봉지 안에서 숨을 쉬는 것하고 별반 다르지 않을 것이다. 사람이 많이 모여 있다면 이산화탄소의 농도가 올라가고 산소의 농도는 숨을 쉬기 어려울 정도까지 떨어진다. 결국 폐쇄된 시스템 안에서는 산소 부족이 생길 수 있지만, 다행스럽게 이럴 정도로 공기 순환이 차단된 빌딩은 없을 것이다.

환기 시스템이 갖추어진 빌딩이라도 일부 공간에서는 탁한 공기가 빠져나가지 못하고 남아 있을 수 있는데, 그 이유는 신선한 공기가 일부에만 집중되고 잘 퍼지지 못하기 때문이다. 신선한 공기를 유입하는 통풍구가 트럭들이 공회전하고 있는 화물 적재 공간 근처에 위치하고 있거나 하수도 배관 근처에 위치하여, 배기가스나 하수 냄새가 유입될 수도 있다. 더욱 나쁜 것은 공기 유입구로 냉각탑에서 발생하는 물방울이 유입돼 그 물에 섞여 있는 레지오넬라균이 실내를 오염시키는 경우다. 실제로 공기 유입구가 지하 주차장에 나 있어 일산화탄소와 차량 배기가스가 건물 안으로 유입되고 있는 사례를 본 적이 있다.

현재 미국공조냉동공학회(ASHRAE)는 빌딩 안에 있는 사람에게 공급해야 하는 공기량의 기준치로 1인당 1분 간 420리터를 설정하고 있지만, 이러한 공기 공급 권장량은 세월에 따라 계속 변해 왔다. 한때는 1인당 1분 간 공기 공급 권장량이 140리터에 불과한 적도 있었다. 하지만 수십 년이 흐른 뒤 많은 학자들은 대형 건물에서 나타나는 빌딩 증후군의 원인이 불충분한 환기에 있음을 밝혀내고 권장량을 점차 늘리고 있다.

실내 공기의 환기 정도에 따라 빌딩 내 직원들의 몸에 어떤 이상 증세가 나타나며, 공기의 질에 대한 사람들의 불만이 어떻게 달라지는지를 실증해 보이려는 연구 조사가 있었다. 연구자들은 환기 정도를 높였다 낮췄다 하면서 빌딩 내의 조사 대상자들에게 상세한 질문지를 돌렸다. 일주일에 걸쳐 전 주보다 공기 공급량을 두 배로 늘려보았지만 이를 깨닫는 직원들은 없었다. 결국 환기 정도에 따라 공기 질에 대한 사람들의 불만에 차이가 없다고 결론을 내렸으며, 환기는 사람들이 생각하는 것보다 그리 중요하지 않다고 평가했다.

이러한 결과는 뉴스를 타고 널리 알려졌다. 왜냐하면 사람들이 흔히 빌딩 증후군의 원인이라고 생각해 온 것과 영 반대되는 결론이었기 때문이다. 하지만 일부 전문가들은 그러한 결론이 타당하지 않음을 깨달았다. 조사를 진행한 모든 빌딩은 애초부터 현재 권장량을 초과하는 1인당 1분 간 최소한 560리터의 공기를 공급했다. 그러고는 공급하는 공기의 양을 내가 부족하다고 생각하는 비율까지 줄여서 실험해 보지 않았던 것이다. 1인당 1분 간 560리터의 공기는 사람이 쾌적함을 느낄 수 있는 충분한 분량이라고 결론 내리는 것이 오히려 타당하다.

환기량을 늘려야 하는 이유 중 하나는 사무용 가구, 카펫, 플라스틱, 사무용 기계 등에서 방출되는 유기 화합물을 희석시키기 위해서다. 특히 인테리어 작업을 새로 할 경우에는 작업 공간을 차단하고 환기를 많이 시키는 것이 중요하다. 공사 중인 공간에서 배출되는 공기를 빌딩 내의 다른 곳의 공기와 섞이게 해서는 안 된다.

빌딩 내의 농도 높은 용매에 지속적으로 노출된 결과 몸이 아프거나 민감하게 되어 버린 사람들을 많이 보았다. 이들 용매는 빌딩 내의 인테리어, 증축, 혹은 페인트칠을 새로 하거나 벗겨내는 과정과 살충제 살포 작업시에 공기 중으로 증발한 것이다. 환기량은 빌딩 내에서 생활하는 사람의 숫자와 건물 사용 정도에 따라 조정되어야 한다.

빌딩 증후군은 일명 '밀폐 빌딩 증후군'이라고도 불리는데 이는 빌딩 내에 신선한 공기가 충분히 공급되지 못하는 것이 원인이라고 생각되기 때문이다. 물론 휘발성 유기 화합물의 농도가 높은 경우에도 이러한 현상이 나타날 수 있지만 대부분의 경우 빌딩 증후군의 원인은 공기 중에 떠다니는 생물학적 부유 물질에 있다. 또한 이러한 문제는 환기량만 늘린다고 해서 반드시 해결되지 않는다. 공기의 질 문제를 에너지 절약형 빌딩 디자인의 탓으로만 돌린다면 이러한 상황을 피할 수 없는 것으로 받아들이게 되고, 건강한 환경을 위한 빌딩의 유지 관리도 등한시하게 될 것이다.

만약 직장 사무실 공기가 오염되어 고생하고 있다면 미국 환경보호국에서 발간한《빌딩 공기의 질 : 빌딩 소유주 및 시설 관리인을 위한 안내서》(Building Air Quality : A Guide for Building Owners and Facility Managers)를 참조하기 바란다. 이 책은 대형 빌딩의 관리를 위한 실무적인 안내와 실내 공기의 질을 진단하고 그 문제를 해결하는 방법을 제시하고 있다. 만일 당신이 갖고 있는 우려에 대해 빌딩 관리 부서가 아무런 조치를 취하지 않는다면 다른 공간이나 다른 빌딩으로 자리를 옮겨 달라고 부탁한다. 이것도 저것도 여의치 않다면 최후에는 새로운 직장을 찾아봐야 하는 수도 있다.

4. 부유 입자에 달라붙은 알레르겐

제대로 관리되지 못하고 있는 많은 빌딩에서는 그을음이나 회반죽 먼지 같은 비유기성 부유 입자의 겉면에 생물학적 알레르겐이 달라붙어 있는 수도 있다. 노르웨이에서 조사된 한 보고서에 의하면 고양이를 기르고 있는 집안에 떠다니는 그을음 입자를 조사해 보니 그 겉면에 고양이에서 나온 알레르기 유발 물질이 묻어 있었다고 한다. 그럴 경우 실내 공기 문제를 일으키는 원인을 알아내기란 퍽 어려워진다. 현미경으로 보면 그을음 입자나 고양이 비듬은 쉽게 식별해 낼 수 있으나, 그을음 위에 덮인 고양이 알레르겐이나 회반죽 입자에 달라붙어 있는 곰팡이 알레르겐, 혹은 곰팡이 독소는 너무 작아서 현미경으로도 발견하기 힘들기 때문이다.

예를 들어 전에 한 빌딩을 조사하면서, 곰팡이에서 나온 알레르기 유발 물질이 페인트 안료 입자 표면으로 이동했다고 추측했다. 건물 안에서 채집한 공기 샘플 안에는 초미세 페인트 안료 입자들이 다수 발견되었는데, 이러한 입자들이 어디에서 나왔는지 정확히 알 수는 없었지만 아마도 인테리어 공사 중에 내부를 스프레이 페인트로 칠하는 과정에서 나와 밖으로 빠져나가지 못하고 여러 차례 방 안을 떠돌아다녔던 것으로 추정되었다.

또한 페인트 안료 입자로 뒤덮인 곰팡이 포자(포자 크기보다 몇 배 더 큰)도 발견되었다. 곰팡이 포자의 밀도가 아주 높지는 않았으며 곰팡이 포자에 붙은 안료 입자 자체는 천식 증가의 직접적인 원인이라고 보기 어려웠다. 그러나 이러한 입자들이 오염된 표면(예를 들어 안료 입자와 곰팡이로 뒤덮인 오래된 필터)에 있었다면 수많은 입자들 중 일부는 알레르겐을 전파하는 매개체가 되었을 것이다.

간호사의 약 10퍼센트가 앓고 있을 정도로 간호사들에게 특히 많이 발생하고 있는 라텍스 알레르기는 치명적인 결과를 가져오기도 한다. 라텍스 알레르기는 병원에서 사용하는 라텍스 장갑에 피부가 직접 접촉하면서 발생하는데, 장갑에서 나오는 라텍스 입자를 흡입할 경우 더욱 악화된다. 라텍스 장갑은 물속에 초미세 기름 방울을 함유하고 있는 에멀션(우윳빛 고무나무 분비액)으로 만들어진다. 에멀션 속에는 초미세 기름 방울보다 훨씬 작은 단백질 분자가 용해되어 있다.

라텍스로 장갑을 만드는 과정에서 일부 단백질 분자들은 포장 전 세척 작업을 거쳐도 여전히 표면에 남는다. 깨끗한 라텍스 고무는 서로 달라붙는 성질이 있어서 이것을 방지하기 위하여 0.01~0.025밀리미터(10~25마이크론) 크기의 콘스타치 미립 분말을 바른다. 이 작은 분말이 장갑 표면에 물리적으로 접촉하면서 표면에 남아 있던 라텍스 단백질이 달라붙게 되는데 이것이 알레르기를 유발하는 물질로 밝혀졌다. 그리고 장갑을 낄 때 콘스타치(옥수수 녹말) 미립자가 공기 중에 구름처럼 피어오르면서 쉽게 호흡을 통해 사람의 몸속으로 들어간다.

단백질 입자는 너무나 작기 때문에 현미경으로 보더라도 라텍스 알레르겐을 묻히고 있는 콘스타치 미립자와 묻히고 있지 않은 미립자를 구별해 낼 수는 없지만, 다행히도 라텍스 알레르겐의 존재 여부는 화학적으로 확인할 수 있다. 그러나 현실적으로 공기 중에 존재하는 수만 개의 입자와 그에 달라붙어 있는 수천 가지의 알레르겐은 단지 알레르기를 일으키는 사람이 있다는 것만으로 그 존재를 알 수 있을 뿐이다.

5. 휴가 : 객실도 꼼꼼히 살펴라

많은 사람이 호텔과 모텔 방 때문에 문제가 생겼다고 호소한다. 물론 가격 때문은 아니다.(어떤 경우는 숙박비도 충분히 이유가 될 수 있겠지만!) 덥고 습기 찬 지역에 있는 객실은 곰팡이가 자라기에 좋은 환경이 되어 일명 '곰팡이 모텔'이라고 불리기도 한다. 덥지 않은 기후더라도 오염된 에어컨이 있는 곳이라면 예외가 아니다. 어떤 모텔은 객실이 중앙의 실내 수영장 주변으로 빙 둘러 배치되어 있는 곳도 있는데, 이런 곳에서 휴식을 취할 수 있는 사람들도 있겠지만 염소(鹽素) 알레르기를 갖고 있는 사람은 이러한 객실을 피해야 한다. 특히 외부로 향하는 창문이 열리지 않는 곳이라면 더욱 그렇다.

호텔과 모텔은 손님들이 투숙하고 있는 동안에도 새로 건물을 단장하는 작업을 하는 경우가 많다. 그때 페인트 냄새와 기타 화학 물질이 섞인 가스가 실내 공기에 섞이기도 한다. 내 친한 친구는 접착제로 새 카펫을 붙이고 있던 방 옆에 투숙했다가 복도로 흘러나온 접착제 증기 때문에 후두가 부어서 말이 나오지 않았던 경험이 있다. 심지어 그녀는 목소리가 안 나와 매니저에게 항의할 수도 없었다! 또한 객실이 아무리 잘 꾸며져 있다고 하더라도 침대가 진드기와 곰팡이로 오염되어 있거나, 당신이 민감하게 반응하는 새털 침구나 베개가 있다면 문제를 일으킬 수 있다.

그러므로 객실에 짐을 풀기 전에 꼼꼼하게 방 안을 확인할 필요가 있다. 당연히 금연방일 것이라 지레짐작하지 말고 사전에 확실히 물어봐야 한다. 호텔 청소원이 진공청소기로 객실을 청소할 때도 자극을 일으키는 먼지가 공중에 날리지 않도록 조심시켜야 하며, 객실 안에 방향제 스프레이도 뿌리지 못하게 하라. 사실 스스로 침대와 욕실을 정리하는 수고를 감수한다면 호텔 청소원을 시키지 않는 편이 더 낫다. 알레르기나 천식이 있는 사람은 여행시에 자신의 베개를 가지고 다니는 것도 나쁘지 않다.

휴가 때는 여행을 떠나게 마련이다. 자동차에 대해서는 이미 이야기를 했지만 비행기 역시 오염될 수 있는 카펫과 내부 장식 그리고 냉난방 장치를 갖추고 있다. 옆자리에는 강한 방향성 물질을 뿌리고 있는 사람이나 비듬 혹은 진드기 알레르겐을 지니고 있는 사람이 앉을

수도 있다. 만약 그로 인해 거슬리거나 몸에 이상이 온다면 자리를 바
꾸거나 방진 마스크를 쓰도록 한다. 남들에게 다소 우스꽝스럽게 보일
는지 모르겠지만 휴가 내내 천식으로 고생하는 것보다는 낫다.

　집안 환경을 통제하는 것만큼 사무실, 학교, 호텔, 상점 등의 환경
을 자신이 통제할 수는 없겠지만 이처럼 집안 이외의 환경에서도 실내
공기 오염 문제가 있다는 사실을 많은 사람이 알고 있어야 한다. 그렇
다면 사람들은 자신을 더 잘 방어할 수 있고 건강한 공기를 더 효과적
으로 이용할 수 있을 것이다.

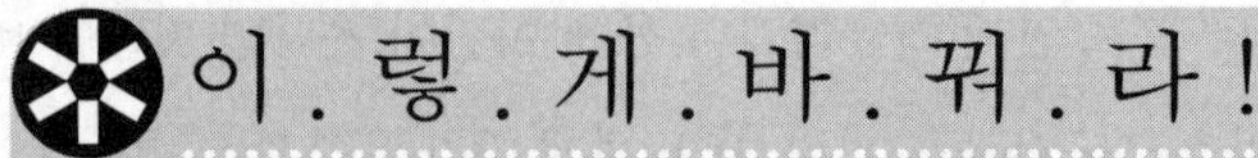

자동차

- 차 안에서 담배를 피거나 향수를 뿌리지 않는다.
- 자동차 에어컨에서 이상한 냄새가 난다면 전문가의 도움을 받아 에어컨을 청소하도록 한다. 유리섬유 단열재는 클로즈드-셀 발포(closed-cell form) 소재로 교체한다.
- 차 안의 카펫에 곰팡이가 피었다면 카펫과 패드를 교체한다.
- 김 서림 방지 장치에서 나온 증기가 유리 표면에 얇은 액체 막을 형성한다면 히터 코어가 새고 있지는 않은지 점검해 본다.
- 차의 연소 시스템과 연료 라인을 점검한다.

학교

- 자녀가 동물 알레르기가 있다면 교실에 애완동물을 두지 않도록 요청한다.
- 실내에 설치된 통풍 장치(흔히 벽면을 따라 설치되어 있는 송풍기를 갖춘 난방기)의 통풍관에 먼지는 없는지, 필터는 잘 장착되어 있는지, 신선한 공기는 잘 유입되고 있는지 확인한다.
- 교실에 카펫을 깔지 않도록 사람들을 설득한다.

직장

- 사무실에서 냄새가 난다면 제일 먼저 냄새의 근원이 무엇인지 밝혀낸다.
- 기계에서 방출되는 화학 물질을 배출할 수 있도록 적절한 통풍이 되어야 한다.
- 카펫은 HEPA 필터 청소기로 청소한다.
- 송풍기, 에어컨 코일, 응축기 팬 등 공기와 맞닿는 장비들은 먼지가 없도록 깨끗이 청소하고 유지해야 한다.
- 가능하면 HVAC(난방, 통기, 공기 조절) 시스템에 가장 좋은 필터를 사용하고 주기에 맞춰 교체한다.
- 습기가 많은 날에는 온도를 조절하기보다는 습도를 조절한다.
- 상대습도는 60퍼센트 이하를 유지하도록 한다. 50퍼센트 가까이 유지하는 것이

더욱 좋다.

- 신선한 공기를 유입하는 통풍구는 오염 물질이 섞일 수 있는 곳에 설치되어서는 안 된다.
- 빌딩 내의 생물학적 부유 물질로 인해 고통을 받는다면 자리를 옮기든지, 인증된 방진 마스크를 착용한다.

여 행

- 호텔이나 모텔에 숙박하기 전에 방을 확인한다. 당신에게 해를 미칠 만한 것이 있다면 다른 방을 요청하거나 다른 숙박 시설을 찾는다.
- 외부를 향해 창문이 개방될 수 있는 객실에 머물도록 한다.
- 자신의 베개나 방진 마스크를 지참하고 여행한다.
- 곰팡이가 피어 있다고 의심되는 객실 에어컨이나 난방기는 틀지 않는다.
- 먼지나 향수에 알레르기가 있다면 객실 청소원한테 당신이 머무는 동안 진공청소기로 청소를 하지 말도록 하고 방향제를 뿌리지 않도록 일러둔다.

당신의 코와 폐와 몸의 반응을 믿어라

지금까지 우리는 집안 곳곳에서 끊임없이 일어나는 여러 문제에 대해 자세히 알아보았다. 그리고 각각의 문제마다 천식이나 알레르기로 고생하는 사람들의 실제 사례를 곁들여 살펴보았다. 사실 읽다 보면 마음이 불편하고 불쾌해지는 이야기들이라고 할 수 있다.

나는 알레르기를 심하게 앓고 있는 친구 한 명에게 이 책의 초안을 훑어보게 하고 의견을 구하기로 했다. 이 책은 바로 그 친구와 같은 독자들을 대상으로 하기 때문에, 그녀의 반응에 많은 관심을 갖고 있었다. 그녀는 잠자리에서 잠을 청하며 이 책을 읽기 시작했다는데, 몇 장을 읽고 난 뒤 그것이 실수였음을 깨달았다고 한다! 책을 읽을수록 잠이 달아나기 시작했고, 이불 밑에 피부 조각들이 가득하고 그 속에서 진드기들이 꼼지락거리고 있다는 상상을 하는 순간 원고를 덮을 수밖에 없었으며 결국 불면증에 시달렸다고 한다.

만일 여러분이 이 책을 읽고 난 뒤 HEPA 필터 진공청소기를 구입한다면 나는 보람을 느낄 것이다. 하지만 결코 여러분들이 이 책을 읽고 난 뒤 매트리스며 소파를 모두 내다버리길 원치는 않는다. 이 책의 목적은 사람들에게 히스테리를 일으키기 위한 것이 아니라 알레르기와 천식으로 고생하는 사람들이 자신이 살고, 즐기고, 일하는 곳의 공기의 질을 높이는 데 도움을 주고자 함에 있다. 이 책에서 제시하는 간단한 권장 사항만 실천한다고 해도 증상이 훨씬 호전되리라 장담한다. 알고 보면 사소한 일을 태만히 하여 중대한 문제를 야기하는 경우가 많기 때문이다.

물론 이 책에서 지적하는 모든 문제점이 여러분의 집에서도 빠짐없이 발생하고 있다고는 생각하지 않는다. 또한 내가 이 책에서 제시하는 사례와 여러분의 경우와는 일치하지 않을 수도 있다. 하지만 집에서 천식이나 알레르기 증상을 느끼는 사람이라면 이 책에서 제시한 정보가 실내 공기 문제의 원인을 밝히고 이를 해결하는 데 도움이 될 것으로 믿는다. 이러한 문제들을 해결하기 위한 절차를 소개하면 다음과 같다.

몸이 보내는 신호를 믿어라

만약 두통이나 피부 발진이 생긴다면, 콧물이 흐르고 기침이 난다면, 혹은 특정 공간에선 숨을 쉬는 게 힘이 든다면, 몸이 이상 신호를 보내고 있음이 틀림없다. 당신 옆에 있는 사람에게는 아무런 증상이 없다고 하더라도 당신의 코와 당신의 폐를 믿어야 한다. 사람은 저마다 체질이 다를 뿐 아니라 환경에 대한 반응도 제각각이다. 무엇보다 이러한 사실을 인정하는 마음가짐이 가장 먼저 필요하다.

몸의 반응을 연구하라

연구하는 마음가짐을 갖고 자신의 몸이 환경에 어떤 반응을 보이는지

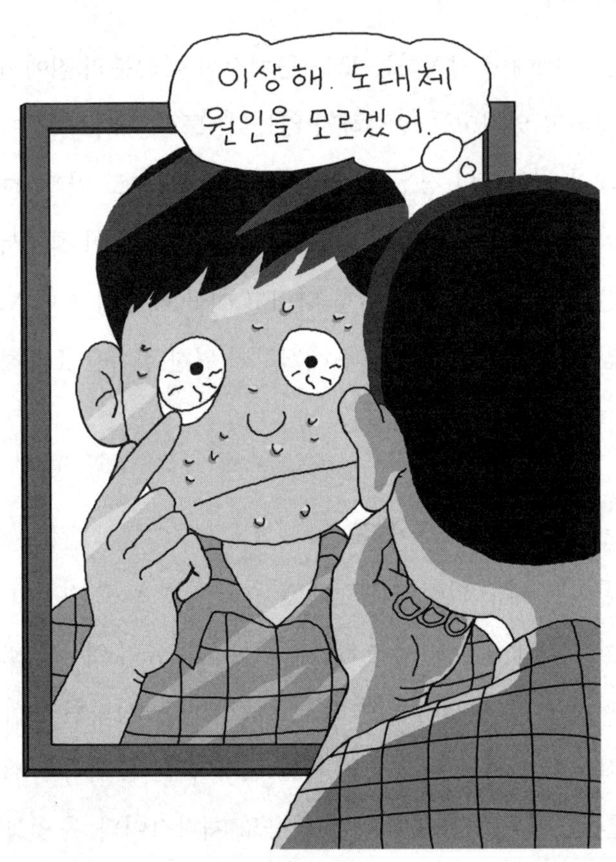

이상해. 도대체
원인을 모르겠어.

를 객관적으로 관찰한다. 당신이 생활하는 장소나 주위의 어떤 활동이 당신의 몸에 나타나는 증상과 관계가 있는 것은 아닐까? 특히 하루 중 어떤 시간, 1년 중 어떤 계절(예를 들어 난방기를 틀거나 에어컨을 트는 시기), 혹은 특정 날씨(비가 오거나 바람이 부는 날)하에서 유난히 어려움을 겪고 있지는 않은가? 친구 중 특히 어떤 사람이 가까이 오면 기침이 더 자주 나오지는 않는가?

몸이 보이는 증상에 어떤 패턴이 있는지 알아보기 위해서는 꾸준히 기록을 하면 매우 효과적이다. 주위에서 일어나는 일과 자신의 몸에 나타나는 증상 사이에 어떤 관계가 있는지 알아내는 것은 물론 쉽지 않지만 그렇다고 포기해서는 안 된다. 어떤 사람은 알레르기의 원인이 되는 물질과 접촉하고 난 뒤 수시간이 지나서야 반응이 일어나므로 그 상관관계를 알아내기 힘든 경우도 있다. 하지만 꾸준한 기록을 통하여 몸에서 일어나는 증상과 당신이 생활하고 일하는 환경과의 상관관계를 밝혀내는 것이 두 번째 단계다.

몸에 자극을 일으키는 원인을 밝혀내고 이를 제거하라

집안에서 특히 몸에 문제를 일으키는 구역이 어디인지 밝혀내고 나면, 이 책에서 집안의 각 구역별로 제시한 조언에 따라 자극의 원인을 제거한다.

필요할 경우 전문가에게 도움을 청하라

어떤 경우에는 실내 공기를 오염시키는 문제가 너무도 복잡하고 그 원인이 서로 얽혀 있어서 이를 밝혀내고 제거하는 데 전문가의 도움이 꼭 필요할 수도 있다. 스스로 판단하여 몸에 일어나는 반응을 무시하는 것보다는 항상 전문가의 조언을 구하는 편이 낫다. 그러나 그런 경우에도 그들이 무엇을 하는지 주의해서 살펴보아야 한다.

나를 찾아왔던 어떤 천식 환자는 이미 두 차례에 걸쳐 '환경 테스트 회사'로부터 집안 공기에 대해 검사를 받았다고 했다. 이 회사들은 벤젠, 암모니아, 포름알데히드, 이산화탄소 등을 테스트하고 상대 습도와 기온 등을 측정했지만 한번도 천식을 일으킬 수 있는 알레르겐이나 자극 유발 물질에 대해서는 조사하지 않았다. 하지만 나는 지하에 있는 그 집 카펫에서 곰팡이와 진드기를 발견할 수 있었다.

나는 수년 간에 걸쳐 실내 환경을 개선하는 비즈니스를 해왔으며 이 책에 제시하고 있는 것과 같은 조언을 고객들에게 제공해 왔다. 그리고 그들로부터 증상이 없어졌거나 호전되고 있다는 회신을 거듭해서 받고 있다. "이젠 훨씬 좋아졌습니다"라고 하는 사람도 있고 "이젠 제대로 된 방법으로 문제를 해결할 수 있다는 자신감을 얻었습니다"라고 말하는 사람도 있다.

어떤 남성은 이메일로 이런 메시지를 전해 왔다. "당신의 조언만은 매우 달랐습니다. 우리는 카펫을 마룻바닥으로 교체하고, 온풍 난방 시스템을 온수 난방 시스템으로 바꿨습니다. 그뿐만 아니라 오래된 통풍관과 통풍구를 제거하거나 폐쇄하고, 장작 스토브의 사용을 중단했으며, 지하실을 완벽히 깨끗하게 청소했습니다." 이 남자는 실로 많은 일을 했지만 때로는 곰팡이 핀 바닥 깔개나 썩은 창틀을 제거하고 냉난방기만 깨끗이 청소하여도 훨씬 좋아진다.

참고할 만한 사례가 될 것 같아 고객 중 한 명의 이야기를 마지막으로 소개하고자 한다. 평소 건강에 자신감이 넘치던 사회 사업가인 한 중년 여성이 새로 지은 아파트를 구입했다. 그동안 왕성하게 활동하던 그녀는 왠지 새집으로 옮기고 난 후부터 몇 년 간 예전 같은 활력을 가질 수 없었다. 또한 일에 집중도 잘 되지 않았다. 새 아파트에서 생활한 지 7년이 흐른 뒤, 그녀는 마침내 병가를 내고 일을 쉬어야 했으며 심지어 소파에서 일어나기도 힘들 정도가 되었다. 거기에다 만성적인 기침과 천식도 얻었다.

나는 그녀의 집에서 많은 오염 물질을 발견하였고, 의사는 그녀에게 곰팡이 알레르기가 있다고 진단했다. 그녀는 집안의 환경을 깨끗이 청소했고 얼마 뒤 증상이 대부분 사라졌다. 하지만 직장으로 돌아가고 난 뒤 다시 증상이 악화되어 직장을 또 쉬어야만 했다. 그녀는 자신이 일하는 지하 사무실에 곰팡이가 있다고 주장했지만 고용주는 이를 부인했다. 마침내 물에 젖고, 곰팡이가 피어 있던 그녀의 책상 위 천장 타일이 자체 무게로 떨어져 내리고 나서야 그녀의 말이 사실임을 깨달았다. 사무실에 나가지 않고 깨끗이 청소한 아파트에서 쉬는 동안 그녀의 건강은 많이 회복되었다.

그 이후로 그녀는 자신의 건강에 각별히 신경을 쓰게 되었다. 예를 들어 전과 같은 증상이 다시 재발하는 것은 아닌지 늘 세심하게 주의를 기울였다. 만약 어떤 가게나 실내 공간에 들어갔다가 몸에 이상이 느껴지면 즉시 그곳을 빠져나왔다. 그리고 또다시 지하 사무실에서 일하는 데 동의하지 않았다.

건강을 지키려는 그녀의 처절한 노력은 매일매일 계속되었고, 자신의 건강이 얼마나 개선되고 있는지 나에게 주기적으로 보고하기까지 했다. 하지만 한동안 좋은 건강을 유지했던 그녀의 노력은 번번이 장벽에 부딪히곤 했다. 가끔씩 인테리어 업자가 그녀가 일하는 건물(비록 다른 층이었지만)에서 작업을 하며 먼지를 일으키는 바람에 몸에 다시 이상을 느끼게 되었다. 그녀의 사무실은 공기가 오염되어서 더 이상 들어갈 수 없을 지경이 되었고, 지하 사무실 캐비닛에 있던 파일에서 나온 곰팡이가 1층으로 퍼지는 바람에 같이 일하던 동료들마저 병이 났다고 한다.

나는 이 이야기를 이 책의 마지막 사례로 인용하는 데 약간 망설였다. 그다지 행복한 결론이 아니었기 때문이다. 이런 이야기보다는 알레르기 증상이 완전히 치유됐다고 주장하는 고객의 이야기가 낫지 않을까 하는 고민도 했다. 하지만 그러한 끝맺음은 너무 비현실적인지도 모른다는 생각이 들었다.

만약 당신이 집에 있는 어떤 물질에 민감해졌다는 생각이 들면 이를 제거함으로써 많이 호전될 수는 있다. 그러나 집안이나 직장, 혹은 여행길에 있는 모든 주변 환경을 혼자서 모두 개선시킬 수는 없다. 내 고객 중 한 명은 집안 환경을 개선하여 증세는 호전되었지만 아파트를 둘러싼 세상은 무관심한 주민들, 자격을 갖추지 못한 기술자들, 그리고 그녀가 통제할 수 없는 상황으로 가득하다고 토로했다.

　　우리 집에서도 이러한 전쟁은 계속되고 있다. 지난 달에는 진드기에 오염된 사무실 의자를 버려야 했고 울 비듬을 날리고 있던 바닥 깔개를 버려야 했다. 어떤 손님들이 왔다간 다음에는 문과 창문을 열어 환기를 시켜야만 기침이 멈추기도 했다. 최소한 내가 괴짜라서 그런 것은 아니다. 무엇이 나를 괴롭히는지 현미경 슬라이드에 올려놓고 확인했기 때문이다. 물론 현미경으로 일일이 확인하기는 힘들겠지만, 마치 유령처럼 눈에 보이지는 않는다 하더라도 자극과 알레르기를 유발하는 물질들은 분명히 실재하고 있다. 그리고 노력만 한다면 이러한 물질을 상당히 줄일 수 있는 것도 사실이다.

　　물론 이 책이 기적 같은 해결책을 제시할 수 없을지도 모르지만, 적어도 여러분이 자신에 대해 좀더 많이 이해하고 주변 환경을 좀더 통제할 수 있다는 자신감을 갖는 데는 도움이 될 것이라 생각한다. 만약 나의 조언이 도움이 되었다면 부디 여러분의 성공 경험을 주변 사람들과 공유하고 그들에게 도움을 주기 바란다. 내 전화 응답기에 어떤 여성이 녹음한 것처럼 "내 집이 나를 죽이고 있다"고 호소하게 되지 않기를 바란다. 스스로를 믿고 노력하면 반드시 좋은 결과를 보일 것이라고 믿는다.

옮긴이 · 김명철

한양대학교 경영학과를 졸업하고 미네소타 대학에서 유학한 후 미국 인터넷 솔루션 업체인 eComfinder 한국 지사장, 3D 업체인 REGA GROUP의 마케팅 담당 이사를 지냈다. 현재는 프리랜스 번역가로 활동 중이다. 《CRM, 절대로 하지 마라》, 《왜 자부심이 돈보다 중요한가》, 《비즈니스 탈무드》, 《당당한 퇴직, 평생 직장 안 부럽다》 등 주로 경제, 경영 분야의 도서를 번역하고 있다.

그린이 · 최정현

1960년 대구에서 태어나 서울대학교 미술대학 회화과를 졸업하고 화가, 애니메이션 작가, 시사 만화가에서 생활 만화가로 변신을 거듭해 왔다. 아내 변재란과 함께 '제1회 평등부부상'을 받았으며 '반쪽이 만화전' '아시아 도쿄 만화전' 등 여러 차례 전시회를 열었다. 저서에는 《반쪽이의 육아일기》, 《평등부부 반쪽이네 가족일기》, 《반쪽이네 딸 학교에 가다》, 《반쪽이 세계 오지를 가다》, 《하예린이 꿈꾸는 학교 반쪽이가 그린 세상》 등이 있다.

집이 아프면 온 가족이 아프다

1판 1쇄 발행 2004년 6월 5일
1판 2쇄 발행 2004년 7월 5일

지은이 제프리 C. 메이
옮긴이 김명철
그린이 최정현
발행인 고영수
발행처 청림출판
등록 제9-83호(1973. 10. 8)
주소 135-816 서울시 강남구 논현동 63번지
전화 02)546-4341 **팩스** 02)546-8053

www.chungrim.com
cr3@chungrim.com

ISBN 89-352-0568-0 03800

가격은 뒤표지에 있습니다.
잘못된 책은 교환해 드립니다.